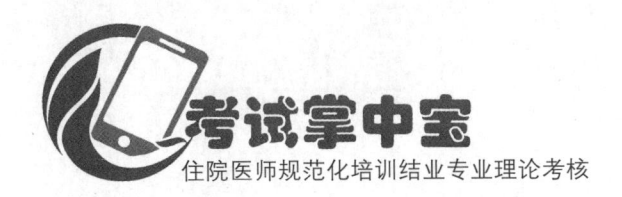

内科住院医师规范化培训结业专业理论考核冲刺模拟卷

住院医师规范化培训结业专业理论考核命题研究委员会　组编

上海科学技术出版社

图书在版编目（CIP）数据

内科住院医师规范化培训结业专业理论考核冲刺模拟卷 / 住院医师规范化培训结业专业理论考核命题研究委员会组编. -- 上海：上海科学技术出版社，2022.9
（考试掌中宝·住院医师规范化培训结业专业理论考核）
ISBN 978-7-5478-5753-3

Ⅰ.①内… Ⅱ.①住… Ⅲ.①内科－疾病－诊疗－资格考试－习题集 Ⅳ.①R5-44

中国版本图书馆CIP数据核字(2022)第128336号

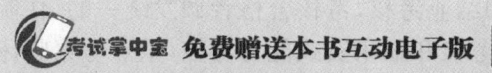

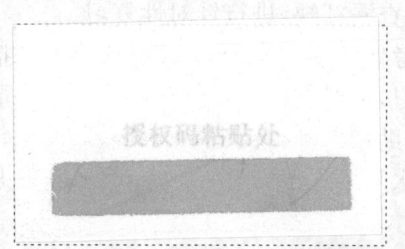

内科住院医师规范化培训结业专业理论考核冲刺模拟卷
住院医师规范化培训结业专业理论考核命题研究委员会　组编

上海世纪出版(集团)有限公司
上海科学技术出版社　出版、发行
（上海市闵行区号景路159弄A座9F-10F）
邮政编码201101　www.sstp.cn
常熟市兴达印刷有限公司印刷
开本 850×1168　1/8　印张 15.5
字数：330千字
2022年9月第1版　2022年9月第1次印刷
ISBN 978-7-5478-5753-3/R·2525
定价：78.00元

本书如有缺页、错装或坏损等严重质量问题，请向工厂联系调换

前　言

住院医师规范化培训是毕业后医学教育的重要组成部分,是培养合格临床医师的关键阶段,顺利通过考核是成为合格临床医师的必经途径。

住院医师规范化培训考核包括过程考核和结业考核,考核合格者颁发统一的《住院医师规范化培训合格证书》。结业考核包括专业理论考核和临床实践能力考核,重点考察临床医师岗位胜任能力。其中,结业专业理论考核在全国实行统一考试,考试时间一般由国家卫生健康委员会人才交流服务中心确定,考试形式为使用计算机作答,题型包括共用题干单选题、单选题和案例分析题(不定项选择题)。注意,共用题干单选题和案例分析题的答题过程是不可逆的,即不能退回上一题,只能进入下一问。临床实践能力考核时间由各省级卫生健康行政部门根据《住院医师规范化培训结业考核实施办法(试行)》规定另行确定。

众所周知,结业专业理论考核的考试题量大、知识点繁多、难度较大。为帮助广大考生做好考前复习,顺利地通过结业专业理论考核,我们按照最新住院医师规范化培训结业专业理论考试大纲,结合历年考试经验,精心编写了本套冲刺模拟卷。全书共有5套试卷,每套试卷约200题,并针对相应的重点、难点试题配有详细解析。试卷题型全面,题量丰富,难度适宜,重点突出,可方便考生查漏补缺,进行针对性复习。

为了方便考生复习迎考,本套冲刺模拟卷包括纸质版和配套的手机APP版,方便考生随时随地地互动复习,反复演练。手机APP版配有同步练习题,具有自动批阅判分、汇总错题强化训练的功能,帮助考生掌握做题技巧及命题规律,轻松通过考试。

由于编写水平有限,书中难免存在疏漏与不足之处,希望使用本书的广大考生与其他读者予以批评指正。

住院医师规范化培训结业专业理论考核
命题研究委员会
2022年3月

目　录

冲刺模拟卷一 …………………………（ 1 ）

冲刺模拟卷二 …………………………（ 19 ）

冲刺模拟卷三 …………………………（ 37 ）

冲刺模拟卷四 …………………………（ 55 ）

冲刺模拟卷五 …………………………（ 75 ）

答案与解析 ……………………………（ 93 ）

冲刺模拟卷一

一、共用题干单选题：每道考题以一个小案例的形式出现，其下面都有 A、B、C、D、E 五个备选答案。请从中选择一个最佳答案。

（1～3 题共用题干）

女，45 岁。1 个月前体检示空腹血糖 7.1 mmol/L，BP 160/95 mmHg，BMI 29.5 kg/m²；余无异常。复查空腹血糖 7.3 mmol/L，餐后 2 小时血糖 9.9 mmol/L，酮体（一）。

1. 有关该患者的诊断，正确的是
   A. 可诊断糖尿病
   B. 可诊断糖耐量减低（IGT）
   C. 可诊断空腹血糖受损（IFG）
   D. 需做 OGTT 后方可确定诊断
   E. 需测定糖化血红蛋白后方可确定诊断

2. 如患者确诊为 2 型糖尿病，首选的药物治疗是
   A. 二甲双胍
   B. 阿卡波糖
   C. 格列喹酮
   D. 格列齐特
   E. 格列美脲

3. 为了除外可能的继发性因素，首先应检查
   A. 血儿茶酚胺
   B. 皮质醇节律
   C. 生长激素（GH）
   D. 血肾素、醛固酮
   E. 血脂

（4～5 题共用题干）

男，26 岁。低热、咳嗽 2 周，胸部 X 线片示右下叶背段不规则斑片状阴影及纤维索条影，并有薄壁空洞，未见气液平面。

4. 该患者最可能的诊断是
   A. 肺癌
   B. 肺囊肿继发感染
   C. 支气管扩张
   D. 肺结核
   E. 肺脓肿

5. 为明确诊断，应首选的检查是
   A. 痰细胞学检查
   B. 痰找结核分枝杆菌
   C. 痰培养＋药敏试验
   D. 胸部 CT
   E. PPD 试验

（6～9 题共用题干）

男，12 岁。因误服"对硫磷"被家人送来急诊，当时测定血清胆碱酯酶活力为 54％。

6. 患者急诊洗胃，下列洗胃液错误的是
   A. 温水
   B. 生理盐水
   C. 茶叶水
   D. 2％碳酸氢钠
   E. 1∶5 000 高锰酸钾

7. 有机磷杀虫药中毒洗净胃后要保留胃管 12 小时的原因是
   A. 防止洗胃不彻底
   B. 进一步抽十二指肠液
   C. 可进入泻药
   D. 以后可喂流食
   E. 使患者得到休息

8. 重度有机磷杀虫药中毒患者的血清胆碱酯酶活力应为
   A. 30％
   B. 40％
   C. 50％
   D. 60％
   E. 70％

9. 对该患者应用氯解磷定静脉注射治疗的目的是
   A. 减少毒物吸收
   B. 预防脑水肿
   C. 解除呼吸中枢抑制
   D. 对抗毒蕈碱样症状
   E. 恢复胆碱酯酶活力

（10～12 题共用题干）

男，28 岁。因酒醉后渐起发热，体温最高达 39.5 ℃，伴寒战、咳嗽、少量脓血痰。病程已近 2 周，曾用青霉素、苯唑西林、氯唑西林、头孢唑啉、阿米卡星、甲硝唑等不见好转。1 天前突起气急，左侧胸痛，X 线检查示左肺中下野大片致密影，其中见多发性脓腔，部分伴液气平面；左侧少量液气胸，肺约压缩 15％。

10. 该患者肺部感染最可能的病原菌是
    A. 化脓性链球菌
    B. 厌氧菌
    C. 肺炎链球菌
    D. 耐甲氧西林金黄色葡萄球菌
    E. 肺炎克雷伯菌

11. 为证实病原学诊断，首先应采集的标本是
    A. 咽拭子
    B. 经纤维支气管镜吸引标本
    C. 胸腔积液

D. 痰液

E. 血液

12. 该患者经验性抗菌治疗,宜选择的抗生素是
    A. 万古霉素
    B. 头孢唑啉
    C. 头孢拉定
    D. 头孢他啶
    E. 头孢曲松

(13～15题共用题干)

女,19岁。近2周来发热,体温38℃左右,伴恶心、呕吐、腹泻。逐出现心悸、胸痛、呼吸困难,晕厥发作。查体:面色苍白,精神萎靡。心率40次/分,律不齐,心尖部第一心音低钝,且可闻及大炮音。临床诊断为病毒性心肌炎。

13. 心电图表现最可能的是
    A. 窦性心动过缓
    B. 一度房室传导阻滞
    C. 二度房室传导阻滞
    D. 三度房室传导阻滞
    E. 室内传导阻滞

14. 为进一步检查心律失常性质,应首选
    A. 心电图检查
    B. 超声心动图
    C. X线胸片
    D. 嘱患者左侧卧位听诊
    E. 嘱患者屏气后听诊

15. 最适宜的治疗措施为
    A. 静脉注射阿托品
    B. 静脉滴注硝酸甘油
    C. 皮下注射肾上腺素
    D. 临时置入心脏起搏器
    E. 心脏复律

(16～18题共用题干)

男,28岁。发作性血压增高,最高达230/130 mmHg,伴心悸、头痛、面色苍白,持续十几分钟后可自行缓解。

16. 初步诊断为
    A. 肾动脉狭窄
    B. 多囊肾
    C. 高血压脑病
    D. 嗜铬细胞瘤
    E. 原发性醛固酮增多症

17. 常用的实验室检查是
    A. 肾素-血管紧张素测定
    B. 血儿茶酚胺及尿VMA测定
    C. 尿17-羟皮质类固醇测定
    D. 血皮质醇、ACTH测定
    E. 血、尿醛固酮测定

18. 为进一步确诊,需要完成的检查是
    A. 肾上腺增强CT
    B. 双肾B超
    C. 肾血管超声检查
    D. 肾动脉造影
    E. 头颅CT检查

(19～22题共用题干)

女,27岁。右下腹痛2年,伴不规则发热、腹泻1年。2年前曾有肛门周围脓肿,既往有磺胺药过敏史,查体无异常。

19. 为明确诊断,应首选的检查是
    A. 便培养
    B. 全消化道造影
    C. 腹部X线平片
    D. 腹腔镜检查
    E. 结肠镜检查

20. 患者结肠镜检查示升结肠黏膜呈铺路石子样改变,活检病理报告为非干酪样肉芽肿。最可能的诊断为
    A. 克罗恩病
    B. 肠结核
    C. 溃疡性结肠炎
    D. 结肠息肉
    E. 结肠癌

21. 该患者治疗应首选
    A. 硫唑嘌呤
    B. 外科手术
    C. 柳氮磺吡啶
    D. 糖皮质激素
    E. 抗结核治疗

22. 患者因便秘诱发腹痛、腹胀加重。查体腹部膨隆,全腹压痛,叩诊为鼓音。可能的原因是
    A. 窦道形成
    B. 不完全性或完全性肠梗阻
    C. 急性肠穿孔
    D. 肠蠕动增加
    E. 局部肠痉挛

(23～25题共用题干)

患者,26岁。面部蝶形红斑3年,1个月来发热,体温最高39℃,关节痛,3天来神志淡漠,实验室检查发现贫血。

23. 可能的临床诊断是
    A. 缺铁性贫血

B. 结核病
C. 类风湿关节炎
D. 风湿性关节炎
E. 系统性红斑狼疮

24. 确诊需要进一步做的检查是
   A. 血清铁蛋白定量
   B. PPD 试验
   C. ANA
   D. ASO
   E. 类风湿因子

25. 进一步化验尿蛋白（＋＋＋＋），尿红细胞满视野/HP，血肌酐 400 μmol/L，最可能的诊断是
   A. 急进性肾炎
   B. 肾结核
   C. 狼疮肾炎
   D. 缺血性肾病
   E. 急性肾炎

二、单选题：每道考题下面有 A、B、C、D、E 五个备选答案，请从中选择一个最佳答案。

26. 以下哪项是急性白血病诊断的主要依据
   A. 胸骨压痛（＋）
   B. 白细胞计数>50×10⁹/L
   C. 骨髓增生极度活跃
   D. 发热、贫血、出血
   E. 骨髓中原始细胞明显增高

27. 与动、静脉血栓形成及反复流产相关的自身抗体是
   A. 抗 SSA 抗体
   B. 抗核抗体
   C. 抗 Sm 抗体
   D. 抗 dsDNA 抗体
   E. 抗心磷脂抗体

28. 医患关系出现物化趋势的最主要原因是
   A. 医学高技术手段的大量应用
   B. 医院分科越来越细，医师日益专业化
   C. 医师工作量加大
   D. 患者对医师的信任感降低
   E. 患者对医学高技术检测手段的过多依赖

29. 下列哪种心动过速不是由于折返所致
   A. 房性折返心动过速
   B. 洋地黄中毒所致房性心动过速
   C. 预激综合征合并的旁路折返性心动过速
   D. 房室结折返性心动过速
   E. 房室折返性心动过速

30. 关于《医疗机构从业人员行为规范》适用人员，最恰当的是
   A. 医疗机构的医师、护士、药剂、医技人员
   B. 医疗机构内所有从业人员
   C. 医疗机构的医护及后勤人员
   D. 医疗机构的管理、财务、后勤等人员
   E. 药学技术人员

31. 支气管扩张的主要发病因素是
   A. 先天性发育缺损
   B. 有害气体的吸入（大气污染）
   C. 长期大量的吸烟
   D. 支气管肺组织的感染和支气管阻塞
   E. 遗传因素

32. 冠心病患者伴发支气管哮喘应慎用的药物是
   A. 氨茶碱
   B. 糖皮质激素
   C. 酮替芬
   D. 肾上腺素
   E. 色甘酸二钠

33. 肾病综合征患者大量蛋白尿的产生原因是
   A. 蛋白质摄入过多
   B. 肾小管回吸收蛋白质的能力降低
   C. 肾小球毛细血管基底膜的滤过作用受损
   D. 肝脏合成蛋白的能力增加
   E. 肾血流量增加

34. DIC 纤溶亢进期治疗时禁用
   A. 肝素
   B. 输新鲜血浆
   C. 输新鲜全血
   D. 氨基己酸
   E. 输浓缩血小板

35. 以慢性腰痛和下肢大关节不对称关节炎为特征性表现的疾病是
   A. 腰椎间盘突出症
   B. 类风湿关节炎
   C. 强直性脊柱炎
   D. 痛风关节炎
   E. 腰肌劳损

36. 有机磷杀虫药吸收后，下列器官内浓度最高的是
   A. 肝
   B. 肾
   C. 肺
   D. 脾
   E. 脑

37. 下列预后最差的肺癌是
    A. 腺癌
    B. 小细胞癌
    C. 鳞状细胞癌
    D. 大细胞癌
    E. 细支气管肺泡癌

38. 下列血肌酐水平属于慢性肾功能不全肾衰竭期的是
    A. 133～177 μmol/L
    B. 186～442 μmol/L
    C. 442～707 μmol/L
    D. 354～707 μmol/L
    E. ≥707 μmol/L

39. 泌尿系结石的血尿是
    A. 无痛性肉眼血尿
    B. 终末血尿伴膀胱刺激症状
    C. 初始血尿
    D. 疼痛伴血尿
    E. 血尿+蛋白尿

40. 类风湿关节炎的诊断标准中,关于X线表现的最低要求是
    A. 骨质疏松
    B. 骨质疏松和关节间隙变窄
    C. 关节间隙变窄
    D. 关节畸形
    E. 骨性强直

41. 肝硬化最常见的并发症是
    A. 上消化道出血
    B. 肝肾综合征
    C. 自发性腹膜炎
    D. 肝性脑病
    E. 原发性肝癌

42. 在标准心电图纸速(25 mm/s)的情况下,测相邻两个R-R之间的大格数为8大格,其心率为
    A. 30次/分
    B. 33.3次/分
    C. 37.5次/分
    D. 42.8次/分
    E. 50次/分

43. 下列口服铁剂治疗缺铁性贫血的措施,正确的是
    A. 不间断地服用6～8周
    B. 一直服用到血红蛋白达到正常水平
    C. 到略低于正常血红蛋白值,然后待其自然增长到正常水平
    D. 服至血红蛋白高于正常水平,以免复发
    E. 血红蛋白达正常后,再继续服4～6个月

44. 以下不属于肺血栓栓塞症体征的是
    A. 发绀
    B. 肺部湿啰音
    C. 心动过速
    D. 颈静脉充盈或异常搏动
    E. 频发期前收缩

45. 疱疹性咽峡炎的常见病原体是
    A. 肠病毒
    B. 腺病毒
    C. 流感病毒
    D. 柯萨奇病毒
    E. 鼻病毒

46. 呼吸衰竭的血气诊断标准是
    A. 动脉血氧含量<9 mmol/L
    B. 动脉血氧饱和度(SaO_2)<90%
    C. pH<7.35
    D. 动脉血二氧化碳分压($PaCO_2$)>55 mmHg
    E. 动脉血氧分压(PaO_2)<60 mmHg

47. 诊断ARDS的必要条件是
    A. 呼吸指数
    B. 肺活量测定
    C. 静动脉血分流
    D. 氧合指数
    E. 肺泡-动脉氧分压差

48. 在肾脏疾病中出现血尿最常见的原因是
    A. 糖尿病肾病
    B. 骨髓瘤肾病
    C. 高血压肾损伤
    D. IgA肾病
    E. 急性肾小管坏死

49. 低钾血症的患者,补钾后病情仍无改善时,应首先考虑缺乏
    A. 镁
    B. 磷
    C. 钠
    D. 氯
    E. 钙

50. 下列表现不符合骨关节炎特点的是
    A. 膝关节活动时有骨擦感
    B. 晨僵可达20～30分钟
    C. 表现为关节疼痛、骨性膨大
    D. 慢性起病、进展缓慢

E. 休息时关节疼痛明显,活动时疼痛减轻
51. 下列实验室检查结果支持阵发性睡眠性血红蛋白尿症诊断的是
    A. 酸溶血(Ham)试验阳性
    B. 抗人球蛋白(Coombs)试验阳性
    C. 红细胞渗透脆性增高
    D. 血红蛋白电泳异常
    E. 高铁血红蛋白还原试验阳性
52. 下列能引起急性胰腺炎的药物是
    A. 肾上腺素
    B. 去甲肾上腺素
    C. 糖皮质激素
    D. 葡萄糖酸钙
    E. 维生素 C
53. 发现心包积液最简便、准确的方法是
    A. 心电图
    B. 超声心动图
    C. 冠状动脉造影
    D. 放射性核素心肌显像
    E. 心包穿刺
54. 关于机械通气下用吸气末阻断法测定气道阻力的说法,正确的是
    A. 根据测定的峰压和平均压计算而得
    B. 一般选用定压控制通气模式
    C. 所测的值会高于真正的阻力数值
    D. 反映的是气道黏滞阻力、弹性阻力和惯性阻力之和
    E. 不同流速测定的结果也具有可比性
55. 社区获得性肺炎最常见的病原体是
    A. 真菌
    B. 寄生虫
    C. 细菌
    D. 病毒
    E. 支原体
56. 医务人员在医疗活动中发生医疗事故争议,应当立即
    A. 向所在科室负责人报告
    B. 向所在医院医务部门报告
    C. 向所在医疗机构医疗质量监控部门报告
    D. 向所在医疗机构的主管负责人报告
    E. 向当地卫生行政部门报告
57. 传染病的防治原则是
    A. 管理传染源,切断传播途径,保护易感人群
    B. 切断社会因素和自然因素
    C. 管理食物、水源、粪便,消灭蚊蝇
    D. 管理水,管理饮食,卫生管理,灭蝇
    E. 环境卫生管理,水源食物管理、灭蝇
58. 在我国,钩端螺旋体菌群毒力最强的是
    A. 波摩那群
    B. 黄疸出血群
    C. 犬群
    D. 流感伤寒群
    E. 七日热群
59. 胸片易出现空洞的肺炎是
    A. 支原体肺炎
    B. 肺炎链球菌肺炎
    C. 军团菌肺炎
    D. 衣原体肺炎
    E. 金黄色葡萄球菌肺炎
60. 关于支气管哮喘,下列说法错误的是
    A. 哮鸣音完全消失是病情危重表现
    B. 肺泡上皮细胞的基底膜薄弱并有缺损
    C. 支气管收缩引起肺的过度膨胀
    D. 中小支气管充满黏稠的分泌物
    E. 遗传因素和环境因素共同作用
61. 预防肺结核的最主要措施包括
    A. 加强登记管理
    B. 禁止随地吐痰
    C. 隔离和有效治疗排菌患者
    D. 健全防痨组织
    E. 接种卡介苗,化疗
62. 下列情况证明仍有活动性出血的是
    A. 肠鸣音 5 次/分
    B. 排暗红色血便
    C. 血压 90/60 mmHg,脉搏 100 次/分
    D. 尿量增多
    E. 血尿素氮升高
63. 胸外心脏按压时手掌的正确部位是
    A. 左锁骨中线第 4 肋间
    B. 剑突与胸骨交界处
    C. 胸骨下半部
    D. 胸骨左缘第 4 肋间
    E. 心脏前方的胸壁
64. 洋地黄中毒所致的室性心动过速忌用
    A. 利多卡因
    B. 普罗帕酮
    C. 苯妥英钠
    D. 氯化钾

E. 直流电复律

65. 双胍类降糖药最常见的副作用为
   A. 乳酸性酸中毒
   B. 低血糖
   C. 胃肠道反应
   D. 过敏性皮疹
   E. 肝功能异常

66. 关于预防痛风,说法错误的是
   A. 控制饮食总热量
   B. 限制饮酒
   C. 限制海鲜、动物内脏等摄入
   D. 每天饮水至少 2 000 mL
   E. 应用噻嗪类利尿剂增加尿量来促进尿酸排出

67. 右心衰竭的患者常因组织液生成过多而致下肢水肿,其主要原因是
   A. 血浆胶体渗透压降低
   B. 毛细血管血压增高
   C. 组织液静水压降低
   D. 组织液胶体渗透压升高
   E. 淋巴回流受阻

68. 不属于突发公共卫生事件分类的是
   A. 重大传染病疫情
   B. 重大食物中毒
   C. 个别医疗事故伤亡
   D. 其他严重影响公众健康的事件
   E. 群体性不明原因疾病

69. 病态窦房结综合征是由于
   A. 单纯窦房结传导功能障碍
   B. 单纯窦房结起搏功能障碍
   C. 窦房结起搏功能、传导功能均有障碍
   D. 心肌细胞自律性升高
   E. 束支传导阻滞

70. 慢性阻塞性肺疾病的体征不包括
   A. 呼吸音减弱
   B. 异常支气管呼吸音
   C. 语颤减弱
   D. 桶状胸
   E. 呼气相延长

71. 洋地黄中毒的心电图变化最常表现为
   A. 室性期前收缩
   B. ST-T 呈鱼钩样改变
   C. Q-T 间期缩短
   D. 心房颤动
   E. 房室传导阻滞

72. 1 型糖尿病的主要特点是
   A. 多见于 40 岁以上的成年人
   B. 易发生糖尿病酮症酸中毒
   C. 与免疫介导的胰岛 β 细胞增生有关
   D. 早期常不需要胰岛素治疗
   E. 多数患者表现为胰岛素抵抗

73. 肝性脑病 3 期的临床表现不包括
   A. 肌张力增高
   B. 扑翼样震颤
   C. 脑电图异常波形
   D. 锥体束征阳性
   E. 不能唤醒

74. 慢性支气管炎诊断主要依据于
   A. 血细胞计数分类及生化检查
   B. 纤维支气管镜
   C. 肺功能检查
   D. 病史和体征
   E. 胸部 X 线检查

75. 原发性肾小球疾病的临床分型不包括
   A. 急性肾小球肾炎
   B. 急进性肾小球肾炎
   C. 慢性肾小球肾炎
   D. 肾病综合征
   E. 硬化性肾小球肾炎

76. 关于甲状腺功能减退症(简称甲减)的治疗,错误的是
   A. 坚持甲状腺素替代治疗
   B. 继发性甲减时应同时治疗原发病
   C. 应观察甲减症状有无改善
   D. 定期监测甲状腺功能
   E. 出现甲亢时应口服抗甲状腺药物

77. 关于溃疡性结肠炎的病理改变,不正确的是
   A. 病变反复发作可致肠变形缩短
   B. 病变呈广泛浅小溃疡
   C. 炎症反复发作可形成炎性息肉
   D. 病变常侵入肌层易出现穿孔及巨结肠
   E. 溃疡性结肠炎可出现癌变

78. 最常见的大肠梗阻原因是
   A. 结肠扭转
   B. 肠粘连
   C. 结肠憩室
   D. 克罗恩病

E. 结肠癌

79. 关于紫癜的叙述,错误的是
   A. 机体有自动止血功能
   B. 过敏性紫癜时紫癜不高于皮肤表面
   C. 肾综合征出血热的紫癜是因为血管壁结构和功能异常所致
   D. 再生障碍性贫血是血小板生成减少导致的紫癜
   E. 类风湿关节炎可引起继发性血小板增多症

80. 对乙肝病毒感染具有保护作用的是
   A. 抗-HBe
   B. 抗-HBs
   C. DNA 聚合酶
   D. 抗核抗体
   E. 抗-HBc

81. 凝血酶原时间(PT)正常见于
   A. 维生素 K 缺乏
   B. 慢性肝病肝功能失代偿
   C. 血友病
   D. 口服双香豆素
   E. 先天性 V 因子缺乏

82. 下列与再生障碍性贫血难以鉴别,易导致误诊的疾病是
   A. 溶血性贫血
   B. 缺铁性贫血
   C. 脾功能亢进
   D. PNH 不发作型
   E. 巨幼细胞贫血

83. 胃肠黏膜分泌过多液体引起的腹泻称为
   A. 动力性腹泻
   B. 吸收不良性腹泻
   C. 渗出性腹泻
   D. 渗透性腹泻
   E. 分泌性腹泻

84. 下列对肺鳞癌的描述,哪项不正确
   A. 常见于老年男性
   B. 常为中央型
   C. 生长迅速,病程短
   D. 对放疗、化疗较敏感
   E. 通常先淋巴转移,血行转移发生晚

85. 下列不是胃食管反流病并发症的是
   A. 胃癌
   B. 食管狭窄
   C. 食管腺癌
   D. 消化道出血

   E. Barrett 食管

86. 男,30 岁。原有风湿性心脏病史,因持续性发热、乏力、纳差来诊。经检查拟诊为亚急性感染性心内膜炎。体格检查时,下列体征最不可能出现的是
   A. 环形红斑
   B. 瘀点
   C. 心脏杂音变化
   D. 心率 40 次/分,心电图示三度房室传导阻滞
   E. 脾肿大伴脾区摩擦音

87. 男,63 岁。吸烟 42 年,慢性咳嗽、咳痰 22 年余。近 4 年来劳累时有气急。查体:两肺呼吸音减弱,肺下界下移。两肺底有细小湿啰音。最可能的诊断是
   A. 胸腔积液
   B. 肺癌
   C. 肺气肿
   D. 大叶性肺炎
   E. 气胸

88. 女,35 岁。患 Graves 病,应用甲巯咪唑治疗,1 个月后症状缓解,但甲状腺肿及突眼加重,此时最适当的治疗措施是
   A. 加大他巴唑用量
   B. 改用丙硫氧嘧啶
   C. 应用 ^{131}I 治疗
   D. 改用普萘洛尔
   E. 加小剂量甲状腺激素

89. 女,22 岁。2 年来反复痰中带血,间有大口咯血。体格检查无异常体征,X 线胸片示左下肺纹理增粗、紊乱。最可能的诊断是
   A. 风湿性心脏病二尖瓣狭窄
   B. 慢性支气管炎
   C. 支气管扩张
   D. 支气管肺癌
   E. 肺结核

90. 女,45 岁。8 个月来双侧掌指和指间关节肿痛伴晨僵,饮食正常,下肢不肿,X 线片见关节间隙变窄,胸片见两侧少量胸水。此患者出现胸水的最大可能是
   A. 类风湿关节炎性胸膜炎
   B. 系统性红斑狼疮性胸膜炎
   C. 结核性胸膜炎
   D. 低蛋白血症
   E. 右心衰竭

91. 男,58 岁。眼睑及双下肢水肿 3 个月,尿常规蛋白阳性,24 小时尿蛋白定量 5.1g,血浆白蛋白 19 g/L,血尿素氮 31 mmol/L,血肌酐 105 μmol/L,肾穿刺病理诊断为 I 期膜性肾病,最佳治疗措施是
   A. 糖皮质激素
   B. 糖皮质激素+细胞毒药物
   C. 糖皮质激素+细胞毒药物+抗凝治疗

D. 糖皮质激素＋细胞毒药物＋ACEI类药物
E. 糖皮质激素＋细胞毒药物＋利尿剂

92. 男，63岁。2型糖尿病14年，血压升高5年，尿蛋白定量2.6 g/d，血肌酐132 μmol/L。其蛋白尿性质应为
A. 肾小球炎
B. 功能性
C. 肾小管炎
D. 溢出性
E. 组织性

93. 男，60岁。患高血压性心脏病，心功能不全（Ⅱ级），心电图显示二度房室传导阻滞，两肺底湿啰音。此时不宜选
A. β受体拮抗剂
B. 硝苯地平
C. 哌唑嗪
D. 噻嗪类利尿剂
E. 卡托普利

94. 男，65岁。有上腹疼痛、食欲不振1年余，久治不愈。钡餐检查发现胃小弯2.5 cm龛影。下列最为适宜的措施是
A. 每半个月随访钡餐检查
B. 正规抗溃疡治疗
C. 胃镜检查
D. 剖腹探查
E. 肿瘤标志物测定

95. 女，30岁。患急性肾盂肾炎1周，下列不宜作为首选的药物是
A. 克林霉素
B. 半合成广谱青霉素
C. 喹诺酮类
D. 头孢菌素类
E. 红霉素

96. 女，50岁。双手近端指间、腕关节肿痛3个月，伴晨僵＞2小时/天，查血沉40 mm/第1小时末，CRP升高，RF 1∶64，ANA阴性。双手X线示骨质疏松，腕关节轻度狭窄。最可能的诊断是
A. 系统性红斑狼疮
B. 多发性肌炎
C. Reiter's 综合征
D. 骨关节炎
E. 类风湿关节炎

97. 男，38岁。因突发心悸、头晕1小时就诊。既往心电图检查提示为A型预激综合征。查体：血压70/40 mmHg，心界不大，无杂音。心悸时记录的心电图如图所示，最可能的诊断是

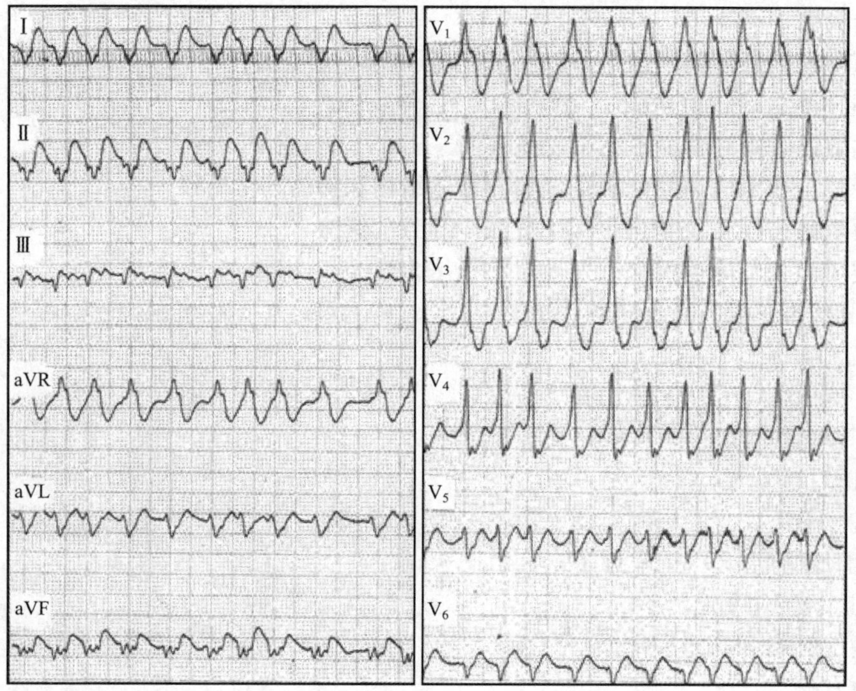

A. 多形性室性心动过速
B. 预激综合征合并心房颤动
C. 阵发性室上性心动过速
D. 心房颤动伴室内差异性传导
E. 心室扑动

98. 男，54岁。患肝硬化，一次放腹水3 000 mL而无尿，首先考虑为
A. 急性心衰
B. 肾前性肾衰竭
C. 肾后性肾衰竭
D. 肾性肾衰竭
E. 急性肝衰竭

99. 女，76岁。1小时前被家属发现意识不清急送入院，患者有慢性阻塞性肺疾病病史20年。近2天来烦躁，昏迷，球结膜水肿，口唇发绀，双下肺可闻及湿啰音。双侧Babinski征(＋)。该患者最可能的诊断是
A. 肺性脑病
B. 急性左心衰竭
C. 电解质紊乱
D. 中毒
E. 脑血管病

100. 男，24岁。风心病，二尖瓣狭窄。辅助检查：左心房大，肺静脉压及肺毛细血管压相继升高。该患者属
A. 左心房代偿期
B. 左心室代偿期
C. 右心受累期

D. 右心室代偿期
E. 左心房失代偿期

101. 女,65岁。糖尿病14年,长期用甲苯磺丁脲治疗,近期诊断为糖尿病肾病,并发现血肌酐升高,磺脲类口服降糖药中应选择何种为好
    A. 继续使用甲苯磺丁脲
    B. 格列本脲(优降糖)
    C. 格列喹酮(糖适平)
    D. 格列吡嗪(美吡达)
    E. 格列齐特(达美康)

102. 女,55岁。乏力、发热伴咳嗽1个月,伴痰中带血。胸部X线片如右图所示,最可能的诊断为 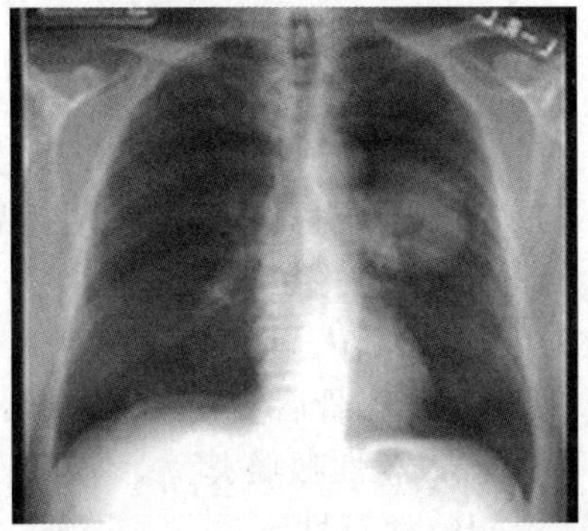
    A. 慢性支气管炎
    B. 肺门结核
    C. 肺癌
    D. 肺脓肿
    E. 心包积液

103. 男,50岁。近1个月来明显多饮、多尿伴体重下降就诊。身高172 cm,体重52 kg,尿糖(+++~++++),空腹血糖12.1 mmol/L,HbA1c 9.0%。应选择下列哪项治疗方案
    A. 单纯饮食控制
    B. 饮食控制加双胍类药物
    C. 饮食控制加胰岛素治疗
    D. 饮食控制加磺脲类降糖药
    E. 磺脲类降糖药加胰岛素治疗

104. 男,45岁。突然呕血400 mL并伴黑便。血压13.3/9.33 kPa(100/70 mmHg),心肺(一),可见腹壁静脉曲张,肝未触及,脾于肋下2 cm可触及。应首选的治疗是
    A. 静脉注射止血药
    B. 静脉推注奥美拉唑(洛赛克)
    C. 静脉滴注垂体加压素
    D. 静脉滴注代血浆
    E. 冰盐水洗胃

105. 男,48岁。近半年咳嗽,反复痰中带血,乏力,皮肤变黑,血压20.1/12.3 kPa(150/92 mmHg),肺部有阴影3 cm×4 cm,呈分叶及细毛刺状,尿17-OHCS 194.3 μmol/24 h(56 mg/24 h),血浆ACTH(8~10 Am)35 mg/L(正常值22 ng/L),血钾2.1 mmol/L,最可能的诊断是
    A. 肾上腺皮质增生
    B. 原发性醛固酮增多症
    C. 异位ACTH综合征
    D. 支气管肺癌+原发性醛固酮增多症
    E. 肾上腺皮质癌

106. 女,26岁。持续发热10天,开始为38℃左右,5天后持续高热39~40℃,伴腹胀和轻度腹泻。查体:体温40℃,呼吸26次/分,脉搏86次/分,精神淡漠。两肺无异常。心率86次/分,律齐,第一心音偏低。腹胀、无压痛,肝右肋下2 cm,软,脾左肋下1 cm。血白细胞3.0×10⁹/L,中性粒细胞75%,嗜酸性粒细胞0%,单核细胞5%,淋巴细胞20%。首先考虑的诊断是
    A. 伤寒
    B. 菌痢
    C. 风湿热
    D. 结缔组织病
    E. 结核病

107. 男,68岁。反复咳嗽、咳痰25年,喘憋伴间断下肢水肿9年。体检:血压145/90 mmHg,双肺可闻及湿啰音。心电图检查:Ⅱ、Ⅲ导联P波振幅为0.26 mV;V₁导联P波直立,振幅为0.2 mV,P波宽度均正常。最可能的心电图诊断是
    A. 右心房扩大
    B. 右心室肥大
    C. 左心房扩大
    D. 左心室肥大
    E. 室间隔肥厚

108. 男,45岁。反复心悸、出汗5年,反应迟钝伴精神不集中1年。入院后多次血糖在1.6~2.3 mmol/L。首先考虑的诊断及处理是
    A. 低血糖症,行诱发试验除外高胰岛素血症性低血糖症
    B. 低血糖症,查肝功能除外肝源性低血糖症
    C. 低血糖症,查胰岛素抗体除外胰岛素自身免疫综合征
    D. 低血糖症,行CT除外伴肿瘤的低血糖症
    E. 低血糖症,查胰岛素水平除外胰岛素瘤

109. 男,60岁。冠心病患者,稍事活动后即可有心悸、气短,登楼一层引起心绞痛。根据其临床表现可诊断为
    A. 心功能Ⅰ级
    B. 心功能Ⅱ级
    C. 心功能Ⅲ级
    D. 心功能Ⅳ级
    E. 心功能0级伴老年性肺水肿

110. 男,59岁。3周来出现胸痛、咳嗽、低热、呼吸困难。查体:气管左移,右锁骨上淋巴结肿大,右肺叩诊为实音,呼吸音消失。胸腔穿刺示血性胸腔积液。为明确诊断,最有意义的检查是
    A. 胸腔积液常规
    B. 胸腔积液及血清癌胚抗原
    C. 胸腔积液LDH
    D. 胸腔积液脱落细胞
    E. 胸腔积液结核菌

111. 女,66岁。反复上腹痛10年,加重4个月,伴乏力。查体:结膜苍白,上腹部轻压痛。下列检查中,对明确诊断及指导治疗最有价值的是
    A. X线上消化道造影
    B. 胃镜及活检

C. 腹部 B 型超声
D. 腹部 CT
E. MRI

112. 男,45 岁。1 年前开始乏力、消瘦,曾检查发现脾大,仅服过中药,未系统检查。近 1 周来出现发热伴皮肤出血点,双颈部各触及一个 2 cm×1.5 cm 大小的淋巴结,无压痛,胸骨压痛(+),心肺检查未见异常,肝肋下 2.5 cm,脾肋下平脐,腹腔积液征(−),骨髓中原始和幼稚淋巴细胞达 80%,最可能的诊断是
   A. 急性淋巴细胞白血病
   B. 慢性肝病合并急性淋巴细胞白血病
   C. 慢性髓系白血病急淋变
   D. 慢性淋巴细胞白血病急淋变
   E. 肝硬化合并急性淋巴细胞白血病

113. 男,60 岁。既往有冠心病、慢性心力衰竭、乙肝病史。X 线胸片示左侧胸腔积液。下列提示胸腔积液形成有其他因素参与的检查结果是
   A. 比重 1.015
   B. 总蛋白 29.3 g/L
   C. LDH 228 U/L
   D. 间皮细胞占 4%
   E. 单核细胞占 92%

114. 男,40 岁。胃溃疡患者,24 小时内呕咖啡渣样物 100 mL,并解柏油样稀便 1 500 mL,面色苍白,肢端发冷。脉搏 126 次/分,血压 60/40 mmHg,Hb 55 g/L。最佳处理为
   A. 输葡萄糖氯化钠液
   B. 输低分子右旋糖酐
   C. 立即输血或平衡盐溶液
   D. 急诊手术
   E. 升压药

115. 男,30 岁。3 个月前患胸膜炎。经抽液,异烟肼加利福平、吡嗪酰胺治疗 2 个月后,胸腔积液吸收。2 周来发热、咳嗽、咯血。X 线检查示右上肺浸润性阴影,痰抗酸杆菌阳性。宜用的抗结核方案是
   A. 异烟肼、链霉素、乙胺丁醇
   B. 异烟肼、利福平、吡嗪酰胺、链霉素、乙胺丁醇
   C. 异烟肼、利福平、乙胺丁醇
   D. 异烟肼、利福平、吡嗪酰胺(继续原来方案)
   E. 异烟肼、利福平、吡嗪酰胺、氧氟沙星

116. 女,28 岁。2 周前曾出现咽干、打喷嚏、流清水样鼻涕,近 2 天感心悸。查体:心率 115 次/分,可闻及期前收缩。最可能是下列哪项诊断
   A. 胸膜炎
   B. 心绞痛
   C. 肺炎
   D. 病毒性心肌炎
   E. 支气管炎

117. 男,50 岁。1 天来寒战高热(39.6℃),咳嗽时左胸痛,咳痰呈砖红色胶冻状,量多。查体轻度发绀,BP 10.7/6.7 kPa(80/50 mmHg),左肺叩诊浊音,呼吸音低,X 线胸片示左肺呈多发性蜂窝状阴影。最可能的诊断为
   A. 肺炎链球菌肺炎休克型
   B. 葡萄球菌肺炎
   C. 厌氧菌肺炎
   D. 军团菌肺炎
   E. 克雷伯菌肺炎

118. 男,22 岁。有机磷杀虫药中毒,经抢救后肺湿啰音消失,仍昏迷,瞳孔散大,HR 160 次/分,高热。此时进一步的抢救措施应首选
   A. 物理降温
   B. 给予西地兰
   C. 停用阿托品
   D. 给予解磷定,加大阿托品剂量
   E. 用甘露醇降颅内压

119. 男,42 岁。咳嗽、咳痰 2 天,开始以少量白色黏痰为主,1 天来转为黏液脓性痰,咳嗽剧烈时伴胸骨后发紧感。体检:双肺散在干啰音,胸片示肺纹理增粗、紊乱,最可能的诊断是
   A. 急性咽喉炎
   B. 流行性感冒
   C. 咽结膜炎
   D. 普通感冒
   E. 急性支气管炎

120. 男,32 岁。上腹部不适,食欲不振 3 个月。1 个月来出现黄疸进行性加重,有体重减轻,全身明显黄染,肝未触及,深吸气时可触及肿大的胆囊底部,无触痛。化验:血胆红素 15 mg/dl;尿检胆红素阳性。最可能是
   A. 肝炎
   B. 胆石症
   C. 胰头癌
   D. 慢性胰腺炎
   E. 肝癌

121. 男,55 岁。因局部脓肿发生休克,经补足血容量,纠正酸中毒,血压、脉搏仍未好转,但无心力衰竭现象,测中心静脉压为 15 cmH₂O。其下一步的治疗措施首选
   A. 给予 5% 碳酸氢钠溶液
   B. 应用血管收缩剂
   C. 给予小剂量糖皮质激素
   D. 应用血管扩张剂
   E. 补充高渗盐溶液

122. 男,76 岁。间断咳、喘 30 年,1 周来加重,失眠,1 天来烦躁、抽搐。查体:口唇发绀,皮肤多汗,潮红,球结膜充血,两肺可闻及干、湿啰音,心率 100 次/分,律齐,心界不大,肝脾未触及。不恰当的治疗措施是
   A. 积极控制感染
   B. 应用糖皮质激素
   C. 雾化吸入支气管舒张剂

D. 静脉注射吗啡
E. 纠正电解质紊乱

123. 男,45岁。因急性阑尾炎住院治疗,手术后,主管医师为了使患者尽快恢复,给患者使用了一种比较贵的新型抗生素,但没有同患者商量,患者恢复很快,几天后就可出院。出院时,患者发现自己需付上千元的药费,认为医师没有告诉自己而擅自做主,不应该负担这笔钱。在这个案例中,医师损害了患者的哪项权利
    A. 知情同意权
    B. 疾病的认知权
    C. 平等的医疗权
    D. 要求保护隐私权
    E. 患者的参与权

124. 男,38岁。溃疡病反复发作5年。本次胃镜检查示十二指肠球部溃疡,Hp检测阳性。治疗上应选择
    A. 法莫替丁
    B. 奥美拉唑
    C. 青霉素
    D. PPI+两种抗生素
    E. 铋剂+PPI+两种抗生素

125. 女,49岁。平素健康,突然发冷、发热、咳嗽。用青霉素后发热不退。10天后咳大量脓臭痰。诊断可能为
    A. 肺结核
    B. 支气管扩张
    C. 肺炎链球菌肺炎
    D. 急性肺脓肿
    E. 支气管胸膜瘘

126. 女,35岁。发热、腰痛、尿频、尿急1个月,近4天全身关节酸痛、尿频、尿急加重。体检:体温39.5℃,白细胞$13×10^9$/L,中性粒细胞86%,尿培养大肠埃希菌阳性,诊断为大肠埃希菌性尿路感染,应首选
    A. 青霉素
    B. 庆大霉素
    C. 灰黄霉素
    D. 头孢曲松
    E. 林可霉素

127. 男,18岁。平素体健,因偶尔碰伤后流血不止,经检查为血友病甲型。则该患者缺乏的因子是
    A. Ⅷ因子缺乏
    B. Ⅸ因子缺乏
    C. Ⅺ因子缺乏
    D. Ⅶ因子缺乏
    E. Ⅴ因子缺乏

128. 女,28岁。心悸、甲状腺肿大,并伴有轻度呼吸不畅、压迫感,首次妊娠2个月余,诊为原发性甲亢,治疗方法最有效的是

A. 终止妊娠
B. 抗甲状腺药物治疗
C. ^{131}I治疗
D. 甲状腺大部切除
E. 普萘洛尔(心得安)治疗

129. 女,66岁。快步行走时右下肢疼痛,休息数分钟后缓解。其父亲52岁时被确诊为急性心肌梗死。BP 170/106 mmHg,血清总胆固醇6.0 mmol/L,两次空腹血糖>9.0 mmol/L,右足背动脉搏动未触及,该患者高血压诊断的分级是
    A. 2级,高危
    B. 2级,极高危
    C. 1级,低危
    D. 1级,高危
    E. 1级,极高危

130. 男,22岁。患类风湿关节炎。血红蛋白83 g/L,外周血红细胞以小细胞为主,中央浅染区扩大。骨髓细胞外铁(+++)。下述检查结果正确的是
    A. 血清铁增高,总铁结合力正常,血清铁蛋白明显增高
    B. 血清铁降低,总铁结合力降低,血清铁蛋白正常或增高
    C. 血清铁降低,总铁结合力增高,血清铁蛋白降低
    D. 血清铁降低,总铁结合力降低,血清铁蛋白降低
    E. 血清铁增高,总铁结合力降低,血清铁蛋白降低

131. 男,65岁。患糖尿病15年,长期应用苯乙双胍。检查结果:浅昏迷,呼吸深大、中度脱水,膝反射极弱,血压80/65 mmHg,血糖15 mmol/L,血钠140 mmol/L,血钾5.6 mmol/L,CO_2CP 12 mmol/L,BUN 15 mmol/L,尿糖(+++),尿酮体(+),尿蛋白(++),最可能的诊断是
    A. 糖尿病酮症酸中毒昏迷
    B. 高渗性非酮症糖尿病昏迷
    C. 乳酸性酸中毒昏迷
    D. 糖尿病肾病尿毒症昏迷
    E. 脑血管意外所致昏迷

132. 男,23岁。干咳、乏力2周。近几天来有发热、胸痛伴气促。胸部X线检查:右侧中等量胸腔积液。胸水化验:比重1.023,白蛋白30 g/L,白细胞$380×10^6$/L,红细胞$2.1×10^9$/L。腺苷脱氢酶89 U/L,该患者最可能的诊断是
    A. 化脓性胸膜炎
    B. 结核性胸膜炎
    C. 风湿性胸膜炎
    D. 病毒性胸膜炎
    E. 癌性胸腔积液

133. 男,47岁。HBsAg阳性20年,乏力、纳差、尿黄7天。查体:巩膜黄染,肝肋下2 cm,质软。实验室检查:ALT 460 U/L,TBil 84 μmol/L,HBV DNA $1.2×10^5$ copies/mL,抗-HAV IgM(−),抗-HEV(−),抗-HCV(−)。最重要的药物是
    A. 核苷(酸)类似物
    B. 护肝药物

C. 退黄药物
D. 干扰素
E. 利巴韦林

134. 女,17岁。1个月前出现食量明显增加,不到就餐时间便出现饥饿,近来经常与同学争吵,检查发现右侧甲状腺部有一直径2 cm结节,SPECT检查报告为热结节,以下哪项为另一有诊断意义的检查
   A. 血糖测定
   B. 血脂检查
   C. FT_3、FT_4、TSH测定
   D. 心电图检查
   E. 甲状腺球蛋白抗体(TgAb)、甲状腺微粒体抗体(MCA)测定

135. 肾病综合征患者高度水肿,尿量400～500 mL/d,持续2周,尿蛋白(++++),血浆蛋白20 g/L,肌酐清除率为100 mL/min,本患者的治疗主要是
   A. 呋塞米
   B. 非甾体抗炎药
   C. 输血浆或清蛋白
   D. 糖皮质激素
   E. 血液透析

136. 女,38岁。患小细胞低分化肺癌,已做了3个疗程的化疗和放疗,其丈夫极为关心其预后问题。下列哪项不是帮助判断预后的主要因素
   A. TNM分期
   B. 免疫功能
   C. 身体基础状态
   D. 肺癌的组织病理学类型
   E. 其丈夫是否戒烟

137. 男,32岁。因再生障碍性贫血2年,头晕、乏力、心悸2天入院。入院时检查:贫血外貌,Hb 50 g/L。患者既往有多次输血史,1个月前在输血过程中曾出现发热反应,体温达39.5℃,经对症处理缓解。此次给予输血治疗,以下哪项为首选的血液制品
   A. 红细胞悬液
   B. 洗涤红细胞
   C. 浓缩红细胞
   D. 全血
   E. 少白细胞的红细胞

138. 男,18岁。上呼吸道感染后2天出现血尿,伴低热、腰痛,住院治疗后全身症状好转,但仍有血尿,行肾活检,诊断为IgA肾病。主要依据是
   A. 除外能引起系膜IgA沉积的过敏性紫癜等其他疾病
   B. 不伴水肿、高血压或其他肾功能异常
   C. 一过性血压及尿素氮升高
   D. 肾小球系膜内有以IgA为主的免疫复合物沉积
   E. 肾小球系膜区有免疫复合物沉积

139. 女,38岁。因尿频、尿急、尿痛就诊,诊断为急性膀胱炎。膀胱后方毗邻的器官为
   A. 直肠
   B. 子宫
   C. 阴道
   D. 回肠
   E. 结肠

140. 女,32岁。月经量多已2年,近3个月来感乏力、头晕、心悸,查血红蛋白65 g/L,白细胞$6.0×10^9$/L,血小板$140×10^9$/L,骨髓象:粒红比为1:1,红细胞增生活跃,中晚幼红细胞45%,体积小,胞质偏蓝,首选下列哪项治疗
   A. 脾切除
   B. 口服铁剂
   C. 输血
   D. 肌注维生素B_{12}
   E. 口服叶酸

141. 男,65岁。突然发作呼吸困难,喘息,大汗,咳嗽,肺有哮鸣音及湿啰音,心电图示左心室肥厚劳损,应首先考虑为
   A. 支气管哮喘
   B. 过敏性肺炎
   C. 心源性哮喘
   D. 喘息型慢性支气管炎
   E. 支气管肺癌感染

142. 男,16岁。发热,鼻出血1个月。查体:贫血貌,牙龈增生,胸骨压痛,上肢皮肤可触及数个黄豆大小的皮下结节。血红蛋白62 g/L,白细胞$80×10^9$/L,血小板$21×10^9$/L。骨髓检查:原始细胞70%,过氧化物酶染色弱阳性,糖原(PAS)胞质弥漫性淡染,胞质边缘有粗颗粒,非特异性酯酶阳性,加NaF后转成阴性。诊断是
   A. 急性淋巴细胞白血病
   B. 急性粒细胞白血病
   C. 淋巴瘤
   D. 急性单核细胞白血病
   E. 慢性粒细胞白血病

143. 男,59岁。反复发热半个月。查体:T 38.5℃,双侧颈部和腹股沟淋巴结肿大,最大者2 cm×2 cm,无压痛,肝脾不大。CT示右侧胸腔中等量积液,穿刺后胸水细胞学检查见大量淋巴细胞。根据目前资料,该患者的临床分期是
   A. Ⅲ期B
   B. Ⅳ期B
   C. Ⅳ期A
   D. Ⅱ期B
   E. Ⅲ期A

144. 女,30岁。齿龈出血,月经量过多半年,脾肋下3 cm,皮肤有瘀斑。血小板$19×10^9$/L,血红蛋白78 g/L,骨髓巨核细胞80个/片,均为颗粒型,诊断最可能是
   A. 血栓性血小板减少性紫癜
   B. 过敏性紫癜
   C. 再生障碍性贫血
   D. 脾功能亢进

E. 特发性血小板减少性紫癜

145. 男,62岁。1周前行龋齿拔除手术。近3天来畏寒、发热、咳嗽黄脓痰就诊,痰略有臭味。X线检查示左下肺脓肿。痰涂片革兰染色发现阴性杆菌,但普通培养无生长。其最可能的病原体是
A. 铜绿假单胞菌
B. 厌氧菌
C. 金黄色葡萄球菌
D. 结核分枝杆菌
E. 流感嗜血杆菌

146. 男,55岁。1周来黑便,大便成形,量不多,每日1次。行消化道钡餐造影未见异常,检验血小板 $1500×10^9/L$,有巨型血小板,诊断原发性血小板增多症。为迅速减少血小板量,改善症状,首选治疗是
A. 口服羟基脲
B. 口服白消安
C. 口服苯丁酸氮芥
D. 皮下注射干扰素
E. 血小板单采

147. 男,40岁。上腹疼痛5年余,平卧时加重,弯腰可减轻,查体见上腹轻度压痛,X线腹部摄片有胰区钙化,可能的诊断是
A. 慢性胆囊炎
B. 慢性胃炎
C. 慢性萎缩性胃炎
D. 慢性浅表性胃炎
E. 慢性胰腺炎

148. 女,70岁。蛋白尿1个月,尿蛋白定量 6 g/L,尿蛋白电泳显示以小分子蛋白为主,呈单株峰。其蛋白尿的性质为
A. 组织性蛋白尿
B. 溢出性蛋白尿
C. 肾小管性蛋白尿
D. 分泌性蛋白尿
E. 肾小球性蛋白尿

149. 女,26岁。半年来反复出现双下肢瘀点、瘀斑,伴牙龈出血。检验:血小板 $32×10^9/L$,白细胞与血红蛋白正常,血小板相关免疫球蛋白增高,拟诊为原发性血小板减少性紫癜。下列哪项不符合该病的实验室检查
A. 出血时间延长
B. 凝血时间延长
C. 血块退缩不佳
D. 毛细血管脆性试验阳性
E. 骨髓巨核细胞增多伴成熟障碍

150. 男孩,7岁。因发热伴惊厥1天入院,既往健康。查体:T 38.3℃,BP 106/68 mmHg,球结膜水肿,腹软,脐周压痛(+),反跳痛(−),颈无抵抗,布氏征(−)。实验室检查:血WBC $27×10^9/L$,中性粒细胞0.90,淋巴细胞0.10。最有可能的诊断是

A. 流行性乙型脑炎
B. 流行性脑脊髓膜炎
C. 疟疾
D. 中毒型菌痢
E. 败血症

151. 女,23岁。急性一氧化碳中毒后被人送入医院急诊室,不久便咳出大量粉红色泡沫样痰液,最妥当的给氧原则是
A. 高流量酒精湿化给氧
B. 高流量持续给氧
C. 低流量持续给氧
D. 高压氧舱
E. 低流量间断给氧

152. 女,57岁。阵发性室上速患者,行射频消融术治疗,术中突然出现胸痛、胸闷、烦躁、呼吸困难,血压 90/60 mmHg(12/8 kPa),两肺呼吸音清,心界向两侧扩大,心率120次/分,各瓣膜听诊区未闻及杂音,奇脉(+),患者最可能的诊断是
A. 心脏压塞
B. 肺栓塞
C. 脑出血
D. 心肌梗死
E. 主动脉夹层

153. 男,45岁。身高171 cm,体重85 kg,口服葡萄糖耐量试验结果:空腹血糖 6.7 mmol/L,1小时血糖 9.8 mmol/L,2小时血糖 7.0 mmol/L。结果符合
A. 正常曲线
B. 空腹血糖受损
C. 糖耐量减低
D. 1型糖尿病
E. 2型糖尿病

154. 女,38岁。Graves病甲状腺次全切除术后10年。近4个月心悸、怕热、多汗、手颤抖,体重下降 5 kg。血 TSH、FT_3、FT_4 检查证实甲状腺功能亢进症复发,服甲巯咪唑2周后因严重药疹而停药。下一步最适宜的治疗是
A. 甲巯咪唑加抗过敏药物
B. 改用丙硫氧嘧啶
C. 改用β受体拮抗剂
D. 再次手术治疗
E. 用放射性 ^{131}I 治疗

155. 男,32岁。因慢性肾功能衰竭行血液透析治疗,体外肝素抗凝,透析后患者出现伤口渗血。实验室检查:凝血时间30分钟。此时应采取何种措施为宜
A. 静脉应用维生素K
B. 静脉应用鱼精蛋白
C. 静脉应用氨甲苯酸(止血芳酸)
D. 输新鲜血
E. 输血小板悬液

156. 女,32岁。面色苍白半年,1个月前诊断为系统性红斑狼疮。查体:贫血貌,皮肤巩膜轻度黄染,脾肋下2cm。血常规:Hb 78g/L,WBC 4.4×10⁹/L,Plt 72×10⁹/L,Ret 0.14。最可能出现结果异常的实验室检查是
   A. Ham试验
   B. 异丙醇试验
   C. Coombs试验
   D. 尿Rous试验
   E. 红细胞渗透脆性试验

157. 女,35岁。与家人吵架后口服美曲膦酯100mL,30分钟后被急送医院。查体:昏迷状态,呼吸困难,皮肤湿冷,双瞳孔如针尖大小。正确的紧急处理是
   A. 气管插管气道保护后用硫磺铜溶液洗胃+导泻
   B. 直接应用大量生理盐水洗胃+导泻
   C. 直接应用硫酸铜溶液洗胃+导泻
   D. 气管插管气道保护后用2%碳酸氢钠溶液洗胃
   E. 气管插管气道保护后应用大量温水洗胃+导泻

158. 女,40岁。因肋骨肿瘤行肋骨切除,术后病理证实为甲状腺滤泡状腺癌转移,随后检查发现甲状腺右侧下极有直径2cm的肿块,质硬,颈部未发现肿大淋巴结。下一步恰当的治疗方案为
   A. 右侧甲状腺及峡部切除,左侧甲状腺大部切除,术后行放射性碘治疗
   B. 甲状腺全切,术后行放射性碘治疗
   C. 外放射治疗,同时口服左甲状腺素
   D. 甲状腺全切+右侧颈淋巴结清扫,术后行放射性碘治疗
   E. 化疗,同时口服左甲状腺素

159. 女,31岁。妊娠5个月。发现尿糖(+),口服葡萄糖耐量试验结果:空腹血糖10.6mmol/L,既往无糖尿病史。最可能的诊断是
   A. 糖尿病合并妊娠
   B. 妊娠期糖尿病
   C. 糖耐量异常
   D. 肾性糖尿
   E. 继发性糖尿病

160. 男,45岁。2个月前出现食欲缺乏,乏力,右上腹胀痛。查体:巩膜黄染,肝肋下5cm,表面凸凹不平,脾肋下3cm。下列诊断可能性不大的是
   A. 乙肝后肝硬化
   B. 原发性肝癌
   C. 酒精性肝硬化
   D. 淤血性肝硬化
   E. 原发性胆汁性肝硬化

161. 男,72岁。腹泻3天,神志不清1天,尿量多。T 37.5℃,BP 90/60mmHg,皮肤黏膜干燥。尿糖(++++),尿酮体(±)。可能的诊断是
   A. 中毒型细菌性痢疾
   B. 脑血管意外
   C. 糖尿病酮症酸中毒
   D. 高渗性非酮症糖尿病昏迷
   E. 感染中毒性脑病

162. 男,66岁。发作性胸痛1小时。在问病史过程中突然跌倒,对呼唤和推搡无反应。此时应立即采取的措施是
   A. 做超声心动图
   B. 送往抢救室
   C. 触诊大动脉
   D. 做心电图
   E. 查看瞳孔

163. 男,30岁。哮喘急性发作已2天,自服氨茶碱、吸入丙酸倍氯米松气雾剂无效而来急诊。体检:患者神志恍惚,发绀,有奇脉,两肺满布哮鸣音,心率120次/分。其紧急处理应当是
   A. 静脉推注氨茶碱并监测血药浓度
   B. 静脉注射地塞米松和β₂受体激动剂
   C. 吸氧、静脉注射琥珀酸氢化可的松、雾化吸入沙丁胺醇(舒喘灵)溶液
   D. 静脉滴注抗生素和注射支气管舒张剂
   E. 大量补液、气管插管和机械通气

164. 男,45岁。突发心搏骤停,经心肺复苏后血压70/40mmHg,心率34次/分,宜用的药物是
   A. 多巴酚丁胺
   B. 普罗帕酮
   C. 阿托品
   D. 利多卡因
   E. 胺碘酮

165. 女,43岁。右颈部肿物伴低热2周,抗生素治疗无效,经查体临床诊断为亚急性甲状腺炎,下列哪项检查结果不支持诊断
   A. 血沉快
   B. 可有T₃增高,TSH降低
   C. 可有FT₃升高,TSH降低
   D. TSAb阳性
   E. 甲状腺摄取功能降低

166. 女,26岁。反复发作脓血便,伴膝关节疼痛,多次细菌培养阴性,X线钡剂检查示乙状结肠袋消失,管壁平滑变硬,肠管缩短,肠腔狭窄,下列可能性大的诊断是
   A. 肠结核
   B. Crohn病
   C. 结肠过敏
   D. 溃疡性结肠炎
   E. 慢性细菌性痢疾

167. 男,28岁。右大腿清创缝合术后6天,发热,局部伤口红肿,范围大,疼痛明显,伤口局部见稀薄脓液,淡红色,量多,无异味。最可能的致病菌是
   A. 大肠埃希菌
   B. 铜绿假单胞菌
   C. 溶血性链球菌
   D. 金黄色葡萄球菌

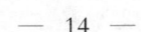

E. 无芽孢厌氧菌

168. 女,30 岁。教师。下肢静脉曲张,术中可见静脉腔有多个褐色物,堵塞管腔,该褐色物最可能的病变是
   A. 静脉内血栓栓子
   B. 静脉内瘤栓
   C. 静脉内血栓
   D. 静脉内凝血
   E. 静脉石

169. 男,23 岁。癫痫病史 10 余年。诉半小时前从左侧拇指沿腕部、肘部至肩部抽搐,无意识丧失,持续约 2 分钟缓解。该患者的一线治疗药物是
   A. 首选卡马西平,次选苯妥英钠
   B. 首选丙戊酸钠,次选苯巴比妥
   C. 首选苯巴比妥,次选苯妥英钠
   D. 首选乙琥胺,次选丙戊酸钠
   E. 首选 ACTH,次选氯硝西泮(氯硝安定)

170. 男,26 岁。感冒 2 周后出现双下肢近端无力。查体:双上肢肌力 3 级,双下肢肌力 3 级,四肢腱反射消失,手套袜子样痛觉减退,双侧腓肠肌压痛。其原因最可能是
   A. 急性脊髓炎
   B. 脊髓压迫症
   C. 周期性瘫痪
   D. 急性肌炎
   E. 急性炎症性脱髓鞘性多发性神经病

171. 男,22 岁。咳嗽伴发热 3 天,给予青霉素静脉滴注抗感染治疗,用药后患者突然出现气急、胸闷、烦躁不安。查体:T 38.5 ℃,P 140 次/分,R 32 次/分,BP 75/40 mmHg。面色苍白、大汗淋漓,两肺可闻及哮鸣音,身体多部位红色皮疹。最有可能的原因是
   A. 感染性休克
   B. 哮喘急性发作
   C. 急性呼吸窘迫综合征
   D. 过敏性休克
   E. 急性左心衰竭

172. 男,62 岁。1 年来时有心悸、黑矇发作,行动态心电图(Holter)示 24 小时总心率 50 000 余次,短阵房性心动过速,最长 RR 间期为 3.2 秒,其首要诊断为
   A. 窦房传出阻滞
   B. 心动过缓-心动过速综合征
   C. 房室传导阻滞
   D. 短阵房性心动过速
   E. 窦性静止

173. 男,42 岁。高血压 1 年,乏力 1 周,未服药。查体:BP 160/100 mmHg,心率 76 次/分,律齐,腹软,全腹叩诊呈鼓音,肠鸣音 1 次/分。实验室检查:血钾 2.9 mmol/L。腹部 B 超示左侧肾上腺结节 1.5 cm×1.5 cm。最有助于明确诊断的筛查指标是
   A. 血促肾上腺皮质激素水平
   B. 血浆游离甲肾上腺素水平
   C. 血浆肾素水平
   D. 血浆醛固酮/血浆肾素活性比值
   E. 血尿生化检查

174. 男,72 岁。10 年前因心肌梗死住院。5 年前出现活动后气短,夜间憋醒,近 1 年双下肢水肿,少尿。查体:BP 140/90 mmHg,颈静脉怒张,双下肺可闻及细湿啰音,心界向两侧扩大,心率 110 次/分,肝肋下 3 cm,质中,压痛(+),双下肢水肿。该患者可能的诊断是
   A. 右心衰竭
   B. 全心衰竭
   C. 心功能Ⅲ级(NYHA 分级)
   D. 左心衰竭
   E. 心功能Ⅲ级(Killip 分级)

175. 一位年轻的住院医师建议一位高血压患者要注意清淡饮食,这位患者认为自己的生活经验比这位医师更加丰富,故而没有听从。出现这种情况最根本的原因是
   A. 患者常常自以为是
   B. 医生没有丰富的经验
   C. 医生太年轻,说话没有分量
   D. 没有建立良好信任的医患关系
   E. 患者的角色行为缺如

176. 男,16 岁。溺水,经急救后来急诊。查体:P 120 次/分,R 32 次/分,BP 95/65 mmHg,神志清楚,口唇发绀,双肺可闻及湿啰音。面罩吸氧后氧饱和度监测显示为 85%。该患者应立即采取的治疗措施是
   A. 静脉注射地塞米松
   B. 无创通气
   C. 静脉注射呋塞米
   D. 静脉注射毛花苷丙
   E. 皮下注射吗啡

177. 男孩,3 岁。因急性菌痢入院,经治疗本已好转,即将出院。其父母觉得小儿虚弱,要求输血。碍于情面,医生同意了。可护士为了快交班,提议给予静脉推注输血。当患儿哭闹,医护齐动手给他输血,在输血过程中患儿突发心搏骤停死亡。此案例中医护人员的伦理过错是
   A. 曲解家属自主权,违反操作规程,违背了不伤害患者的原则
   B. 曲解家属自主权,违反操作规程,违背了有利患者的原则
   C. 无知,无原则,违背了人道主义原则
   D. 无知,无原则,违背了有利患者的原则
   E. 曲解家属自主权,违反操作规程,违背了人道主义原则

178. 某地相继发生多例以急性发病、高热、头痛等症状为主要临床表现的病因不明的疾病,被确定为突发公共卫生事件。当地乡卫生院以床位紧张为由,拒绝收治此类患者。县卫生局经调查核实后,决定给予乡卫生院的处罚是
   A. 限期整改
   B. 责令改正
   C. 停业整改
   D. 吊销《医疗机构执业许可证》

E. 罚款

179. 女,33岁。健康查体时ECG发现偶发房性期前收缩。既往体健。查体:心界不大,心率80次/分,心脏各瓣膜区未闻及杂音。该患者最恰当的处理措施是
 A. 口服美西律
 B. 口服胺碘酮
 C. 口服普罗帕酮
 D. 寻找病因,定期随诊
 E. 静脉注射利多卡因

180. 女,60岁。胃溃疡术后4天突发呼吸困难,既往COPD病史30余年。查体:BP 120/80mmHg,心率116次/分,烦躁不安,不能平卧,大汗淋漓,口唇发绀,双肺可闻及少量湿啰音。该患者出现呼吸困难的原因可能是
 A. 急性呼吸窘迫综合征
 B. 右心衰竭
 C. 急性左心衰竭
 D. 自发性气胸
 E. 继发肺部感染

三、案例分析题:以下提供若干个案例,每个案例下设若干道考题。每道考题有多个备选答案,其中正确答案有1个或多个。选对一个答案给1个得分点,选错一个扣1个得分点,直至本题扣至0分。

(181~186题共用题干)

男,43岁。以"乏力1个月"为主诉入院。1个月前患者无明显诱因出现活动后乏力、心悸,休息后可缓解。现乏力明显,嗜睡,饮食不佳,尿色呈深黄色,大便正常。发病以来体重无明显变化。查体:T 37.1℃,P 92次/分,R 18次/分,BP 120/80mmHg,查体合作,贫血貌,睑结膜苍白,巩膜黄染,周身皮肤及黏膜未见出血点,黄染。浅表淋巴结未触及肿大,胸骨无压痛。心肺腹未及异常。双下肢无水肿。血常规:WBC $8.7×10^9$/L,Hb 48 g/L,PLT $119×10^9$/L,RET 33.2%。

181. 患者皮肤黄染需与下列哪些疾病进行鉴别
 A. 白血病
 B. 巨幼细胞贫血
 C. MDS
 D. 自身免疫性溶血性贫血
 E. 缺铁性贫血
 F. 再生障碍性贫血
 G. 海洋性贫血

182. 患者疑诊温抗体型自身免疫性溶血性贫血,为确定诊断,需完善的相关检查有
 A. 肠镜
 B. Coombs试验
 C. 凝血五项
 D. 骨髓象
 E. B超
 F. 心电图

183. Coombs试验结果阳性,与PNH鉴别需做的相关检查为
 A. CD55
 B. Ham试验
 C. 风湿三项
 D. 抗核抗体
 E. 染色体
 F. CD59

184. 以下疾病不能引起继发性AIHA的是
 A. 病毒感染
 B. 系统性红斑狼疮
 C. 缺铁性贫血
 D. 类风湿关节炎
 E. 溃疡性结肠炎
 F. 浅表性胃炎
 G. 慢性粒细胞白血病

185. 患者确诊为温抗体型自身免疫性溶血性贫血,可给予的治疗包括
 A. 糖皮质激素
 B. 口服氯苯那敏
 C. 脾切除
 D. 免疫抑制剂
 E. 化疗
 F. 抗感染
 G. 补充叶酸和维生素B_{12}

186. 应用免疫抑制剂治疗的指征为
 A. 糖皮质激素治疗不缓解
 B. 初发的自身免疫性溶血性贫血患者
 C. 转氨酶增高者
 D. 重度贫血者
 E. 大剂量丙种球蛋白治疗无效者
 F. 脾切除不缓解
 G. 脾切除有禁忌
 H. 泼尼松10 mg/d以上才可维持缓解者

(187~189题共用题干)

男,65岁。吸烟30年。1周来反复发作胸痛,与体力活动有关,休息可以缓解。6小时前出现持续性疼痛,进行性加剧,伴气促,不能平卧。查体:神志清楚,BP 90/65 mmHg,HR 120次/分,律齐,心尖部可闻及3级收缩期杂音,双肺可闻及哮鸣音及湿啰音。CK-MB 601 U/L。

187. 该患者的诊断最可能是
 A. 风湿性心脏病二尖瓣关闭不全
 B. 扩张型心肌病
 C. 支气管哮喘
 D. 支气管肺炎
 E. 急性心肌梗死并发左心衰竭

F. 主动脉夹层
188. 下列治疗措施不恰当的是
    A. 口服洋地黄类药物
    B. 静脉应用β受体阻滞剂
    C. ACEI类药物口服
    D. 吗啡止痛
    E. 利尿剂静脉注射
    F. 抗生素静脉注射
189. 除冠心病外,下列常可引起心绞痛的疾病是
    A. 肺动脉瓣狭窄
    B. 主动脉瓣狭窄
    C. 多发性大动脉炎
    D. 肥厚型心肌病
    E. 扩张型心肌病
    F. 风湿性心脏病

(190～192题共用题干)

男,38岁。周身脱屑性皮疹6年,近年逐渐出现远端指间关节、近端指间关节和右膝关节肿痛,伴活动受限,查体:指甲可见顶针样凹陷,头皮发迹及四肢躯干皮肤可见小片状鳞屑样皮疹。

190. 最可能的诊断是
    A. 反应性关节炎
    B. 类风湿关节炎
    C. 银屑病关节炎
    D. 痛风
    E. 骨关节炎
    F. 系统性红斑狼疮
191. 下列哪项是该病典型的手部X线改变
    A. 天鹅颈样畸形
    B. 纽扣花样畸形
    C. 桡侧偏移
    D. 尺侧偏移
    E. 笔帽征
    F. 蛇样畸形
192. 本病的特征不包括
    A. 皮肤改变
    B. 指甲病变
    C. 骶髂关节炎或脊柱炎
    D. HLA-B27阳性
    E. 类风湿因子阳性
    F. 抗核抗体阳性

(193～195题共用题干)

女,20岁。心慌、多汗半年就诊。既往无支气管哮喘病史。体检:明显消瘦,双眼略突出,甲状腺Ⅱ度肿大,双上极可闻及血管杂音。颈静脉无怒张,心界不大,心率120次/分,律不齐,第一心音强弱不等,脉搏短绌,双下肢不肿。

193. 为全面诊断,应考虑的检查有
    A. 甲状腺球蛋白抗体测定
    B. 甲状腺微粒体抗体测定
    C. 甲状腺吸碘率测定
    D. TRAb测定
    E. TSAb测定
    F. FT_3、FT_4、TSH测定
194. 对本患者可采用的治疗方案有
    A. 抗甲状腺药物
    B. 大剂量美托洛尔
    C. 小剂量洋地黄
    D. 常规量胺碘酮
    E. 常规量洋地黄
    F. ^{131}I治疗
195. 在治疗过程中需要经常随访疗效,下列检查可以作为考核疗效指标的是
    A. TSH
    B. 安静时心率
    C. TRAb测定
    D. TSAb测定
    E. FT_3、FT_4
    F. 基础代谢率

(196～198题共用题干)

男,35岁。1天前进食海鲜后出现腹痛腹泻,便血,发现双下肢皮肤出血点,呈对称性分布,伴瘙痒,同时出现肉眼血尿,呈洗肉水样,无水肿及尿量减少。

196. 门诊首先应完善的检查包括
    A. 肾穿刺活检
    B. 血尿便常规
    C. 双肾彩超
    D. 胃镜
    E. ANCA
    F. 骨髓穿刺
197. 提示:血常规:Hb 135 g/L,WBC $5.3×10^9$/L,PLT $178×10^9$/L;尿常规:尿蛋白(++),红细胞200个/HP;凝血指标正常,抗核抗体系列均阴性,肝炎病毒标志物阴性。彩超示双肾大小正常,泌尿系统未见结石影像。该患者最可能的临床诊断是
    A. 肾结石
    B. 急进性肾炎
    C. 狼疮肾炎
    D. 特发性血小板减少性紫癜
    E. DIC
    F. 混合型过敏性紫癜

198. 患者还可能出现下列何种临床表现
   A. 呕血
   B. 骨痛
   C. 脱发
   D. 盘状红斑
   E. 膝关节肿痛
   F. 口腔溃疡

(199~202题共用题干)

女,53岁。体胖,平素食欲佳,近1个月饮水量逐渐增多,每日约1500 mL,尿量多,空腹血糖6.7 mmol/L,尿糖(+)。

199. 应做哪项检查来确诊糖尿病
   A. 血胰岛素释放试验
   B. 24小时尿蛋白定量
   C. 血、尿C肽测定
   D. 糖化血红蛋白测定
   E. 24小时尿糖定量
   F. 葡萄糖耐量试验

200. 1型糖尿病和2型糖尿病的鉴别要点不包括
   A. 体重
   B. 性别
   C. 病因
   D. 酮症倾向
   E. 家族史
   F. 血糖高低
   G. 自身抗体

201. 糖尿病综合治疗原则不包括
   A. 长期
   B. 短期
   C. 个体化
   D. 综合
   E. 早期
   F. 大量

202. 双胍类降糖药物的作用机制有
   A. 抑制肠道对葡萄糖的吸收
   B. 减慢葡萄糖和果糖在消化道的吸收速度
   C. 增强胰岛素的作用
   D. 改善血液流变学特点
   E. 促进肌肉等外周组织摄取葡萄糖
   F. 促进胰岛素释放
   G. 抑制糖异生,促进葡萄糖的无氧酵解

(203~206题共用题干)

女,59岁。阵发心悸3年,近1周来感冒后症状加重,偶有胸闷气短。查体:BP 130/80 mmHg,心音强弱不等,心律不齐,HR 136次/分,二尖瓣区可闻及2级收缩期杂音,双下肢水肿。

203. 若该患者不能转复窦性心律,控制心室率药物可选用
   A. 地高辛
   B. 美托洛尔
   C. 胺碘酮
   D. 普罗帕酮
   E. 维拉帕米
   F. 美西律

204. 发生心房颤动时,可考虑电复律的情况有
   A. 房颤伴快速心室率者
   B. 原发病已控制仍有持续房颤者
   C. 心房颤动<1年者
   D. 房颤出现心力衰竭者
   E. 洋地黄中毒引起的房颤
   F. 房颤新发体循环栓塞者

205. 慢性房颤患者发生栓塞的危险因素有
   A. 甲状腺功能亢进
   B. 糖尿病
   C. 低血压
   D. 左心房增大
   E. 栓塞病史
   F. 伴有心力衰竭
   G. 心脏瓣膜置换术后

206. 如果应用华法林抗凝需要控制INR为
   A. 1.0~1.5
   B. 1.0~2.0
   C. 2.0~3.0
   D. 2.5~3.5
   E. 3.0~4.0
   F. 1.5~2.5

冲刺模拟卷二

一、共用题干单选题：每道考题以一个小案例的形式出现，其下面都有 A、B、C、D、E 五个备选答案。请从中选择一个最佳答案。

（1～3 题共用题干）

男，78 岁。进不洁食物后呕吐、腹泻 3 天，昏迷 1 天。既往高血压病史 10 年。查体：体温 38.5℃，脉搏 112 次/分，呼吸 26 次/分，血压 70/50mmHg，压眶无反应。皮肤干燥，弹性极差，心肺腹无明显异常。尿糖（＋＋＋＋），酮体（±）。

1. 临床诊断为
   A. 高渗高血糖综合征
   B. 高血压危象
   C. 脑卒中
   D. 糖尿病酮症酸中毒
   E. 乳酸酸中毒

2. 补液治疗首先采用
   A. 10％葡萄糖溶液
   B. 5％葡萄糖溶液
   C. 0.9％氯化钠溶液
   D. 0.45％氯化钠溶液
   E. 林格液

3. 该患者更容易出现的异常为
   A. ALT，AST
   B. BUN，Cr
   C. ESR
   D. 血乳酸
   E. TBil

（4～6 题共用题干）

男，35 岁。低热 1 个月余，咳痰带血 3 天。2 年前患过胸膜炎。X 线胸片示左肺尖密度不均阴影；ESR 30mm/h，WBC 8.0×10⁹/L。

4. 为明确诊断，下列检查最重要的是
   A. PPD 试验
   B. 痰检抗酸杆菌
   C. 痰检瘤细胞
   D. 痰细菌培养
   E. 肺 CT

5. 了解下列哪项病史，有助于制订正确的治疗方案
   A. 胸膜炎治疗用药情况
   B. 此次病后诊断经过
   C. 此前健康体检情况
   D. 青霉素过敏史
   E. 家庭有无类似患者

6. 如前述各项有关检查均无异常，采取哪项治疗为宜
   A. 肌内注射青霉素、链霉素与维生素 K
   B. 静脉滴注红霉素
   C. 静脉滴注头孢噻肟钠
   D. 应用 SM＋INH＋PAS
   E. 应用 INH＋RFP＋EMB

（7～9 题共用题干）

女，36 岁。间断腹痛、腹泻 5 年，大便 3～5 次/日，带黏液，无脓血，便后腹痛缓解，受凉及紧张后症状加重，无发热，抗生素治疗无效，体重无减轻，粪隐血试验阴性。

7. 最可能的诊断是
   A. 克罗恩病
   B. 溃疡性结肠炎
   C. 肠易激综合征
   D. 肠结核
   E. 胃溃疡

8. 为确定诊断，首选的检查是
   A. 腹部 B 超
   B. 小肠 X 线钡餐造影
   C. 结肠镜
   D. 腹部 CT
   E. 血沉

9. 下列药物治疗不恰当的是
   A. 阿托品
   B. 莫雷司琼
   C. 地芬诺酯
   D. 乳果糖
   E. 匹维溴铵

（10～12 题共用题干）

女，59 岁。肾移植术后一直在服用免疫抑制剂，突然出现发热、咳嗽、咳脓痰。胸片示右肺上叶肺炎，伴叶间隙下坠。

10. 经验性抗生素治疗的"经验"是根据
    A. 流行病学和临床表现推测最可能的病原体
    B. 患者年龄和免疫状态
    C. 患病年龄和环境
    D. 临床症状及体征
    E. 病变的解剖部位

11. 在选择抗生素时，首先要考虑的因素为
    A. 产品新老
    B. 药价
    C. 剂型

D. 药源

E. 抗菌谱、抗菌活性和耐药率

12. 在获得病原学诊断前其经验性抗菌治疗应选择

   A. 大剂量青霉素

   B. 林可霉素加阿米卡星加甲硝唑

   C. 第三代头孢菌素联合氨基糖苷类抗生素

   D. 红霉素

   E. 第二代头孢菌素

(13～15题共用题干)

男,55岁。黑矇4年,伴胸闷乏力,近1年加重。查体:心界不大,心率45次/分,节律不齐,双肺无啰音,下肢无水肿。

13. 心电图示PP间期显著延长,达2.6秒,其间无P波及QRS波,长PP间期与基本窦性PP间期无倍数关系,可能是

   A. 窦性心动过缓

   B. 窦性心动不齐

   C. 一度窦房传导阻滞

   D. 二度窦房传导阻滞

   E. 窦性停搏

14. 可做下列检查协助诊断,除外

   A. 阿托品试验

   B. 食管心电生理检查

   C. 心腔内电生理检查

   D. 右心导管

   E. Holter检查

15. 该患者的最佳治疗方案是

   A. 静脉滴注阿托品

   B. 静脉滴注异丙肾上腺素

   C. 安置人工心脏起搏器

   D. 应用麻黄碱

   E. 应用氨茶碱

(16～18题共用题干)

女,25岁。血压220/100 mmHg,疑为肾血管性高血压。

16. 下列对该诊断最有意义的是

   A. 高血压家族病史

   B. 腹部听到连续性高调血管杂音

   C. 眼底检查发现动静脉交叉受压

   D. 血浆肾素水平升高

   E. 尿蛋白(++),尿中红细胞0～5个/HP

17. 继发性高血压的病因不包括

   A. 嗜铬细胞瘤

   B. 多发性大动脉炎

   C. 下泌尿道感染

   D. 肾病综合征

   E. 多囊肾

18. 治疗嗜铬细胞瘤所致的血压升高,首选降压药是

   A. 硝普钠

   B. 酚妥拉明

   C. 硝苯地平

   D. β受体阻滞剂

   E. 氨苯蝶啶

(19～22题共用题干)

女,40岁。反复右下腹痛、糊状便5年,无脓血,有时伴低热。查体:腹平软,右下腹可触及包块。

19. 诊断首先考虑为

   A. 十二指肠球部溃疡

   B. 结肠癌

   C. 肠结核

   D. 克罗恩病

   E. 溃疡性结肠炎

20. 下列最有诊断及鉴别诊断意义的检查是

   A. 结肠镜检查

   B. X线钡剂灌肠

   C. 粪便潜血

   D. 结核菌素试验

   E. 血沉

21. 如患者近1周腹痛、腹泻加重,大便5～6次/天,体温38.0℃。治疗应选用

   A. 免疫抑制剂

   B. 对氨基水杨酸

   C. 糖皮质激素

   D. 手术治疗

   E. 抗生素

22. 如患者经用泼尼松治疗后症状无改善,应选用的治疗方案是

   A. 加用免疫抑制剂

   B. 糖皮质激素加量

   C. 加用抗生素

   D. 手术治疗

   E. 改用对氨基水杨酸制剂

(23～25题共用题干)

女,24岁。高热、关节痛2周,水肿10天,血压150/90 mmHg。7天来精神淡漠,言语极少,3天来尿量200～400 mL/d,尿蛋白(+++),尿红细胞15～20个/HP。Hb 80 g/L,C 30.42 g/L, Alb 23 g/L, SCr 400 μmol/L。

23. 该患者初步的诊断是

   A. 精神病

   B. 急进性肾炎

C. 急性肾炎
D. 急性肾衰竭
E. 系统性红斑狼疮

24. 下列对诊断帮助最小的检查项目是
   A. ANA
   B. 血沉
   C. 抗 Sm 抗体
   D. 抗 dsDNA 抗体
   E. 抗 SSA 抗体

25. 根据病情,首选的治疗措施是
   A. 血浆置换
   B. 透析＋应用强的松
   C. 强的松 60 mg/d
   D. 强的松 60 mg/d＋环磷酰胺 100 mg/d
   E. 甲基强的松龙冲击

二、单选题：每道考题下面有 A、B、C、D、E 五个备选答案,请从中选择一个最佳答案。

26. 关于急性白血病的叙述,正确的是
   A. 急性早幼粒细胞白血病出血症状明显
   B. 急性粒细胞白血病常有牙龈肿胀
   C. 继发于骨髓增生异常综合征的急性白血病,贫血不明显
   D. 急性单核细胞白血病很少有发热症状
   E. 急性淋巴细胞白血病淋巴结肿大不常见

27. 有关临终关怀的描述,正确的是
   A. 以延长患者生命为主的积极治疗
   B. 是对临终患者 24 小时全程照护与服务
   C. 仅对临终患者最基本的生活照护
   D. 临终患者死亡,临终关怀即可结束
   E. 临终患者已经脱离社会,因此无社会需求

28. 下列不属于类风湿关节炎病情活动指标的是
   A. 压痛关节数
   B. 肿胀关节数
   C. 晨僵时间
   D. 疼痛关节数
   E. 血沉

29. 产生呼气性呼吸困难的原因是
   A. 气管异物
   B. 肺组织弹性减弱
   C. 气胸
   D. 喉头水肿
   E. 肺不张

30. 为保持颅脑创伤患者的大脑灌注压,最好应保持收缩压为

A. 80～90 mmHg
B. 90～100 mmHg
C. 100～110 mmHg
D. 110～120 mmHg
E. 120～130 mmHg

31. 阵发性心房颤动的治疗原则是
   A. 预防复发,发作时控制室率
   B. 抗凝治疗,发作时控制室率
   C. 抗凝治疗,发作时转复窦律
   D. 转复窦律,发作时控制室率
   E. 预防复发,发作时转复窦律

32. 有关支气管扩张(支扩)的发病机制,描述不正确的是
   A. 反复感染导致细支气管周围肺组织纤维化使支气管变形、扩张
   B. 支气管扩张患者必定在婴幼儿时期有过麻疹、支气管肺炎等感染
   C. 肺结核纤维组织增生和收缩牵引亦可引起支气管扩张
   D. 支气管、肺组织感染和阻塞是支气管扩张发病的主要因素
   E. 支气管先天发育异常引起支气管扩张相对少见

33. 下列属于生活性有机磷中毒的是
   A. 生产有机磷杀虫药过程中出现的有机磷中毒
   B. 用有机磷杀虫药口服自杀的中毒
   C. 包装有机磷杀虫药过程中出现的有机磷中毒
   D. 运输有机磷杀虫药过程中出现的有机磷中毒
   E. 农业生产中,使用有机磷杀虫药防护不当发生的有机磷中毒

34. 治疗军团菌肺炎,下列药物最有效的是
   A. 氯霉素
   B. 利福平
   C. 红霉素
   D. 四环素
   E. 链霉素

35. 下列检查对确诊冠心病心绞痛最有价值的是
   A. 超声心动图
   B. 动态心电图
   C. 心电图
   D. 心电图踏车运动负荷试验
   E. 运动核素心肌显像

36. 原发性肾小球疾病的病理分型不包括
   A. 肾小球轻微病变
   B. 局灶节段性病变
   C. 弥漫性肾小球肾炎
   D. 隐匿性肾小球肾炎
   E. 未分类的肾小球肾炎

37. 引起Ⅰ型呼吸衰竭最常见的疾病是

A. 慢性支气管炎
B. 肺炎
C. 肺癌
D. 膈肌麻痹
E. ARDS

38. 下列治疗再生障碍性贫血的药物,属于促进造血的是
    A. 环孢素
    B. 司坦唑醇
    C. 甲泼尼龙
    D. 环磷酰胺
    E. 吗替麦考酚酯

39. 肠易激综合征主要表现为
    A. 腹痛、腹泻,排便后腹痛缓解
    B. 腹痛、腹泻,便中有黏液脓血
    C. 腹痛伴便秘
    D. 腹泻、低热伴里急后重
    E. 腹泻、粪隐血阳性

40. 关于蛋白尿的论述,正确的是
    A. 蛋白尿以溢出性蛋白尿为最常见
    B. 肾小管性蛋白尿一般为大分子蛋白尿
    C. 分泌性蛋白尿常见于肾小球疾病
    D. 体位性蛋白尿是生理性蛋白尿
    E. 功能性蛋白尿是病理性蛋白尿

41. 鉴别严重肝病出血与DIC出血最有价值的实验室检查项目是
    A. 凝血酶原时间
    B. AT-Ⅲ含量及活性
    C. 血浆FⅧ活性
    D. 纤溶酶原
    E. 纤维蛋白原

42. 关于强直性脊柱炎(AS)的论述,错误的是
    A. 多见于青少年
    B. 以中轴关节的慢性炎症为主
    C. X线片表现骶髂关节明显破坏或脊柱呈"竹节样"变化
    D. HLA-B27的阳性率为90%
    E. 不可能累及内脏及其他组织

43. 肺血栓栓塞症的继发性危险因素中,属于独立危险因素的是
    A. 创伤
    B. 年龄
    C. 骨折
    D. 口服避孕药
    E. 肿瘤家族史

44. 类风湿关节炎晚期表现可见
    A. 关节畸形
    B. 关节周围软组织肿胀
    C. 关节腔融合或消失
    D. 关节疼痛
    E. 骨质疏松

45. 关于右胸导联心电图的表述,不正确的是
    A. 右胸导联初始R波反映室间隔和右心室壁的初始激动
    B. 正常人右胸导联R波振幅小于0.6mV
    C. 正常人$V_{3R} \sim V_{4R}$导联不会呈QS型
    D. V_{4R}导联R波振幅增高,可作为右心室肥厚的一个诊断标准
    E. V_{4R}导联ST段抬高≥0.1mV,提示右心室心肌梗死

46. 下列疾病,骨髓有核红细胞出现"核幼浆老"现象的是
    A. 巨幼细胞贫血
    B. 再生障碍性贫血
    C. 骨髓增生异常综合征
    D. 缺铁性贫血
    E. 急性白血病

47. 慢性肺脓肿较急性肺脓肿更为常见的体征是
    A. 肺部闻及支气管呼吸音
    B. 肺部叩诊呈鼓音
    C. 肺部呼吸音减弱
    D. 肺部闻及湿啰音
    E. 杵状指

48. 氯解磷定对有机磷中毒缓解最快的症状是
    A. 大小便失禁
    B. 视物模糊
    C. 骨骼肌震颤及麻痹
    D. 腺体分泌增加
    E. 中枢神经兴奋

49. 下列属于肺癌常见胸外表现的是
    A. 杵状指
    B. 锁骨上淋巴结肿大
    C. 吞咽困难
    D. 心包积液
    E. 声音嘶哑

50. 在急性上呼吸道感染发病期间,应注意的事项不包括
    A. 多运动提高免疫力
    B. 戒烟
    C. 多饮水
    D. 休息
    E. 保持室内空气流通

51. 以下关于ARDS的临床特点及实验室检查,正确的是

A. 呼吸增快
B. 早期体征为双侧肺底满布湿啰音
C. X线早期可见支气管充气征
D. 病理过程分为渗出期、增生期和坏死期
E. 肺动脉平均压力 12 cmH$_2$O

52. 乙型肝炎可以采用下列哪种生物制品人工被动免疫
A. 抗毒素
B. 丙种球蛋白
C. 胎盘球蛋白
D. 特异性高效价免疫球蛋白
E. 乙型肝炎疫苗

53. 骨关节炎最基本的病理改变是
A. 关节腔炎症
B. 附着点炎
C. 滑膜炎
D. 中、小血管炎
E. 关节软骨变性

54. 尿常规见红细胞管型及变形红细胞提示
A. 肾小球病变
B. 肾盂病变
C. 肾小管病变
D. 输尿管病变
E. 膀胱病变

55. 以下实验与疾病的对应关系，不正确的是
A. 抗人球蛋白试验（Coombs）阳性—阵发性睡眠性血红蛋白尿症
B. 红细胞渗透性脆性增加—遗传性球形红细胞增多症
C. 高铁血红蛋白还原试验阳性—蚕豆病
D. 蔗糖溶血试验及酸溶血（Ham）试验阳性—阵发性睡眠性血红蛋白尿症
E. 高铁血红蛋白还原试验阳性—红细胞葡萄糖-6-磷酸脱氢酶缺乏症

56. 下列情况，需要紧急胆道减压的是
A. 胰头癌伴阻塞性黄疸
B. 十二指肠乳头癌伴阻塞性黄疸
C. 肝内、肝外胆管结石
D. 结石在十二指肠乳头部嵌顿的急性化脓性胆管炎
E. 伴随剧烈绞痛的胆囊管结石嵌顿

57. 反复肺部感染造成肺气肿的主要机制是
A. 使 α$_1$-抗胰蛋白酶的活性降低
B. 破坏小支气管壁软骨而失去支架作用
C. 使细支气管管腔狭窄而形成不完全阻塞
D. 肺组织供血减少致营养障碍而使肺泡壁弹性减退
E. 使白细胞和巨噬细胞释放的蛋白分解酶增加而形成肺大疱

58. 急性心包炎产生心包积液时最突出的症状是

A. 心前区疼痛
B. 发热
C. 呼吸困难
D. 声音嘶哑
E. 吞咽困难

59. 关于内源性呼气末正压（PEEPi）的描述，下列错误的是
A. 对于无自主呼吸的患者，通常采用呼气末阻断法
B. 静态PEEPi反映所有肺泡的平均PEEPi
C. 食管气囊测定技术测得的动态PEEPi是最小的PEEPi
D. 从吸气开始至呼气流速产生之前的食管压下降即为动态PEEPi
E. 为准确起见，一般监测2~3次PEEPi后取平均值

60. 手术治疗中一般患者的知情权不包括
A. 有同意的合法权利
B. 有权自主选择
C. 有明确决定的理解力
D. 有家属代为决定的权利
E. 有做出决定的认知力

61. 治疗脆弱拟杆菌感染所致吸入性肺脓肿首选的抗菌药物是
A. 克林霉素
B. 红霉素
C. 青霉素
D. 万古霉素
E. 庆大霉素

62. 艾滋病患者肺部机会性感染最常见的病原体是
A. 白念珠菌
B. 结核分枝杆菌
C. 疱疹病毒
D. 巨细胞病毒
E. 肺孢子菌

63. 钩端螺旋体病在南方的主要传染源是
A. 鼠
B. 猪
C. 牛
D. 犬
E. 羊

64. 胸部X线片示大片浓密影伴脓腔形成，容易继发肺脓肿的肺炎是
A. 病毒性肺炎
B. 过敏性肺炎
C. 肺炎链球菌肺炎
D. 金黄色葡萄球菌肺炎
E. 支原体肺炎

65. 下列不属于支气管哮喘夜间易发作原因的是

A. 午夜肾上腺皮质功能旺盛,使β受体兴奋性增高
B. 平卧时回心血量增多,加重肺部充血
C. 夜间呼吸中枢紧张性降低,二氧化碳易潴留,刺激呼吸中枢,引起支气管反射性痉挛
D. 夜间迷走神经兴奋性增高,腺体分泌增多
E. 平卧时气道分泌物向下流入气管引起咳嗽,使支气管痉挛

66. 肺结核原发综合征的典型表现是
   A. 病灶常为多结节性
   B. 原发病灶、引流淋巴管炎及肿大的肺门淋巴结
   C. 肺内可有一个或多个空洞
   D. 病灶位于肺尖部
   E. 肺内常见结核球

67. 上消化道大出血伴休克时首要的治疗措施为
   A. 紧急内镜检查明确诊断
   B. 吸氧
   C. 静脉应用抑酸药物
   D. 静脉应用生长抑素
   E. 积极补充血容量

68. 成人心肺复苏抢救时,胸外按压与人工呼吸通气的比例是
   A. 15∶2
   B. 30∶2
   C. 10∶2
   D. 5∶2
   E. 40∶2

69. 有关继发性甲减的描述,正确的是
   A. 由于下丘脑疾病引起的TRH分泌减少,称原发性甲减
   B. 由于下丘脑、垂体疾病引起的TRH或TSH分泌减少,称中枢性甲减
   C. 手术后甲减,称继发性甲减
   D. 由甲状腺肿瘤引起的甲减,称继发性甲减
   E. 由于垂体疾病引起的TRH分泌减少,称原发性甲减

70. 如患者神志不清发作,下列情况适宜作电复律治疗的是
   A. 频发性室早
   B. 短阵成串室速
   C. 心房颤动
   D. 心房扑动
   E. 无脉性室速或室颤

71. 不宜使用胰岛素的患者为
   A. 糖尿病合并肺结核
   B. 糖尿病合并急性心肌梗死
   C. 糖尿病患者妊娠或分娩
   D. 糖尿病患者过度肥胖
   E. 糖尿病患者手术前后

72. 尿毒症患者伴高钾血症最有效的降血钾疗法是

A. 补充 $1,25-(OH)_2D_3$
B. 必需氨基酸疗法
C. 口服碳酸钙
D. 促红细胞生成素
E. 血液透析治疗

73. 慢性肺心病肺部感染、右心衰竭,最重要的治疗措施是
   A. 洋地黄
   B. 利尿剂
   C. 氧疗
   D. 抗生素
   E. 纠正酸碱失衡

74. 病态窦房结综合征的病因不包括
   A. 心肌病
   B. 淀粉样变性
   C. 甲状腺功能减退
   D. 交感神经张力增高
   E. 电解质紊乱

75. 以反复发作性干咳、胸闷为主要症状的疾病是
   A. 支气管异物
   B. 支气管哮喘
   C. 支气管肺炎
   D. 支气管结核
   E. 支气管肺癌

76. 洋地黄中毒时心脏毒性最常见的临床表现是
   A. 心律失常
   B. 胸痛
   C. 黄视或绿视
   D. 恶心
   E. 咳粉红色泡沫痰

77. 2型糖尿病最基本的病理生理改变是
   A. 极度肥胖
   B. 长期大量摄糖
   C. 长期使用糖皮质激素
   D. 胰岛素分泌绝对或相对不足及靶组织对胰岛素敏感性降低
   E. 老年

78. 慢性支气管炎急性发作期治疗,下列不恰当的是
   A. 应用祛痰、镇咳药物
   B. 应用敏感抗生素
   C. 雾化吸入稀释痰液
   D. 应用支气管扩张剂
   E. 菌苗注射

79. 肾小球疾病的病理分型不包括

A. 肾病综合征
B. 轻微肾小球病变
C. 增生性肾炎
D. 局灶性节段性病变
E. 硬化性肾小球肾炎

80. 诊断原发性甲状腺功能减退症的必备指标是血清
    A. TSH 增高
    B. TSH 降低
    C. TT_3、TT_4 降低
    D. FT_3、FT_4 降低
    E. TT_3、FT_3 降低

81. 符合溃疡性结肠炎病理改变的是
    A. 肉芽肿形成
    B. 病变多局限于黏膜和黏膜下层
    C. 形成大量腺瘤性息肉
    D. 黏膜呈铺路石样改变
    E. 裂隙状溃疡

82. 最易诱发中毒性巨结肠的电解质紊乱是
    A. 低钾血症
    B. 高钙血症
    C. 低钠血症
    D. 低钙血症
    E. 低磷血症

83. 下列不符合腹型过敏性紫癜临床表现的是
    A. 皮肤紫癜
    B. 恶心呕吐
    C. 便秘
    D. 腹泻
    E. 便血

84. 代表乙肝病毒(HBV)复制最重要的血清指标是
    A. HBsAg(+)
    B. HBeAg(+)
    C. 抗-HBc(+)
    D. 抗-HBs(+)
    E. 抗-HBe(+)

85. 胃食管反流病的主要症状是
    A. 反酸
    B. 上腹痛
    C. 咽异物感
    D. 吞咽困难
    E. 嗳气

86. 女,38 岁。膝、踝、腕、双手关节疼痛 2 年,出现蛋白尿 3 个月,24 小时尿蛋白定量为 3.0 g,为明确诊断,最需要做的检查是
    A. 抗核抗体谱
    B. 抗"O"
    C. 类风湿因子
    D. C 反应蛋白
    E. 肾功能指标

87. 男,60 岁。突发意识丧失,心电监护示心电波形、振幅与频率均不规则,无法辨认 QRS 波群、ST 段与 T 波。该患者应首选的治疗是
    A. 利多卡因静脉注射
    B. 美托洛尔静脉注射
    C. 胺碘酮静脉注射
    D. 阿托品静脉注射
    E. 直流电复律

88. 男,53 岁。连续 2 年冬季感冒后咳嗽、咳痰,持续 4~5 周,发作时伴有憋气,经使用抗感染治疗后缓解。吸烟近 30 年,每天 20 支。体检及胸部 X 线片无异常发现。为明确诊断,应首先采取的进一步检查是
    A. 肺功能
    B. 胸部 CT
    C. 动脉血气分析
    D. 支气管镜
    E. 超声心动图

89. 女,35 岁。头昏、乏力、面色苍白 1 年,活动后心慌、气急 2 个月来诊。血液检查:红细胞 $2.7×10^{12}$/L,血红蛋白 60 g/L,白细胞及血小板正常。下列最有助于治疗贫血的项目是
    A. 确定贫血病因
    B. 确定贫血持续时间
    C. 确定贫血类型
    D. 调查有无贫血的家族史
    E. 确定贫血程度

90. 男,40 岁。慢性咳嗽、咳痰史 10 年,突发左侧胸痛 1 天,呈针刺样疼痛,向左肩部放射,伴有胸闷及气短,干咳,无发热。吸烟约 10 年,20 支/天。查体:消瘦,神志清楚,气管居中,无颈静脉怒张,左下肺叩诊鼓音,左下肺呼吸音明显降低,右肺散在少量干啰音,心界叩诊不清,心率 92 次/分,律齐,无病理性杂音,双下肢不肿。最可能的疾病是
    A. 左侧气胸
    B. 肺栓塞
    C. 急性心肌梗死
    D. 间质性肺炎
    E. 呼吸衰竭

91. 某中年男性患者因心脏病发作被送到急诊室,症状及检查结果均明确提示心肌梗死。患者此时很清醒,但由于费用等原因,患者拒绝住院,坚持回家。此时医师应该
    A. 行使医师特殊干涉权,强行把患者留在医院
    B. 尊重患者自主权,但应尽力劝导患者住院,无效时行使干涉权
    C. 尊重患者自主权,但应尽力劝导患者住院,无效时办好相关手续

D. 行使医师自主权,为救治患者强行留患者住院

E. 尊重患者自主权,同意他回家,医生无任何责任

92. 女,46岁。今晨起咯血约100mL,无发热。幼年起反复咳嗽、咳痰。查体:体温36.8℃,血压120/70 mmHg,左肺可闻及湿啰音。该患者最可能的诊断是

A. 肺结核

B. 支气管扩张

C. 支气管肺癌

D. 慢性支气管炎

E. 肺炎链球菌肺炎

93. 某女患者头痛数月,遇到感冒和月经来潮时疼痛加重。出于彻底检查的目的到医院坚决要求做CT检查,被医师拒绝。医师开出脑电图检查单和请耳鼻喉科会诊单,患者很不满意。为构建和谐医患关系,该医师应该

A. 维持契约信托关系,说服患者先行体格检查,然后酌情处理

B. 维持信托关系,对不信赖者拒绝接诊

C. 维持契约关系,完全按患者要求办,开单做CT检查

D. 维持契约关系,坚决按医师意见办,待脑电图检查后再定

E. 维持信托关系,先做CT和脑电图并进行会诊,然后体检

94. 男,62岁。慢性咳嗽、咳痰近20年,伴气急渐进性加重,平地行走稍快即感气急。临床诊断慢性支气管炎、阻塞性肺气肿。关于阻塞性肺气肿,下列不属于诊断依据的是

A. 胸廓呈桶状

B. 叩诊过清音

C. 肺下界下移、移动度减小

D. 呼气延长

E. P_2亢进

95. 女婴,出生11天。不能张口吸乳,偶有咳嗽、蹙眉,头后仰,上肢屈曲,下肢伸直,手半握拳状,无呼吸困难。其最可能的诊断是

A. 手足搐搦症

B. 儿童癫痫

C. 呼吸道感染

D. 产后颅内出血

E. 破伤风

96. 男,60岁。无明显诱因出现进行性呼吸困难半年,伴间断干咳及劳力性气促。查体:无唇绀,可见杵状趾,双肺底于吸气末闻及Velcro啰音。为确诊,应首选的检查方法是

A. 胸部X线片

B. HRCT

C. 纤维支气管镜

D. TBLB

E. 肺功能检查

97. 女,40岁。4个月前出现早晨双手活动时发僵伴疼痛,近2个月来双腕、掌指和指间关节对称性肿,服用布洛芬可减轻,X线片未见异常,抗核抗体阳性,RF阳性。最可能的诊断是

A. 系统性红斑狼疮

B. 类风湿关节炎

C. 风湿性关节炎

D. 骨关节炎

E. 反应性关节炎

98. 男,30岁。阵发性心悸1年。心电图如图所示,应诊断为

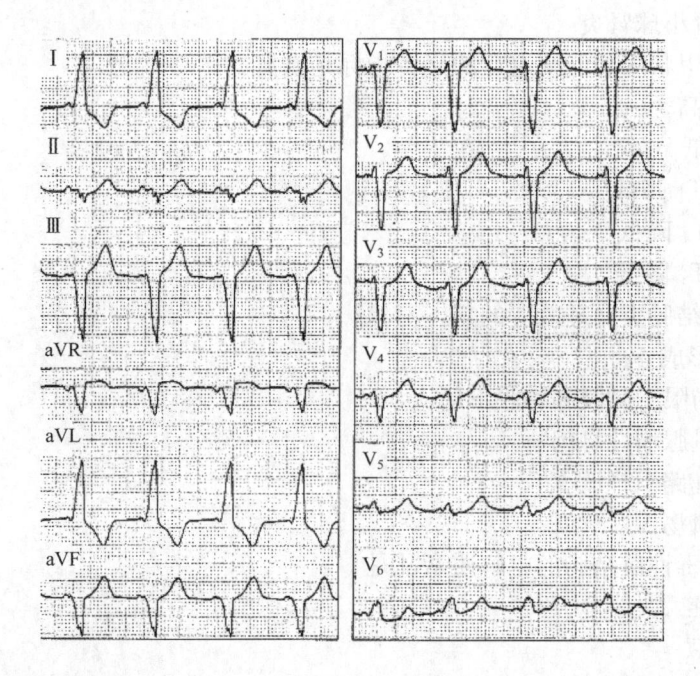

A. 完全性左束支传导阻滞

B. 心肌缺血

C. 下壁心肌梗死

D. 左心室肥大

E. 预激综合征

99. 某县医院因收治多例人感染高致病性禽流感患者未按规定报告受到行政处罚。为此,该医院积极整改,加强《传染病防治法》的宣传,并落实各项传染病防治任务,不属于医院应承担的任务是

A. 开展流行病学调查

B. 承担责任区域内传染病预防工作

C. 承担医疗活动中与医院感染有关的危险因素检测

D. 防止传染病的医源性感染

E. 防止传染病的医院感染

100. 男,68岁。因脑梗死住院半个月。近1周出现高热、咳嗽、咳血痰。查体:T 39.2℃,意识模糊,呼吸急促,口唇发绀,双肺散在湿啰音。血常规:WBC 20.2×10⁹/L, N 0.92。胸片:右肺大片状阴影,其中可见多个气囊腔。该患者最可能的诊断是

A. 金黄色葡萄球菌肺炎

B. 肺炎链球菌肺炎

C. 肺炎支原体肺炎

D. 干酪性肺炎

E. 真菌性肺炎

101. 女,68岁。患慢性肺源性心脏病6年。下列心电图表现,不符合病情的是

A. 肢体导联低电压可有可无
B. 没有肺型P波
C. 有右心肥大的心电图改变
D. $V_1 \sim V_5$ 导联可出现QS波
E. 可见间歇性右束支传导阻滞

102. 男,12岁。10天前出现上唇部红肿,见脓头,自行挤压排脓液后出现发热,体温最高达38.9℃,寒战,头痛剧烈,神志不清。其最可能的并发症是
A. 颌下淋巴结炎
B. 眼眶内感染
C. 海绵状静脉窦炎
D. 面部蜂窝织炎
E. 化脓性上颌窦炎

103. 女,18岁。因腹痛、腹泻和体重下降1年余就诊。行胃肠钡剂造影,见小肠节段性狭窄,手术切除标本见肠黏膜表面呈铺路石状,其病理组织学改变不包括
A. 小肠隐窝脓肿
B. 早期黏膜溃疡呈鹅口疮样
C. 病变累及肠壁全层
D. 非干酪样肉芽肿
E. 裂隙溃疡

104. 女,72岁。糖尿病病史8年,服用瑞格列奈2mg/d,近期血糖控制不佳。既往高血压病史10年,冠心病病史5年。身高158cm,体重50kg,BMI 20kg/m²。实验室检查:空腹血糖12.5mmol/L,三餐后2小时血糖分别为7.8mmol/L、8.4mmol/L和8.8mmol/L,夜间血糖10.5mmol/L,糖化血红蛋白9.2%。目前最合适的治疗是
A. 噻唑烷二酮类降糖药
B. 胰岛素
C. 双胍类降糖药
D. 磺脲类降糖药
E. α-葡萄糖苷酶抑制剂

105. 女,33岁。右下腹痛、便秘1年。X线钡剂灌肠检查发现回肠末段及升结肠起始部纵行溃疡及鹅卵石征,病变呈节段性,PPD试验阴性。最可能的诊断是
A. 肠结核
B. 阿米巴病
C. 结肠癌
D. 溃疡性结肠炎
E. 克罗恩病

106. 男,30岁。结核菌素试验1:2000弱阳性,而无结核症状、体征及X线发现。该患者属于
A. 病原携带状态
B. 重复感染
C. 潜在性感染
D. 显性感染
E. 既往有过感染

107. 女,32岁。月经量多,鼻出血3天。下列不支持原发性血小板减少性紫癜的是

A. 出血时间延长
B. 血小板减少
C. 糖皮质激素治疗有效
D. 凝血时间延长
E. 骨髓巨核细胞增多或正常,成熟障碍

108. 男孩,6岁。持续发热15天,体温39～39.5℃,伴腹泻每日3～5次。查体:神情萎靡,心率72次/分,肝右肋下2cm,脾肋下1.5cm。血常规:WBC 3.0×10^9/L,中性粒细胞60%,淋巴细胞40%,嗜酸性粒细胞0,ALT 200 U/L,血清抗-HBs(+)。首先考虑的诊断是
A. 伤寒
B. 急性细菌性痢疾
C. 钩端螺旋体病
D. 急性乙型肝炎
E. 急性血吸虫病

109. 男,52岁。原有劳累性心绞痛,近2周来每天于清晨5时发作,疼痛持续时间较长入院。住院期间发作时心率50次/分,早搏4～5次/分,血压95/60 mmHg,心电图示Ⅱ、Ⅲ、aVF导联ST段抬高。加用硝苯地平后未再有发作。应用硝苯地平的机制是
A. 减慢心率,降低心肌氧耗
B. 增快心率,增加心排血量,改善心肌血供
C. 解除冠状动脉痉挛
D. 提高血压,改善心肌灌注
E. 增快心率,消除早搏

110. 女,38岁。煤气中毒1天后才被送往医院。到院时查体:昏迷状,两瞳孔等大,光反应弱,体温、血压正常,心听诊无异常,两肺呼吸音粗,腹部(-),病理反射(-)。血尿常规无异常。进一步抢救首先采取的措施为
A. 输注甘露醇
B. 地塞米松静脉推注
C. 高压氧治疗
D. 营养支持
E. 保护脑细胞

111. 男,70岁。健康体检时B超发现胆囊内有一直径约0.8cm的结石,随体位活动,口服胆囊造影见充盈缺损不明显。既往无胃病史,无胆囊炎发作史,无心脏病、糖尿病史。目前的治疗建议是
A. 观察随诊
B. 溶石疗法
C. 中药排石
D. 择期行胆囊切除术
E. 择期行腹腔镜胆囊切除术

112. 女,25岁。2周来双下肢出现紫癜,不痒,双膝关节痛,不肿,Hb 110g/L,PLT 38×10^9/L,尿蛋白(++),尿红细胞20～30个/HP,血BUN 7.5 mmol/L。患者出血的原因最可能是
A. 过敏性紫癜
B. 系统性红斑狼疮继发血小板减少性紫癜

C. 特发性血小板减少性紫癜
D. 血栓性血小板减少性紫癜
E. 溶血性尿毒症综合征

113. 男,43 岁。肝炎后肝硬化病史 5 年,出现腹腔积液 1 年,1 周来低热伴轻度腹痛,腹腔积液明显增多。腹腔积液检查：淡黄色,比重 1.017,蛋白质 26 g/L,白细胞数 500×10⁶/L,中性粒细胞 0.80。最可能的诊断是
    A. 结核性腹膜炎
    B. 自发性腹膜炎
    C. 原发性肝癌
    D. 门静脉血栓形成
    E. 肝肾综合征

114. 女,28 岁。风心病二尖瓣狭窄。经常出现呼吸困难、咳嗽、咯血等症状,经内科治疗后,上述症状逐渐减轻,但有食欲不振、肝区疼痛、水肿。提示
    A. 二尖瓣狭窄肝动脉栓塞
    B. 二尖瓣狭窄左心功能不全
    C. 合并二尖瓣关闭不全
    D. 合并主动脉瓣病变
    E. 二尖瓣狭窄进入右心受累期

115. 某患者,因失恋而服毒自杀,入院时患者口鼻有大量分泌物,呼出气中有浓烈蒜味,伴恶心、呕吐、腹痛、腹泻、呼吸困难,体格检查发现瞳孔缩小、肺部大量湿啰音。最可能的诊断是
    A. 氰化物中毒
    B. 有机磷杀虫药中毒
    C. 吗啡中毒
    D. 安眠药中毒
    E. CO 中毒

116. 女,27 岁。肥胖、头痛伴闭经 1 年半,查体：BP 180/110 mmHg,向心性肥胖,满月脸,皮肤薄,有痤疮,腹壁有宽大紫纹,下肢胫前可凹性水肿。为明确库欣综合征诊断,应做的检查是
    A. 小剂量地塞米松抑制试验
    B. 尿游离氢化可的松
    C. 血氢化可的松昼夜节律
    D. 血浆氢化可的松
    E. 大剂量地塞米松抑制试验

117. 女,32 岁。因患者急性失血需要输血,当输入红细胞悬液约 200 mL 时,突然畏寒、发热,呕吐 1 次,尿呈酱油样,血压 75/45 mmHg。该患者最有可能的输血不良反应(并发症)是
    A. 细菌污染反应
    B. 非溶血性发热性输血反应
    C. 循环超负荷
    D. 溶血性输血反应
    E. 过敏反应

118. 男,72 岁。因持续胸痛 6 小时入院,查体：双肺底有少量湿啰音。诊断为急性心肌梗死。该患者心功能分级为
    A. NYHA 分级 I 级
    B. NYHA 分级 IV 级
    C. NYHA 分级 II 级
    D. Killip 分级 II 级
    E. Killip 分级 III 级

119. 女,44 岁。上腹灼痛 3 个月,柏油样便 2 日,为了确诊,首选的检查是
    A. X 线钡餐透视
    B. MRI
    C. 血常规
    D. 胃镜
    E. B 超

120. 男,15 岁。自 5 岁起每年春季发作喘息。花粉、螨等多种抗原皮肤试验均呈阳性。为进一步探究病因,下列最有帮助的检查是
    A. 支气管舒张试验
    B. 支气管高反应性测定
    C. 痰嗜酸性粒细胞检查
    D. 血清特异性 IgE 抗体测定
    E. 支气管镜检查

121. 女,27 岁。发热伴鼻出血 7 天,牙龈增生似海绵状,胸骨压痛明显,血红蛋白 60 g/L,白细胞 42×10⁹/L,血小板 20×10⁹/L,骨髓：原始细胞 0.9,POX(−),PAS 阳性呈粗颗粒状,非特异性酯酶(−),血清溶菌酶正常。诊断为
    A. 急性粒细胞白血病
    B. 急性早幼粒细胞白血病
    C. 急性单核细胞白血病
    D. 急性淋巴细胞白血病
    E. 急性红白血病

122. 男,60 岁。因胃癌行胃大部切除,手术后第 3 天起高热,寒战,咳嗽,少量黄脓痰,左下胸痛。X 线示左下肺炎伴脓肿形成。痰多次培养均为金黄色葡萄球菌,药物敏感测定结果为对苯唑西林耐药。下列抗生素治疗选择,不妥当的是
    A. 头孢他啶
    B. 万古霉素
    C. 利福平
    D. 环丙沙星
    E. 亚胺培南

123. 男,70 岁。反复咳嗽、咳痰 25 年,气喘 10 年,加重伴下肢水肿 1 周入院。高血压病史 10 余年,血压 145/90 mmHg。查体：体温 37.8 ℃,口唇发绀,血压 135/80 mmHg,双下肺散在湿啰音和哮鸣音,肝肋下 3 cm,肝颈静脉回流征阳性,双下肢水肿,WBC 9.3×10⁹/L。该患者最可能的诊断是
    A. 支气管哮喘
    B. 急性右心衰竭
    C. 慢性阻塞性肺疾病

D. 支气管扩张

E. 肺癌

124. 女,63岁。经常在冬季和季节转变时咳嗽,咳痰史8年。近3年来活动时气急,近2天因受凉咳嗽,气急加重。咳黄痰,双肺散在干、湿啰音。心率100次/分,下列措施最重要的是
    A. 持续低流量吸氧
    B. 使用氨茶碱等平喘药
    C. 选用氨溴索等祛痰药
    D. 超声雾化吸入
    E. 选用有效抗菌药

125. 男,40岁。病史2周,发热、皮肤瘀点、瘀斑伴牙龈肿胀,骨髓中原始细胞>85%,POX(+),PAS(+),非特异性酯酶(+),NaF抑制≥50%,NAP正常。最可能诊断是
    A. 急性红白血病
    B. 急性淋巴细胞白血病
    C. 急性单核细胞白血病
    D. 急性粒细胞白血病
    E. 慢性粒细胞白血病急变

126. 男,30岁。左上肺浸润性肺结核。治疗2个月余。复查血常规:WBC 5.5×10^9/L,PLT 75.5×10^9/L。考虑与服用以下哪种药物有关
    A. 异烟肼
    B. 乙胺丁醇
    C. 吡嗪酰胺
    D. 链霉素
    E. 利福平

127. 男,30岁。入院前10小时服敌敌畏40 mL。经当地医院用阿托品治疗后转院,患者呈昏迷状,烦躁不安,双侧瞳孔明显散大,皮肤潮红、干燥,HR 160次/分,双肺未闻及干、湿啰音,已8小时不解小便。该患者除有机磷中毒外,最可能合并
    A. 脑水肿
    B. 阿托品中毒
    C. 急性肾功能衰竭
    D. 脑血管意外
    E. 低血糖

128. 女,28岁。发热半个月,弛张热型,伴恶寒、关节痛。体检:皮肤瘀点,Osler结节,心脏有杂音。考虑为感染性心内膜炎。确诊的直接证据来自
    A. 血液学检查
    B. X线和心电图检查
    C. 超声心动图检查
    D. 免疫学检查
    E. 影像学和血培养阳性

129. 女,21岁。1天来寒战、高热、咳嗽伴右胸痛,咳砖红色胶冻痰,量多。胸片示右肺呈多发性蜂窝状阴影。选用正确的抗生素为
    A. 青霉素

B. 青霉素+链霉素
C. 青霉素+庆大霉素
D. 庆大霉素+头孢曲松钠
E. 青霉素+头孢曲松钠

130. 男,40岁。2年前诊断为原发性慢性肾上腺皮质功能减退症,长期口服氢化可的松(30 mg/d)替代治疗。近2天发热38℃,咽痛。目前氢化可的松的调整措施是
    A. 改用等效量的地塞米松
    B. 剂量维持不变
    C. 剂量减少1/2
    D. 因有感染而暂时停用
    E. 剂量增加

131. 男,43岁。休克患者,中心静脉压4 cmH$_2$O,血压60/40 mmHg,该患者可能为
    A. 容量血管过度舒张
    B. 心功能不全
    C. 肾功能不全
    D. 血容量严重不足
    E. 肺功能不全

132. 女,25岁。乏力3个月。查体:BP 170/105 mmHg。实验室检查:Hb 84 g/L。尿常规:蛋白(++),颗粒管型2~3个/LP。血BUN 12.3 mmol/L,Scr 276.8 μmol/L。该患者不应采取的措施是
    A. 控制血压
    B. 低磷饮食
    C. 高蛋白饮食
    D. 低钠饮食
    E. 根据尿量限制水的摄入

133. 男,50岁。因气急伴腹胀半年,近1周来症状加重入院。体检:血压100/85 mmHg,半卧位,颈静脉怒张,心界不大,心尖搏动不明显。心率100次/分,律齐。心音减轻,第二心音后可听到一拍击性额外音,腹水呈阳性。最可能的诊断是
    A. 限制型心肌病
    B. 二尖瓣狭窄
    C. 扩张型心肌病
    D. 急性心肌梗死合并心衰
    E. 缩窄性心包炎

134. 女,26岁。妊娠29周,尿频、尿痛2天,T 37.8℃,尿常规:RBC 3~4个/HP,WBC 8~10个/HP。应首选的药物是
    A. 头孢菌素
    B. 诺氟沙星
    C. 四环素
    D. 庆大霉素
    E. 青霉素

135. 女,40岁。四肢关节肿痛10年,X线检查示双手指关节及腕关节有多处骨质破坏,关节检查有多个关节肿痛,脾脏肋下2 cm,质较硬。实验室检查:WBC 2.3×10^9/L,血小板66×

10^9/L,ESR 50 mm/h。长期服用非甾体抗炎药。最可能的诊断是
A. 类风湿综合征
B. 系统性红斑狼疮
C. Felty 综合征
D. 肝硬化脾功能亢进
E. 药物性再障

136. 男,56 岁。既往健康,否认冠心病史。患者在 3 小时前因劳累后突然出现剧烈胸痛,向背部放射,伴左侧肢体偏瘫,急诊测血压为 200/100 mmHg,最可能的诊断为
A. 主动脉夹层
B. 急性心肌梗死
C. 肺动脉栓塞
D. 输尿管结石
E. 肠系膜动脉栓塞

137. 女,40 岁。反复多关节肿痛 10 余年,伴有明显的晨僵,活动后症状可有所减轻。怀疑为类风湿关节炎。关于类风湿关节炎的说法,不正确的是
A. 发病和免疫反应有关
B. RA 最基本病理变化是滑膜炎
C. 类风湿因子阴性可以除外 RA 的诊断
D. 类风湿因子阳性具有诊断价值
E. 高滴度 RF 提示预后较差

138. 女,12 岁。鼻出血,躯干及四肢瘀点、瘀斑,发病前 2 周有感冒史,脾不大,血小板 20×10^9/L,出血时间 12 分钟,凝血时间正常,束臂试验阳性,PT 正常;骨髓象示增生活跃,巨核细胞增多,幼稚型巨核细胞 0.40,产血小板型巨核细胞缺少。诊断为
A. 再生障碍性贫血
B. 急性 ITP
C. 急性白血病
D. 过敏性紫癜
E. 慢性 ITP

139. 男,65 岁。干咳 2 周入院,无发热、咯血及呼吸困难。查体:心肺未见异常,双手可见杵状指。胸部 X 线片示右下肺可见直径约 3 cm 的类圆形阴影,其内可见小空洞。首先考虑的诊断是
A. 肺结核
B. 慢性肺脓肿
C. 肺囊肿继发感染
D. 支气管肺癌
E. 肺炎

140. 男,60 岁。广泛前壁心梗后 2 年,超声示室壁瘤形成,突然晕厥,考虑为
A. 心房颤动
B. 心室颤动
C. 心脏破裂
D. 室壁瘤内血栓脱落导致脑栓塞
E. 脑出血

141. 女,66 岁。体检发现血压高,无不适,其父亲于 49 岁时死于急性心肌梗死,查体:血压 155/100 mmHg。实验室检查:血清总胆固醇 5.90 mmol/L,尿蛋白 240 mg/24 h。对该患者高血压的诊断应为
A. 1 级,高危
B. 2 级,高危
C. 2 级,很高危
D. 1 级,中危
E. 1 级,很高危

142. 女,50 岁。因高热、腹泻静脉滴注庆大霉素治疗,7 天后出现恶心、呕吐、少尿。查尿蛋白(+),红细胞 0～2 个/HP,白细胞 3～5 个/HP。血肌酐 450 μmol/L。最可能的原因是
A. 急性肾小球肾炎
B. 急进性肾小球肾炎
C. 肾前性氮质血症
D. 急性肾盂肾炎
E. 急性肾小管坏死

143. 女,育龄期。一年来渐进性面色苍白、乏力,实验室检查:Hb 52 g/L,WBC 4.0×10^9/L,血清铁 5.76 μmol/L,转铁蛋白饱和度 8%,HbA_2 2.0%。最可能的诊断是
A. 感染性贫血
B. 溶血性贫血
C. 再生障碍性贫血
D. 缺铁性贫血
E. 铁粒幼细胞性贫血

144. 男,59 岁。2 型糖尿病 12 年。空腹血糖 5.6 mmol/L,餐后 2 小时血糖 14.6 mmol/L,糖化血红蛋白 7.6%。3 年前眼底检查可见微血管瘤和出血,近 2 个月来视力明显减退,眼底检查可见新生血管和玻璃体出血。目前糖尿病视网膜病变已进展为
A. Ⅰ期
B. Ⅲ期
C. Ⅳ期
D. Ⅴ期
E. Ⅱ期

145. 患者入院后第 2 天抽取胸水。抽液过程中,患者出现头晕、冷汗、心慌、面色苍白、脉搏 120 次/分。原因是
A. 患者紧张
B. 麻药过敏
C. 胸膜反应
D. 复张后肺水肿
E. 低血糖反应

146. 某天傍晚,某医院急诊科送来一突发急病、身份不明、无家属陪送的患者,患者目前严重损伤伴休克。此时医护人员应该
A. 交足一定医药费后再抢救
B. 待查明损伤原因后再抢救
C. 在仔细分析病情的同时,争分夺秒地抢救

D. 等交足了预付金后再抢救
E. 找到家属并来院后再抢救

147. 慢性乙肝患者,化验乙肝五项指标,HBsAg(+),抗-HBc(+),HBeAg(+),ALT 120 U/L,其意义是
   A. 病毒有复制,肝脏有损伤
   B. 病毒无复制,无传染性
   C. 有传染性
   D. 肝脏有损伤,无传染性
   E. 病毒有复制,有传染性,肝脏有损害

148. 甲医院从乙药品经营公司购进各种品牌和规格的药品,总计付款80万元。乙药品经营公司将5万元现金送给甲医院。甲医院将这5万元现金以会计个人名义存入银行,并没有存入甲医院的财务账户,也没有在财务账簿上记载,更没有给乙药品经营公司开具收据。根据《药品管理法》规定,甲医院可能承担的法律责任是
   A. 罚款
   B. 民事赔偿责任
   C. 吊销医疗机构制剂许可证
   D. 警告
   E. 撤销药品批准证明文件

149. 女,30岁。突发寒战、高热,伴腰痛,尿频、尿急、尿痛3天就诊。查体:肾区有叩击痛。化验:尿蛋白(+),镜检白细胞满视野/HP,白细胞管型1~2个/LP。最可能的诊断是
   A. 急性膀胱炎
   B. 急性肾盂肾炎
   C. 慢性肾小球肾炎急性发作
   D. 慢性肾盂肾炎隐匿性
   E. 急性肾小球肾炎

150. 女,33岁。尿频、尿急、尿痛1天,肉眼血尿2小时就诊,尿常规:WBC 200个/HP,RBC 150个/HP,尿红细胞畸形率20%。该患者最可能的诊断是
   A. 急性膀胱炎
   B. 急性肾盂肾炎
   C. 慢性肾盂肾炎
   D. 肾小球肾炎
   E. 急性间质性肾炎

151. 主治医师张某被注销执业注册满1年,现欲重新执业,遂向卫生健康主管部门提交了相关申请,但未获批准。其原因是
   A. 未经过医师规范化培训
   B. 刑事处罚完毕不满2年
   C. 变更执业地点不满2年
   D. 未到基层医疗机构锻炼
   E. 在医疗机构的试用期不满1年

152. 女,32岁。低热伴下腹痛2个月,大便3次/日,黄稀便,无脓血,腹部B超示右下腹肠壁增厚。对诊断最有意义的检查是
   A. 结肠X线钡餐检查
   B. 腹部X线平片
   C. 腹部CT
   D. 结肠镜
   E. 腹腔镜

153. 男,32岁。咳喘、气急8年,查体:两肺呼气性哮鸣音为主,伴两肺少量湿啰音。X线胸片及喉镜检查未见异常。最可能的诊断是
   A. 支气管哮喘
   B. 喘息型慢性支气管炎
   C. 心源性哮喘
   D. 气管内肿物
   E. 慢性喉炎

154. 男,40岁。无痛性双侧颈部淋巴结进行性肿大伴发热半个月,发病以来体温最高37.5℃,无盗汗,体重无明显变化。查体:双侧颈部各触及一个2 cm×2 cm大小淋巴结,左腋窝一个2 cm×1 cm淋巴结,活动,无压痛,腹软,肝脾肋下未触及。实验室检查:Hb 126 g/L,WBC 5.3×10^9/L,PLT 155×10^9/L,胸腹部CT未见明显淋巴结肿大。右颈部淋巴结活检为弥漫性大B细胞淋巴瘤。最可能的分期是
   A. Ⅰ期
   B. ⅡA期
   C. ⅡB期
   D. Ⅲ期
   E. Ⅳ期

155. 男,63岁。因发热、咳嗽,痰呈脓性,略带臭味。X线检查示右上肺大片浓密阴影伴空洞和液平。影像学诊断右上肺脓肿,阻塞性可能,结核不能排除。下列处理不合理的是
   A. 积极的经验性抗菌治疗(青霉素联合其他药物)
   B. 体层摄片了解有无支气管阻塞
   C. 痰细菌学和细胞学检查
   D. 试验性抗菌联合抗结核治疗
   E. 纤维支气管镜检查

156. 女,34岁。全程肉眼血尿1天,无血丝、血块,无尿频、尿急、尿痛,无发热及腰腹疼痛,尿沉渣镜检RBC满视野/HP,WBC 4~5个/HP,尿蛋白(++)。首先应进行的检查是
   A. 膀胱镜检查
   B. 清洁中断尿培养
   C. 静脉肾盂造影
   D. 尿相差显微镜检查
   E. 同位素肾动脉扫描

157. 男,51岁。上腹痛10余年,近2年出现腹泻,血糖正常,血清促胰酶素浓度显著升高,结肠镜检查为正常黏膜。可能的诊断为
   A. 隐性糖尿病
   B. 慢性胰腺炎
   C. 结肠功能紊乱
   D. 结肠炎
   E. 慢性肝炎

158. 男,70岁。发现大量蛋白尿2周入院。入院后查本周蛋白尿阳性。为明确诊断,检查意义最大的是
    A. 肾活检
    B. 骨髓穿刺
    C. 核素骨扫描
    D. 全身X线片
    E. 血白蛋白电泳

159. 男,28岁。3个月前因血尿、蛋白尿伴水肿,临床诊断为急性肾炎。查体:BP 145/95 mmHg。尿红细胞15～20个/HP。尿蛋白2.5 g/24 h,血肌酐100 μmol/L,补体C3下降。首选的正确处理是
    A. 激素治疗
    B. 糖皮质激素联合细胞毒药物治疗
    C. 青霉素治疗
    D. 休息及对症处理,监测肾功能
    E. 肾活检

160. 男孩,5岁。发热1天。前两天每天腹泻14～16次,为黏液脓血便,腹痛伴里急后重,病前吃过未洗的黄瓜,粪便常规检查:黏液便,红白细胞满视野。诊断为细菌性痢疾,其类型属于
    A. 普通型
    B. 轻型
    C. 重型
    D. 中毒型
    E. 慢性型

161. 男,60岁。既往患COPD 12年,近1个月来症状加重伴呼吸困难。血气分析:pH 7.24、PaO_2 54 mmHg、$PaCO_2$ 76 mmHg、HCO_3^- 34 mmol/L。该患者的酸碱失衡类型可能是
    A. 代偿性呼吸性酸中毒
    B. 代谢性酸中毒
    C. 呼吸性酸中毒合并代谢性碱中毒
    D. 呼吸性酸中毒合并代谢性酸中毒
    E. 代谢性酸中毒合并代谢性碱中毒

162. 男,40岁。因室上性心动过速射频消融。股动脉加压包扎24小时后解除压迫,下床活动去厕所突然晕厥,经抢救无效死亡。首先考虑
    A. 室上速复发
    B. 室速
    C. 心脏压塞
    D. 高度房室传导阻滞
    E. 肺栓塞

163. 女,42岁。心慌、多汗、低热1周。查体:甲状腺左叶肿大、触痛、质硬。血FT_4及FT_3升高,血沉80 mm/h。应首先考虑
    A. 甲状腺左叶出血
    B. 自主性功能亢进性甲状腺腺瘤
    C. Graves病
    D. 亚急性甲状腺炎
    E. 桥本甲状腺炎

164. 男,28岁。左下肢疼痛6个月,加重1个月。初起长时间行走后加重,休息后可缓解,1个月前起休息时亦觉疼痛。曾间断发生左右下肢不同部位红线状病灶。无高血压、糖尿病病史,吸烟10年。查体:T 36.5℃,P 18次/分,BP 120/80 mmHg,心肺腹未见异常,左足苍白,左足背动脉搏动消失,左股、腘动脉可触及搏动。左下肢病变应首先考虑的诊断是
    A. 急性动脉栓塞
    B. 血栓性浅静脉炎
    C. 动脉硬化性闭塞症
    D. 深静脉血栓形成
    E. 血栓闭塞性脉管炎

165. 男,40岁。诊断左肾结核,右肾严重积水伴尿毒症,膀胱容量20 mL。宜首先行
    A. 膀胱扩大术
    B. 左肾切除术
    C. 右肾造瘘术
    D. 左肾结核病灶清除术
    E. 膀胱造瘘术

166. 女,28岁。妊娠28周。糖耐量试验空腹、服糖后1小时、服糖后2小时的血糖正常值分别为5.8 mmol/L、10.0 mmol/L、8.3 mmol/L,1周后早餐后2小时血糖为8.7 mmol/L,患者系初次妊娠,既往无糖尿病史。诊断为
    A. 妊娠期糖耐量减低
    B. 妊娠期糖尿病
    C. 特殊类型糖尿病
    D. 糖耐量异常
    E. 糖尿病合并妊娠

167. 男,27岁。因胸部受伤急诊入院,吸氧后呼吸困难无好转,有发绀。查体:左胸饱满,气管向右移位,左侧可触及骨擦音,叩诊鼓音,听诊呼吸音消失,皮下气肿明显。诊断首先考虑是
    A. 肋骨骨折
    B. 张力性气胸
    C. 肋骨骨折并张力性气胸
    D. 心包积血
    E. 闭合性气胸

168. 女,40岁。9个月来持续黄疸,伴皮肤瘙痒。查体:巩膜皮肤明显黄染。肝肋下3 cm,质硬,光滑,脾大肋下6 cm。血清抗线粒体抗体阳性,血胆红素134 mmol/L,1分钟胆红素88 mmol/L,5-核苷酸酶升高,ALT 30 U/L,γ-GT 200 U,最可能诊断为
    A. 慢性活动性肝炎
    B. 原发性肝癌
    C. 原发性胆汁性肝硬化
    D. 肝炎后肝硬化
    E. 继发性胆汁性肝硬化

169. 女,25岁。烦渴、多尿2年,不规律用胰岛素治疗,纳差、呕吐2天。体检:T 36.1℃。呼

吸深大有异味。血糖 17.1 mmol/L,尿糖(++++),酮体(++)。最可能的诊断为
A. 急性肠炎+代谢性酸中毒
B. 急性肠炎+代谢性碱中毒
C. 乳酸酸中毒
D. 糖尿病酮症酸中毒
E. 高渗性非酮症糖尿病昏迷

170. 男,15 岁。发热 10 天,热型不定,伴刺激性咳嗽,咯出少量黏稠痰。查体:精神尚可,双肺呼吸音粗糙及少许喘鸣音。X 线显示肺门阴影明显增浓。诊断最可能是
A. 呼吸道合胞病毒肺炎
B. 腺病毒肺炎
C. 葡萄球菌肺炎
D. 支原体肺炎
E. 衣原体肺炎

171. 女,6 岁。因眼睑与下肢水肿 1 周,咳嗽伴喘憋 1 天入院。查体:血压 130/96 mmHg,半卧位,呼吸急促,眼睑及双下肢肿胀,心率 135 次/分,律齐,心音有力,双肺底部可闻及细小水泡音,肝肋下 3.5 cm。考虑诊断为
A. 急性肾小球肾炎合并肺炎
B. 支气管肺炎合并心衰
C. 肺炎支原体肺炎
D. 急性肾小球肾炎
E. 急性肾小球肾炎合并循环充血

172. 男,47 岁。突然神志丧失,呼吸不规则,即刻进行心脏按压,判断其是否有效的主要方法是
A. 测血压
B. 呼喊患者看其是否清醒
C. 摸桡动脉搏动
D. 摸股动脉搏动
E. 观察末梢循环状况

173. 女孩,25 岁。自 10 岁起发作性喘息,每逢春天易于发病,尤其在花园或郊外等环境。此次发作已 2 天,自服氨茶碱无效前来急诊。下列处理不妥当的是
A. 补液
B. 沙丁胺醇(喘乐宁)
C. 应用抗生素
D. 吸入表面激素
E. 酮替芬

174. 女,28 岁。结节性甲状腺肿 10 年,近半年出现怕热、多汗。T_3、T_4 值高于正常值近 1 倍。妊娠 4 个月,有哮喘史。最适合的治疗方法是
A. 甲巯咪唑
B. 丙硫氧嘧啶
C. 甲状腺大部切除术
D. 普萘洛尔治疗
E. ^{131}I 治疗

175. 急诊室接诊一农民患者,家属说患者在施用有机磷杀虫药时,出现恶心、呕吐、腹痛、腹泻、视力模糊等症状。首选的处理措施是
A. 使用阿托品
B. 使用哌替啶
C. 吸氧
D. 人工呼吸
E. 补液治疗

176. 男,50 岁。半年来反复出现腹泻,粪便糊样,时有腹泻和便秘交替。检查:轻度贫血貌,右下腹部可扪及肿块。胃肠 X 线检查示回盲部钡剂充盈缺损。不首先考虑的疾病是
A. Crohn 病
B. 结肠癌
C. 血吸虫病性肉芽肿
D. 肠结核
E. 慢性溃疡性结肠炎

177. 女,58 岁。咳嗽、痰中带血、左胸痛 1 个月。胸部 X 线片示左侧大量胸腔积液。查体:左侧呼吸音消失、语颤减弱。有助于明确诊断的检查不包括
A. 胸腔积液细胞学检查
B. 胸部 CT
C. 胸膜活检
D. 肺功能检查
E. 胸腔积液生化检查

178. 女,63 岁。痰中带血 2 天,不咳嗽、发热,X 线检查如图所示,最可能的诊断是

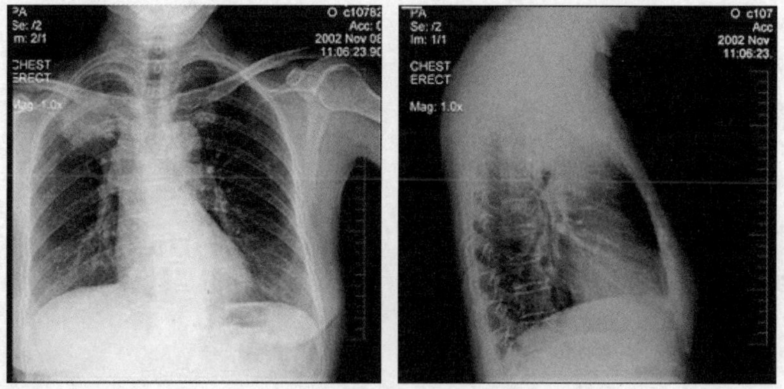

A. 右上肺癌
B. 右上肺错构瘤
C. 右上肺不张
D. 左上肺脓肿
E. 右上肺炎症

179. 某溺水窒息患者,经抢救后其血气分析结果为 pH 7.15, $PaCO_2$ 80 mmHg, HCO_3^- 27 mmol/L,可诊断为
A. 代谢性酸中毒
B. 代谢性碱中毒
C. 急性呼吸性酸中毒

D. 慢性呼吸性酸中毒
E. 急性呼吸性碱中毒

180. 男,32岁。因脓毒败血症并发休克和急性呼吸窘迫综合征(ARDS)行机械通气治疗,FiO_2 60%,其 PaO_2 仍低于 8 kPa(60 mmHg),拟加用呼气末正压(PEEP),压力选择应该
   A. 逐步增加压力,以不超过 18 cmH_2O,而争取维持 PaO_2 大于 8 kPa
   B. 逐步增加压力,以不超过＋1.96 kPa(＋20 cmH_2O),而 PaO_2 达到 8 kPa 为宜
   C. 逐步增加压力,以不超过＋0.98 kPa(＋10 cmH_2O),而 PaO_2 达到 8 kPa 为宜
   D. 使 FiO_2 降至 60%以下,PaO_2 提高至 8 kPa 以上,压力可以不限制
   E. 休克患者禁忌机械通气和应用 PEEP

三、案例分析题：以下提供若干个案例,每个案例下设若干道考题。每道考题有多个备选答案,其中正确答案有 1 个或多个。选对一个答案给 1 个得分点,选错一个扣 1 个得分点,直至本题扣至 0 分。

(181～185 题共用题干)

男,30岁。头痛、头晕,伴高血压2年。体检：BP 190/110 mmHg(右),180/100 mmHg(左),心率76次/分,中上腹部可闻及血管杂音。辅助检查：血钾 4.0 mmol/L,血钠 140 mmol/L,血氯 96 mmol/L,空腹血糖 7.0 mmol/L。

181. 该患者可能的诊断为
   A. 多发性大动脉炎
   B. 冠心病
   C. 肾动脉狭窄
   D. 高血压病
   E. 继发性高血压
   F. 糖尿病
   G. 主动脉狭窄

182. 对该患者,下列没有必要的检查是
   A. 测上下肢血压
   B. 双侧肾脏 CT 和 CTA 检查
   C. 肾动脉造影
   D. 心电图
   E. 冠脉造影
   F. OGTT 试验
   G. 立卧位血肾素、血管紧张素、醛固酮测定

183. 下列可引起反射性心动过速的药物是
   A. 硝酸甘油
   B. 替米沙坦
   C. 硝苯地平
   D. 卡托普利
   E. 美托洛尔
   F. 地尔硫䓬
   G. 尼群地平

184. 如患者肾脏 CT 和 CTA 示左侧肾动脉开口处狭窄 90%,OGTT 试验示餐后 2 小时血糖 13.1 mmol/L,则该患者的诊断是
   A. 肾上腺性变态反应
   B. 继发性高血压
   C. 嗜铬细胞瘤
   D. 高血压病
   E. 肾动脉狭窄
   F. 糖尿病
   G. 皮质醇增多症

185. 双侧肾动脉狭窄禁忌使用的药物有
   A. 维拉帕米
   B. 哌唑嗪
   C. 呋塞米
   D. 贝那普利
   E. 福辛普利
   F. 替米沙坦
   G. 螺内酯

(186～191 题共用题干)

男,35岁。因胸闷、气促、咳嗽、咳痰2周,伴盗汗、乏力入院。查体：颈静脉怒张,心率112次/分,心界向左右扩大,心音减弱,未闻及病理性杂音。

186. 患者应考虑的诊断是
   A. 急性心包炎
   B. 心包积液
   C. 消化道肿瘤
   D. 肝硬化
   E. 结核性腹膜炎
   F. 胸膜炎

187. 应进一步做的检查有
   A. 超声心动图
   B. 右心导管
   C. 心电图
   D. 血电解质测定
   E. 运动平板
   F. 胸片

188. 下列属于心包积液重要体征的是
   A. 毛细血管搏动征
   B. 枪击音
   C. 点头征
   D. 交替脉
   E. 水冲脉
   F. 奇脉

189. 心包积液可靠的体征有
   A. 叩诊心界扩大,坐位、卧位有变化

B. 叩诊心界扩大,与体位无关
C. 心尖搏动摸不到
D. 脉压减少
E. 心音低钝
F. 奇脉

190. 如患者超声心动图结果示右室前壁和左室后壁可见液性暗区 10 mm。此时治疗的首选方法是
    A. 激素静脉注射
    B. 抗结核药物
    C. 心包切除术
    D. 心包穿刺抽液
    E. 抗菌药物
    F. 血管扩张药

191. 关于心包穿刺抽液,描述错误的是
    A. 术前做好解释,消除患者焦虑
    B. 术前可应用地西泮
    C. 麻醉应完善,以防神经源性晕厥
    D. 应该在心电监护下进行
    E. 抽液量第一次不超过 300 mL
    F. 抽液量第一次不超过 500 mL

(192~194 题共用题干)

男,18 岁。发热、腹泻后 2 周伴关节痛 2 天。2 周前无明显诱因发热、腹泻,于当地医院诊断"菌痢",给予"左氧氟沙星"等抗感染及对症治疗,4 天后发热及腹泻好转。2 周后再出现发热,左踝关节疼痛肿胀,活动受限,近 2 天相继出现左膝关节、左腕关节肿痛。查体:T 38.0 ℃,左踝、左膝、左腕关节红肿、压痛,活动受限,左膝浮髌试验阳性。实验室检查示血常规、尿常规、便常规均正常,CRP 26 mg/L,ESR 41 mm/h。

192. 最可能的诊断是
    A. 反应性关节炎
    B. 类风湿关节炎
    C. 银屑病关节炎
    D. 痛风
    E. 骨关节炎
    F. 风湿热

193. 该病与下列哪项有一定的相关性
    A. HLA-B7
    B. HLA-DR2
    C. HLA-DR3
    D. HLA-B27
    E. HLA-DR4
    F. HLA-DRB1

194. 关于该患者的治疗,下列哪项不恰当
    A. 静脉用抗生素

B. 沙利度胺
C. 塞来昔布
D. 短期使用糖皮质激素
E. 柳氮磺吡啶
F. 反复关节腔穿刺抽液

(195~198 题共用题干)

女,45 岁。因"低热、焦虑、易怒、心悸、多汗 1 周"来诊。查体:T 37.6 ℃,P 100 次/分;皮肤潮湿;甲状腺可触及,右侧有结节,质硬,压痛阳性,无震颤及血管杂音;舌、手细震颤(+)。

195. 初步诊断是
    A. Graves 病
    B. 慢性淋巴细胞性甲状腺炎
    C. 亚急性(肉芽肿性)甲状腺炎
    D. 甲状腺腺瘤出血
    E. 急性化脓性甲状腺炎
    F. 甲状腺癌

196. 应进一步做的实验室检查是
    A. 眼眶 CT
    B. 血沉
    C. TT_3、TT_4、FT_3、FT_4
    D. 甲状腺^{131}I 摄取率测定
    E. 甲状腺 CT
    F. TSH

197. 该患者 T_3、T_4 升高,是由于
    A. 甲状腺激素合成增多
    B. 甲状腺激素释放增多
    C. 甲状腺激素合成和释放均增多
    D. 甲状腺滤泡结构破坏,甲状腺激素释放入血循环
    E. 外周组织对甲状腺激素不敏感,致其代偿性分泌增多
    F. 自身免疫性破坏导致甲状腺激素过多释放入血

198. 该患者治疗可选择
    A. 抗甲状腺药物
    B. 甲状腺激素
    C. β受体阻断剂
    D. 碘剂
    E. 非甾体抗炎药或糖皮质激素
    F. ^{131}I 治疗

(199~202 题共用题干)

女,28 岁。以"右下腹至全腹剧痛 10 小时"为主诉入院。患者入院前 1 天参加宴会,饮酒饱餐后 3 小时突然出现右下腹剧痛,疼痛呈持续性、刀割样,并很快转移至全腹。后稍有缓解,但仍以右下腹为主。深呼吸、变换体位时加剧,静卧,两腿屈曲时腹痛减轻,同时伴有恶心、呕吐当日食物,无咖啡样物及鲜血。病后自觉畏寒,发热,无寒战。未排气、排便。既往史:无右下腹疼痛史,有反复发作的中上腹疼痛及反酸、胃灼热史。服用胃药可缓解,无呕血、便血史。查

体：T 38.0℃，P 88次/分，R 37次/分，BP 120/80mmHg，急性面容，神志清楚，平卧位，两腿屈曲，心肺未见异常，腹部平坦，未见胃肠形及蠕动波，全腹肌紧张，拒按，有明显压痛、反跳痛，以右下腹为主，肾区叩痛阴性。

199. 该患者可能的诊断有
    A. 急性阑尾炎
    B. 宫外孕破裂
    C. 急性出血坏死性胰腺炎
    D. 消化性溃疡穿孔
    E. 肾或输尿管结石
    F. 弥漫性腹膜炎
    G. 胆囊炎穿孔
    H. 卵巢囊肿蒂扭转

200. 下一步应立即为患者做的检查及实验室检查有
    A. 立位腹平片
    B. 血、尿常规及淀粉酶
    C. 腹部及盆腔超声
    D. 全腹CT
    E. 腹腔诊断性穿刺
    F. 宫颈刮片
    G. 肺CT
    H. 胃镜

201. 患者完善立位腹平片检查，提示膈下存在游离气体，肝、胆、脾、胰腺及盆腔超声未见明显异常，尿常规正常，目前的诊断为
    A. 急性阑尾炎
    B. 急性出血坏死性胰腺炎
    C. 消化性溃疡穿孔
    D. 肾或输尿管结石
    E. 弥漫性腹膜炎
    F. 胆囊炎穿孔
    G. 卵巢囊肿蒂扭转
    H. 肠梗阻

202. 入院后，患者腹痛难忍，血压下降至85/50mmHg，心率115次/分，经抗炎治疗未见明显好转。下一步的治疗原则是
    A. 纠正休克状态
    B. 纠正休克同时继续抗炎保守治疗
    C. 手术
    D. 纠正休克同时手术治疗
    E. 继续抗炎保守治疗
    F. 在抗炎抗休克的同时行手术治疗

(203～207题共用题干)

女，37岁。劳累后突发寒战、高热1天，伴腰痛、尿频、尿急、尿痛，查体：体温39.6℃，呼吸24次/分，脉搏100次/分，血压90/60mmHg，左肾区叩痛(+)。尿常规：白细胞满视野/HP，红细胞10～15个/HP，可见白细胞管型，尿蛋白(+)。

203. 最可能的诊断是
    A. 急性膀胱炎
    B. 急性肾盂肾炎
    C. 急性肾小球肾炎
    D. 急性间质性肾炎
    E. 急性尿道炎
    F. 急性盆腔炎

204. 该患者最可能的感染途径是
    A. 直接感染
    B. 淋巴道感染
    C. 血行感染
    D. 上行感染
    E. 种植感染
    F. 下行感染

205. 对确定诊断最有价值的检查是
    A. IVP
    B. 肾超声检查
    C. 清洁中段尿培养
    D. 膀胱镜检查
    E. 肾活检病理检查
    F. CT

206. 药敏结果未回报，临床首选的抗菌药物应针对的细菌是
    A. 金黄色葡萄球菌
    B. 铜绿假单胞菌
    C. 大肠埃希菌
    D. 变形杆菌
    E. 粪链球菌
    F. 肺炎克雷伯菌

207. 关于治疗措施，错误的有
    A. 应选择静脉给药治疗
    B. 若临床治疗无效，获得细菌培养结果后，根据药物敏感试验调整抗生素
    C. 全身感染症状消退，体温平稳3天后可停药
    D. 抗感染疗程为2周
    E. 治疗结束时尿培养阴性即为临床治愈
    F. 可以采取长期抑菌疗法

冲刺模拟卷三

一、共用题干单选题：每道考题以一个小案例的形式出现，其下面都有 A、B、C、D、E 五个备选答案。请从中选择一个最佳答案。

(1~3题共用题干)

女，15岁。学生，午后发热，伴有咳嗽，少痰，乏力2个月。经用抗生素治疗3周无效。体检：白细胞 $11×10^9/L$，中性粒细胞70%。X线胸片表现为右肺上部哑铃型阴影。

1. 最可能的诊断是
   A. 原发性肺结核
   B. 肺炎链球菌肺炎
   C. 非典型肺炎
   D. 浸润性肺结核
   E. 支原体肺炎

2. 确诊的检查是
   A. 胸部CT
   B. 血常规
   C. 血沉
   D. 药敏试验
   E. 痰结核分枝杆菌检查

3. 药物治疗方案分为
   A. 局部和整体治疗
   B. 初期和晚期治疗
   C. 规律和全程用药两个阶段
   D. 预防和治疗
   E. 强化和巩固两个阶段

(4~6题共用题干)

男，32岁。急性有机磷杀虫药中毒第3天，已清醒，维持阿托品化状态，出现抬头困难、抬臂困难，呼吸困难，无流涎，双瞳孔5mm大小，肺部无干湿啰音，监护示血氧饱和度下降。

4. 此时应高度考虑
   A. 迟发性神经病
   B. 阿托品中毒
   C. 中毒反跳
   D. 阿托品用量不足
   E. 中间型综合征

5. 首选的抢救治疗手段是
   A. 加大阿托品用量
   B. 气管插管，保持气道通畅，准备机械通气
   C. 应用呼吸兴奋剂
   D. 给予糖皮质激素治疗

   E. 减少阿托品用量

6. 该患者经抢救后脱险，1个月后出现四肢麻木，末梢感觉异常，有疼痛感，最可能的诊断是
   A. 中间型综合征
   B. 迟发性神经病
   C. 中毒反跳
   D. 阿托品中毒
   E. 中毒性脑病

(7~9题共用题干)

男，55岁。身高172cm，体重80kg。因胃纳亢进易饥，伴心慌、多汗2个月余就诊。体检：明显肥胖，情绪较急躁、皮肤略潮湿，甲状腺不大。心率124次/分，血压140/70 mmHg。双手细微震颤(—)。

7. 下列患者初次就诊考虑的诊断，错误的是
   A. 可能存在糖尿病
   B. 可能存在糖耐量异常
   C. 可以除外甲状腺功能亢进
   D. 可能存在高胰岛素血症
   E. 可能存在反复发作的低血糖

8. 下列为明确诊断准备做的检查，不必要的是
   A. 糖化血红蛋白测定
   B. 胰岛素及C肽水平测定
   C. 24小时尿VMA测定
   D. OGTT
   E. 甲状腺功能测定

9. 此时患者 HbA1c(糖化血红蛋白)8.7%，推测患者血糖水平持续增高的时间至少为
   A. 2~3周
   B. 2~3个月
   C. 4~6周
   D. 2~3天
   E. 6个月

(10~12题共用题干)

男，16岁。低热、咳嗽、咽部不适2周，胸部X线片示两肺下部网状及按小叶分布的斑片状浸润阴影，血 WBC $10×10^9/L$。

10. 患者最可能的诊断是
    A. 支原体肺炎
    B. 病毒性肺炎
    C. 军团菌肺炎
    D. 肺炎链球菌肺炎
    E. 浸润性肺结核

11. 为确定诊断，首选的检查是
    A. 痰细菌培养
    B. 痰真菌培养
    C. 冷凝集试验

D. 血清抗体测定
E. 痰抗酸杆菌涂片

12. 治疗药物首选
    A. 青霉素
    B. 红霉素
    C. 氟康唑
    D. 雷米封+利福平
    E. 病毒唑

(13~16题共用题干)

女,32岁。因2年来胸闷不适,时有黑矇现象,近2周来黑矇现象增多,伴晕厥1次来诊。

13. 静息时心电图正常,为进一步明确昏厥原因,首选的检查是
    A. 脑电图
    B. 24小时动态心电图
    C. 脑CT
    D. 超声心动图
    E. 心脏电生理检查

14. 检查后确诊为病态窦房结综合征,其心电图的特征是
    A. 频发阻滞性房性早搏,心室率58次/分
    B. 快速室性心动过速发作达6秒
    C. 心室颤动
    D. 频发窦性静止
    E. 三度房室传导阻滞,心室率40次/分

15. 治疗应选择
    A. 异丙肾上腺素
    B. 电复律
    C. 心脏起搏器治疗
    D. 阿托品
    E. 激素

16. 如果心电图结论是Q-T间期延长至0.86秒,T波宽大,U波明显,诊断长QT间期综合征,推测其昏厥的原因是
    A. 房室折返性心动过速
    B. 窦性静止6秒
    C. 尖端扭转型室速
    D. 非阵发性室速
    E. 三度房室传导阻滞

(17~19题共用题干)

男,48岁。有高血压病史3年,近来工作忙,未规律服降压药,晨起出现明显头痛、烦躁,面色苍白,视力模糊,测血压230/130 mmHg。

17. 可能的诊断为
    A. 嗜铬细胞瘤
    B. 高血压脑病
    C. 高血压危象

D. 脑出血
E. 脑血栓

18. 最有效的治疗药物是
    A. 硝酸甘油
    B. 硝普钠
    C. 尼卡地平
    D. 盐酸乌拉地尔
    E. 硝苯地平

19. 关于第1小时内血压降低目标,最合适的是
    A. 平均动脉压的降低幅度不超过治疗前水平的10%
    B. 平均动脉压的降低幅度不超过治疗前水平的15%
    C. 平均动脉压的降低幅度不超过治疗前水平的25%
    D. 平均动脉压的降低幅度不超过治疗前水平的30%
    E. 平均动脉压的降低幅度不超过治疗前水平的35%

(20~22题共用题干)

男,42岁。近5个月来常感脐周围或右下腹痛,伴间歇性腹泻,粪便呈糊状、无脓血便,查体:右下腹有压痛,且隐约可扪及边缘欠清的肿块。结核菌素试验阴性。

20. 该病例最可能的诊断是
    A. 阿米巴肉芽肿
    B. 克罗恩病
    C. 肠结核
    D. 溃疡性结肠炎
    E. 右侧结肠癌

21. 若患者为克罗恩病,其痉挛性腹痛最常见的部位是
    A. 下腹或脐周
    B. 右下腹或脐周
    C. 右上腹或脐周
    D. 左下腹
    E. 左上腹

22. 其药物治疗应选用
    A. 氟尿嘧啶+长春新碱
    B. 庆大霉素+糖皮质激素灌肠
    C. 甲硝唑+呋喃唑酮(痢特灵)
    D. 糖皮质激素+SASP
    E. 异烟肼与利福平联合治疗

(23~25题共用题干)

女,30岁。近2个月出现频部蝶形红斑,中度发热,全身肌痛,四肢关节肿痛,口腔溃疡。尿常规示红细胞(+),尿蛋白(++)。

23. 最可能的诊断是
    A. 类风湿关节炎
    B. 败血症
    C. 皮肌炎

D. 系统性红斑狼疮
E. 急性肾小球肾炎

24. 免疫学检查最可能出现的抗体是
    A. 抗核抗体
    B. 抗Jo-1抗体
    C. 抗Scl-70抗体
    D. 类风湿因子
    E. 抗中性粒细胞胞质抗体

25. 为缓解病情,首选的药物是
    A. 抗生素
    B. 糖皮质激素
    C. 非甾体抗炎药
    D. 镇痛药
    E. 抗疟药

二、单选题：每道考题下面有 A、B、C、D、E 五个备选答案,请从中选择一个最佳答案。

26. 关于急性白血病,错误的说法是
    A. 白细胞减少
    B. 白细胞异常增多
    C. 肝、脾、淋巴结肿大
    D. 血片中可见原始细胞
    E. 常见巨脾

27. 支气管扩张的典型临床表现为
    A. 急性咳嗽、痰中带血,伴胸痛、杵状指,病变部位可有湿啰音
    B. 慢性咳嗽、咳大量脓痰,或反复咯血,病变部位可有湿啰音
    C. 慢性咳嗽、咳大量脓血痰,反复高热,病变部位可有湿啰音
    D. 慢性咳嗽、咳白色泡沫痰,很少咯血,双肺可有干、湿啰音
    E. 慢性咳嗽,常伴低热、盗汗、咯血,双肺可有湿啰音

28. 根据医院等级和实际收治患者的需要设定ICU的病床数,一般占医院总床位数的
    A. 1%～2%
    B. 2%～5%
    C. 2%～8%
    D. 8%～10%
    E. 10%～15%

29. 有机磷杀虫药中毒引起昏迷时,最佳的解毒治疗方案是
    A. 阿托品
    B. 碘解磷定或氯磷定
    C. 碘解磷定＋阿托品
    D. 纳洛酮
    E. 尼可刹米(可拉明)

30. 下列不属于肾病性水肿机制的是
    A. 血浆胶体渗透压下降
    B. 激活肾素-血管紧张素-醛固酮系统
    C. 肾小管重吸收增加
    D. 肾小球滤过率下降
    E. 抗利尿激素分泌增加

31. 急性心肌梗死并发栓塞多发生于起病后
    A. 1周内
    B. 1～2周
    C. 1～4周
    D. 2～3周
    E. 2～4周

32. 关于单纯性甲状腺肿,以下描述正确的是
    A. 男性显著多于女性
    B. 年龄越大,发病者越多
    C. 多为单发结节
    D. 一般不伴有功能亢进或功能减退
    E. 属良性肿瘤

33. 感染的含义是
    A. 病原体侵入人体的过程
    B. 又称传染,是病原体对人体的一种寄生过程
    C. 病原体侵入人体的一种方式
    D. 人对病原体缺乏抵抗力而发病
    E. 病原体与人体相互作用的过程

34. 急性型DIC高凝期的治疗原则除消除病因外,应首先考虑
    A. 补充水与电解质
    B. 应用抗血小板药物
    C. 积极抗纤溶治疗
    D. 及早应用肝素
    E. 输注全血或血浆

35. 治疗风湿性疾病的药物,下述不正确的是
    A. 青霉胺
    B. 布洛芬
    C. 环磷酰胺
    D. 泼尼松
    E. PGE(前列腺素)

36. 属于医学伦理学特征的是
    A. 强制性
    B. 自主性
    C. 广泛性
    D. 灵活性
    E. 实践性

37. 痛风患者合并的泌尿系结石最可能是
    A. 草酸钙结石

B. 磷酸盐结石
C. 碳酸盐结石
D. 尿酸结石
E. 黄嘌呤结石

38. 下列情况不适合行肾活检的是
   A. 原发性肾病综合征
   B. 原因不明的肾小球性蛋白尿
   C. 原因不明的急性肾衰竭少尿期延迟
   D. 持续肾小球源性血尿
   E. 孤立肾

39. 关于肺炎链球菌肺炎的治疗，不正确的是
   A. 首选青霉素治疗
   B. 卧床休息，适当支持治疗
   C. 青霉素过敏者可选用红霉素
   D. 抗菌药物的疗程一般为7～10天
   E. X线胸片浸润影吸收前需不间断使用抗生素

40. 中毒型细菌性痢疾的治疗措施不包括
   A. 降温
   B. 加强心肌收缩力
   C. 抗生素治疗
   D. 防治脑水肿
   E. 防治呼吸衰竭

41. 关于强直性脊柱炎(AS)的病理表现，错误的是
   A. 可累及内脏或其他组织
   B. 骶髂关节是AS最早累及的部位
   C. 复发性非特异性炎症主要见于滑膜、关节囊、韧带或肌腱骨附着点
   D. 淀粉样变性和骨折属原发性病变
   E. 附着点病为AS的基本病变

42. 急性心包炎的心电图改变为
   A. 常规导联(除aVR和V_1外)皆可能出现ST段呈弓背向下抬高
   B. 出现病理性Q波
   C. 各导联ST段呈弓背向上抬高
   D. 于冠状动脉所支配的相应导联上出现弓背向上ST段抬高
   E. 于冠状动脉所支配的相应导联上出现ST段水平下降

43. 42岁患者。高热，寒战，咳嗽，胸痛1周左右，CT检查如图所示，最可能的诊断是

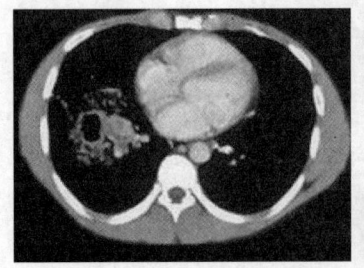

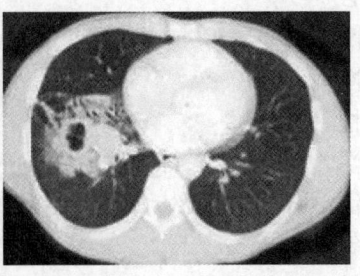

A. 肺结核
B. 肺癌
C. 肺转移瘤
D. 肺脓肿
E. 肺炎

44. 关于支原体肺炎，以下错误的是
   A. 秋季发病多
   B. 儿童青少年多见
   C. 可引起肺部炎性浸润和空洞形成
   D. 有咽炎、支气管炎表现
   E. 可以无症状

45. 关于正常人ST段偏移的描述，不正确的是
   A. V_5、V_6导联ST段上抬小于0.1 mV
   B. V_2～V_3导联ST段上抬可达0.3 mV
   C. 年轻人ST段上抬的幅度较大
   D. ST段下移一般不超过0.1 mV
   E. 早期复极引起的ST段上抬大多属于正常变异

46. 急性肺脓肿抗菌治疗的疗程是
   A. 4～6周
   B. 6～8周
   C. 8～12周
   D. 12～16周
   E. 16～30周

47. 下列急性有机磷杀虫药中毒的临床表现，能提示中度中毒的是
   A. 瞳孔缩小
   B. 心率减慢
   C. 呕吐，腹泻
   D. 胸背部肌肉颤动
   E. 出汗、流涎

48. 急性上呼吸道感染不会并发或继发的疾病是
   A. 气管-支气管炎
   B. 急性鼻窦炎
   C. 肺结核
   D. 中耳炎
   E. 心肌炎

49. 因肺结核引起的支气管扩张，湿啰音最常见的部位是
   A. 肺底部
   B. 肺尖部
   C. 腋窝部
   D. 肩胛间区
   E. 双肺弥漫

50. 急性呼吸窘迫综合征所致难治性低氧血症的最主要机制是

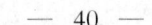

A. 限制性通气功能障碍
B. 弥散功能障碍
C. 通气/血流比例失调
D. 分流率增加
E. 呼吸功增加

51. 低钾血症最初的表现为
    A. 多尿
    B. 心脏传导失常
    C. 肌无力
    D. 呕吐
    E. 心律失常

52. 吸入性肺脓肿多发生于右肺，最主要的原因是
    A. 右主支气管较细
    B. 右主支气管较短
    C. 右主支气管陡直，较粗大
    D. 右主支气管周围淋巴结多
    E. 右主支气管较长

53. 诊断阵发性睡眠性血红蛋白尿症最有意义的血细胞膜免疫标志是
    A. CD19、CD20
    B. CD3、CD4
    C. CD33、CD34
    D. CD3、CD8
    E. CD55、CD59

54. 诊断肺栓塞的"金标准"是
    A. 超声心动图
    B. CT
    C. PET
    D. 肺通气/灌注显像
    E. 肺血管造影

55. 在梗阻性黄疸中，鉴别胆总管结石和胰头癌的主要依据是
    A. 血尿淀粉酶变化时间和幅度
    B. 黄疸进行性加重
    C. 皮肤瘙痒
    D. 肝功能改变分析
    E. 胆囊肿大

56. 下列不属于心包穿刺指征的是
    A. 心脏压塞
    B. 原因不明的心包积液
    C. 证实心包积液存在
    D. 心包积脓
    E. 心包内药物治疗

57. 下列主要用于指导ARDS机械通气参数设置的呼吸环是

A. 流速-容积环
B. 动态压力-容积环
C. 静态压力-容积环
D. 流速-时间环
E. 压力-时间环

58. 尿毒症患者最常见的血脂代谢异常为
    A. 甘油三酯增高
    B. 胆固醇增高
    C. HDL增高
    D. LDL降低
    E. VLDL降低

59. 关于肺炎致病菌，下列说法错误的是
    A. 医院获得性肺炎以需氧革兰染色阴性杆菌为主，主要包括铜绿假单胞菌、肺炎克雷伯菌、流感嗜血杆菌、大肠埃希菌等
    B. 社区获得性肺炎仍以肺炎链球菌为主，军团菌肺炎的发病率有所升高
    C. 革兰阴性杆菌在社区获得性肺炎中占比例较低，在医院内获得性肺炎中占比例较高
    D. 常见的耐药菌有铜绿假单胞菌、金黄色葡萄球菌、肺炎克雷伯菌等，其中社区获得性肺炎的致病菌耐药的比率较高
    E. 细菌性肺炎大致可分为需氧革兰染色阳性球菌、需氧革兰染色阴性菌、厌氧菌

60. 按诊疗同意制度，无法取得患者意见又无家属或者关系人在场，或者遇到其他特殊情况时，处理措施是
    A. 可以由经治医师与其他医师商量后决定施行
    B. 可以由经治医师决定施行
    C. 经治医师提出处置方案后，由无利害关系的人（2人以上）在场见证下施行
    D. 经治医师提出处置方案，取得医疗机构负责人批准后实施
    E. 经治医师决定，其他医护人员在场见证情况下施行

61. 钩端螺旋体病雨水型的传染源是
    A. 鼠，牛
    B. 鼠，猪
    C. 猪，犬
    D. 猪，羊
    E. 犬，牛

62. 关于哮喘发病机制，下列错误的是
    A. cAMP水平上升
    B. cGMP水平上升
    C. β受体功能低下
    D. α受体兴奋
    E. 炎症介质增多

63. 有关肺结核的预防性化学治疗方案，下列正确的是
    A. 异烟肼＋利福平＋乙胺丁醇，顿服3个月
    B. 异烟肼300 mg/d，顿服3个月
    C. 异烟肼＋利福平，顿服半年

D. 异烟肼 300 mg/d,顿服 1 年
E. 异烟肼＋利福平,顿服 3 个月

64. 上消化道出血的特征性表现为
    A. 呕血与黑便
    B. 失血性周围循环衰竭
    C. 发热
    D. 氮质血症
    E. 贫血

65. 成人心肺复苏的合理顺序是
    A. 胸外按压—人工呼吸—开放气道
    B. 开放气道—人工呼吸—胸外按压
    C. 开放气道—胸外按压—人工呼吸
    D. 人工呼吸—胸外按压—开放气道
    E. 胸外按压—开放气道—人工呼吸

66. 合并急性左心衰竭的阵发性室上性心动过速,最佳治疗是
    A. 静脉注射维拉帕米
    B. Valsalva 动作
    C. 直流电复律
    D. 置入起搏器
    E. 射频消融

67. 糖尿病患者最基础的治疗措施是
    A. 医学营养治疗
    B. 适当体育锻炼
    C. 双胍类降血糖药
    D. 磺脲类降血糖药
    E. 胰岛素

68. 以下关于再障的叙述,不正确的是
    A. 病毒感染可致病
    B. 重型再障出血、感染严重
    C. 全血细胞减少
    D. 贫血呈正细胞性
    E. 男性血红蛋白达 110 g/L 符合基本治愈

69. 确诊流行性脑脊髓膜炎最可靠的根据是
    A. 高热、头痛、呕吐
    B. 皮肤有瘀点及瘀斑
    C. 脑膜刺激征(＋)
    D. 脑脊液符合化脓性脑膜炎改变
    E. 细菌学检查(涂片和细菌培养)阳性

70. 卫生行政部门接到传染病菌种丢失,向本级人民政府报告时限为
    A. 1 小时
    B. 2 小时
    C. 4 小时
    D. 6 小时
    E. 24 小时

71. 病态窦房结综合征的临床表现不包括
    A. 头晕、乏力
    B. 心悸、胸闷
    C. 尿量减少
    D. 血压升高
    E. 晕厥或抽搐

72. 适宜使用洋地黄类药物的情况是
    A. 快速心房颤动
    B. 三度房室传导阻滞
    C. 预激综合征伴心房颤动
    D. 病态窦房结综合征
    E. 二度Ⅱ型房室传导阻滞

73. 肝硬化患者血清免疫学检查,发现免疫球蛋白的 IgM 显著增加,血清抗线粒体抗体强阳性(1∶128),最可能的诊断是
    A. 肝炎后肝硬化
    B. 原发性胆汁性肝硬化
    C. 酒精性肝硬化
    D. 血吸虫性肝硬化
    E. 血色病所致肝硬化

74. 2 型糖尿病的特点是
    A. 都有"三多一少"表现
    B. 患者体型均较肥胖
    C. 患者空腹血糖都增高
    D. 空腹尿糖均呈阳性
    E. 发病机制多为胰岛素抵抗

75. 慢性支气管炎的临床分期为
    A. 代偿期、失代偿期和衰竭期
    B. 急性发作期、慢性迁延期和稳定期
    C. 急性发作期和临床缓解期
    D. 急性发作期、慢性迁延期和临床缓解期
    E. 活动期、缓解期和稳定期

76. 不属于原发性肾病综合征常见的病理类型是
    A. 微小病变型肾病
    B. 系膜增生性肾炎
    C. 毛细血管内增生性肾炎
    D. 膜性肾病
    E. 局灶性节段性肾小球硬化

77. 甲状腺功能减退症的表现是
    A. FT_3 正常、FT_4 正常、TSH 正常
    B. FT_3 正常、FT_4 正常、TSH 减低

C. FT_3减低、FT_4减低、TSH减低

D. FT_3减低、FT_4减低、TSH增高

E. FT_3增高、FT_4减低、TSH增高

78. 下列不属于溃疡性结肠炎病理表现的是

A. 隐窝脓肿

B. 节段性全壁炎

C. 浅表小溃疡

D. 病变主要在黏膜层

E. 杯状细胞减少

79. 在乙型肝炎患者血清中，不能检测到的乙肝病毒标志物是

A. HBsAg

B. 抗-HBs

C. HBeAg

D. HBcAg

E. 抗-HBc

80. 可确诊反流性食管炎的依据是

A. 食管测压异常

B. 胃镜发现食管下段黏膜破损

C. 食管酸监测异常

D. 反酸烧心症状

E. ^{13}C尿素呼气试验阳性

81. 有关COPD、Ⅱ型呼吸衰竭患者机械通气的论述，正确的是

A. 应采用大潮气量（10～15 mL/kg）

B. 禁用PEEP，因为容易造成气压伤

C. 应采用小潮气量（7～10 mL/kg）

D. 机械通气的目标是使血气达到正常水平

E. 为防止上消化道出血的发生，应常规应用H_2受体拮抗药或质子泵抑制剂抑制胃酸

82. 下列用于鉴别原发性与继发性甲状腺功能减退的指标是

A. TSH

B. TT_3

C. TT_4

D. FT_3

E. FT_4

83. 哮喘重症发作，PaO_2 60 mmHg，$PaCO_2$ 60 mmHg，pH 7.34。病情严重的主要根据是

A. 双肺哮鸣音

B. 端坐呼吸

C. 发绀

D. 低氧血症

E. 二氧化碳潴留

84. 下列稽留热最常见的疾病是

A. 疟疾

B. 大叶性肺炎

C. 急性肾盂肾炎

D. 支原体肺炎

E. 肺癌

85. 在治疗肺炎链球菌肺炎使用青霉素时，错误的方法是

A. 轻症患者每次肌注80万U，每8小时1次

B. 轻症患者可用普鲁卡因青霉素，每12小时肌内注射60万U

C. 病情稍重者每日剂量240万～480万U，可分3次静脉滴注

D. 病情稍重者静脉滴药时每天用量应一次滴完

E. 对青霉素过敏者不可使用此药

86. 女，55岁。拔牙后间断发热2个月。既往有室间隔缺损病史。实验室检查：血培养为草绿色链球菌。最有助于明确发热病因的检查是

A. 血清补体

B. 血涂片

C. 经食管超声心动图

D. 类风湿因子

E. 眼底检查

87. 男，28岁。腰背及膝髋部痛1年，早晨活动后僵，时而双眼红痛；体检：骶髂关节处压叩痛，X线无异常，ESR 28 mm/1h末。为确诊，进一步应查

A. 双膝关节X线片

B. PPD试验

C. 血 HLA-B27

D. 血抗核抗体

E. IgM型RF

88. 男，25岁。因发热、右侧胸痛3天就诊。检查发现右侧胸腔积液。胸水常规示渗出液，细胞分类单核细胞占0.8。家庭中有结核病患者密切接触史。疑诊结核性胸膜炎，下列检查对诊断最有意义的是

A. X线胸片显示肺内病变

B. 胸水 pH 降低

C. 结核菌素阳性反应

D. 胸水腺苷脱氢酶（ADA）增高

E. 胸水乳酸脱氢酶（LDH）增高

89. 女，50岁。发作性呼吸困难5年，再发5天，伴咳嗽、咳白色泡沫痰。无咯血、发热，有甲状腺功能亢进病史1年。查体：血压130/90 mmHg，呼气延长，双肺可闻及哮鸣音。发生呼吸困难最可能的机制是

A. 大支气管狭窄

B. 大支气管梗阻

C. 小支气管狭窄

D. 呼吸面积减少

E. 肺泡水肿

90. 女，22岁。寒战发热，肾区疼痛，尿痛、尿频、尿急1天来院就诊。检验：尿常规白细胞满视野/HP。应选择的治疗方法是

A. 取中段尿作培养后，立即给予对革兰阴性杆菌有效的药物

B. 取中段尿作培养后,立即给予对革兰阳性球菌有效的药物
C. 取中段尿作培养,待报告后决定治疗方案
D. 取中段尿作培养和药敏试验,待报告后决定给药方案
E. 对症治疗和酸化尿液

91. 男,68岁。进食后上腹胀满伴剑突下疼痛及气短6个月,乏力、消瘦1个月。胸片提示左心影后气液平面。首先考虑的诊断为
    A. 心绞痛
    B. 慢性胃炎
    C. 贲门癌
    D. 食管裂孔疝
    E. 肺包虫病

92. 男,36岁。3年前确诊为慢性粒细胞白血病(慢粒),近2周来持续发热,贫血进行性加重,伴骨关节疼痛来诊。拟诊慢粒急变收住院。下列检查结果不符合慢粒急变标准的是
    A. 外周血或骨髓中原始细胞≥0.20(20%)
    B. WBC急剧升高>800×10⁹/L,脾进行性肿大
    C. 骨髓中原始细胞加早幼粒细胞≥0.50(50%)
    D. 外周血中原始细胞加早幼粒细胞≥0.30(30%)
    E. 骨髓外肿块活检为原始细胞浸润

93. 女,43岁。诊断风湿性心脏瓣膜病20余年。查体:心前区未触及震颤,胸骨左缘第3肋间可闻及舒张期叹气样杂音,心尖部可闻及舒张早中期杂音,S_1减弱。最可能的诊断是
    A. 主动脉瓣器质性狭窄伴二尖瓣器质性狭窄
    B. 主动脉瓣相对性狭窄伴二尖瓣相对性狭窄
    C. 主动脉瓣关闭不全伴二尖瓣相对性狭窄
    D. 主动脉瓣关闭不全伴二尖瓣器质性狭窄
    E. 主动脉瓣相对性狭窄伴二尖瓣器质性狭窄

94. 女,19岁。因发热伴头痛、烦躁2天,于1月28日入院。查体:T 39℃,BP 130/80 mmHg,精神差、神志清楚,全身散在瘀点、瘀斑,颈抵抗阳性,Kernig及Babinski征均阳性。实验室检查:腰椎穿刺脑脊液压力240 mmH₂O,外观混浊,WBC 1200×10⁶/L,蛋白质1.5 g/L,糖2.5 mmol/L,氯化物100 mmol/L。本病蛛网膜切片的病理改变不包括
    A. 血管扩张充血
    B. 可见大量中性粒细胞
    C. 可见大量淋巴细胞和单核细胞
    D. 明显水肿
    E. 可见纤维素

95. 男,55岁。急性肾衰竭患者,血钾5.6 mmol/L,下列治疗措施有原则性错误的是
    A. 10%氯化钾20 mL静脉滴注
    B. 口服阳离子交换型树脂15 g,1日3次
    C. 山梨醇5 g,每2小时口服1次
    D. 5%碳酸氢钠溶液100 mL,缓慢静脉滴注
    E. 25%葡萄糖溶液加胰岛素(3~5 g∶1 U)200 mL,缓慢静脉滴注

96. 男,40岁。右大腿挤压伤后发生化脓性感染10天。观察中血压下降至80/60 mmHg,脉细速。其扩容治疗应首选

A. 葡萄糖溶液
B. 平衡盐溶液
C. 全血
D. 血浆
E. 碳酸氢钠溶液

97. 男,52岁。体重79 kg,因突发呼吸费力入院,经CTPA检查诊断为急性肺栓塞,现血压为78/62 mmHg,最适宜的药物治疗是
    A. 立即输注羟乙基淀粉500 mL
    B. 立即输注生理盐水500 mL
    C. 立即输注葡萄糖500 mL
    D. 立即用去甲肾上腺素
    E. 先抗凝再升血压

98. 女,68岁。双下肢及颜面水肿1周,尿蛋白8.8 g/24 h,肾活检病理诊断为膜性肾病,对其主要治疗应是
    A. 强的松足量足疗程治疗
    B. 强的松联合环磷酰胺
    C. 硫唑嘌呤治疗
    D. 静脉注射白蛋白
    E. 口服血管紧张素转化酶抑制剂

99. 男,23岁。曾口服格鲁米特(导眠能)过量住院,行气管插管和机械通气。出院后,有进行性呼吸困难6周,最可能异常的肺功能试验为
    A. 最大呼气流速
    B. 最大吸气压
    C. 吸气和呼气最大流量曲线
    D. 动脉血氧分压
    E. 一氧化碳弥散量

100. 男,54岁。幼年患麻疹后反复咳嗽,迁延不愈。常咳脓痰伴咯血。近2周咳嗽加重,咳大量脓性臭痰,伴高热、气急就诊。痰涂片见革兰阳性菌和阴性菌,痰培养有需氧革兰阴性杆菌生长。感染的病原体最可能是
    A. 需氧革兰阴性杆菌
    B. 革兰阳性菌
    C. 厌氧菌
    D. 需氧革兰阴性杆菌+厌氧菌
    E. 革兰阴性杆菌+真菌

101. 女,18岁。低热、腹痛、腹部轻微压痛、腹泻伴腹胀2个月。查体:腹壁揉面感,腹部移动性浊音阳性。腹腔积液为渗出液。为明确诊断,下列检查最有价值的是
    A. 血培养
    B. 结核菌素试验
    C. 腹膜活检
    D. 腹腔积液细菌培养
    E. 血沉

102. 女,58岁。因突发持续性胸痛2小时入院。心电图如下,考虑诊断为

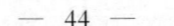

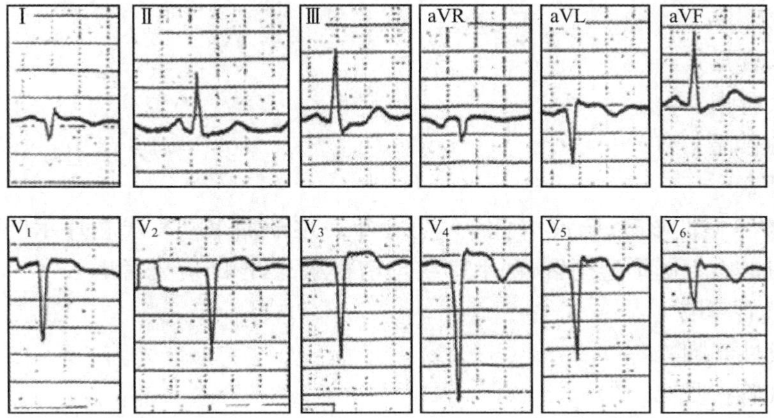

A. 心肌病
B. 急性心包炎
C. 急性下壁心肌梗死
D. 急性前间壁心肌梗死
E. 急性广泛前壁心肌梗死

103. 女孩,6岁。3天来发热,T 38.2 ℃,伴食欲减退、恶心、呕吐,尿黄,卧床不愿动。查血 ALT 1260 IU/L,TBil 60 μmol/L,出生时已接种过乙肝疫苗。患者最可能的疾病是
A. 丁型病毒性肝炎
B. 丙型病毒性肝炎
C. 乙型病毒性肝炎
D. 甲型病毒性肝炎
E. 戊型病毒性肝炎

104. 男,55岁。2小时前误服美曲膦酯(敌百虫)50mL,来院急诊救治。体检:患者神志不清,脉搏稍快,呼吸有蒜臭味。应首先做的处理是
A. 2%碳酸氢钠溶液洗胃
B. 1∶5000高锰酸钾洗胃
C. 50%硫酸镁溶液导泻
D. 给予解毒剂
E. 清水催吐

105. 女,36岁。平素身体健康,2周前腹痛、腹泻时查尿常规示白细胞20个/HP,红细胞3个/HP,诊断为泌尿系感染,考虑其感染途径最可能为
A. 邻近脏器直接感染
B. 通过淋巴管感染
C. 血行感染
D. 上行感染
E. 尿路梗阻反流引起感染

106. 女,30岁。体检时发现血尿。下列说法不正确的是
A. 该患者新鲜尿液离心后尿沉渣镜检红细胞>3个/HP
B. 该患者如伴较大量蛋白尿,多为肾小球源性血尿
C. 该患者如伴红细胞管型,多为非肾小球源性血尿
D. 为明确诊断,下一步检查首选尿相差显微镜检查

E. 必要时做双肾B超

107. 某护士遵照医嘱给患者服药,待患者服药后该护士才想起用错药,就漫不经心地站在走廊对其他护士大喊:"老张头儿吃错药了!"此话被患者听到后,急忙自己寻来肥皂水喝下打算把"错药"呕吐出来,结果引发严重呕吐加上心力衰竭当场死亡。事后经查吃错的药是维生素B_6。对此案,下列说法正确的是
A. 护士不应该把真相说出来
B. 医护人员的语言和行为都要从有利于患者和不伤害患者的角度出发
C. 患者去喝肥皂水致死,这是他自己的责任,不关医护人员的事
D. 患者缺乏相应的医学知识而造成了这样的恶果
E. 维生素B_6是有益身体健康的,吃错了无妨

108. 女,40岁。突发上腹痛、恶心8小时。疼痛由局部逐渐波及全腹,伴发热。既往十二指肠溃疡病史20年。查体:T 38.4 ℃,P 104次/分,R 26次/分,BP 110/70 mmHg。肺呼吸音清,未闻及干湿啰音,心律齐,全腹肌紧张,压痛和反跳痛阳性,肠鸣音消失。对这种疾病的描述,错误的是
A. 保守治疗无效后需剖腹探查
B. 若诊断和治疗延误易致中毒性休克
C. 常伴有代谢性碱中毒
D. 继发性腹膜炎较原发性腹膜炎多见
E. 大多数合并麻痹性肠梗阻

109. 一位年轻的未婚妇女因子宫出血过多住院。患者主诉子宫出血与她的月经有关,去年就发生过几次。医师按照其主诉施行相应的治疗。一位正在妇科实习的护士和患者很谈得来,成为无话不谈的好朋友。在一次聊天中谈及病情时,患者说自己是因为服用了流产药物而造成的出血不止,并要求这位护士为她保密。根据上述描述,实习护士应该
A. 因为不会威胁到患者的生命,所以应该保密
B. 遵守保密原则,不将患者真实情况告诉医师
C. 为了患者的治疗,应该说服患者将真实情况告诉医师,但一定要为患者保密
D. 拒绝为她保密的要求
E. 了解病因、病史是医师的事,与护士无关,所以应尊重患者的决定

110. 男,25岁。1型糖尿病诊断10年,胰岛素治疗10年,下列对1型糖尿病诊断最有意义的抗体是
A. TgAb
B. GAD65抗体
C. 抗dsDNA抗体
D. 抗过氧化物酶抗体
E. 抗线粒体抗体

111. 女,38岁。四肢无力,双下肢水肿及皮下出血点2个月,查尿蛋白(++),红细胞(++),ANA(+),有光过敏,诊断最可能是
A. 多发性肌炎
B. 系统性红斑狼疮
C. 急性肾小球肾炎
D. 慢性肾小球肾炎
E. 过敏性紫癜

112. 男,38岁。间断活动后尿色加深1周。既往反复痛风发作2年。查体:BP 120/80mmHg。尿常规:RBC 40~50个/HP,WBC 3~5个/HP,尿蛋白(—)。首选的进一步检查是
    A. 尿脱落细胞检查
    B. 肾脏增强CT
    C. 尿红细胞形态
    D. 清洁中段尿培养
    E. 肾穿刺活检

113. 男,23岁。因受凉后突起高热,右侧胸痛,咳嗽伴铁锈色痰3d来院急诊。X线片示右下肺大片密实阴影。拟诊肺炎链球菌肺炎。关于病原菌的致病性和病理改变,下列说法不正确的是
    A. 病变主要为肺泡腔内炎症渗出,肺泡结构很少破坏
    B. 在少数免疫功能低下者可导致机化性肺炎
    C. 常见肺脓肿形成
    D. 可以并发胸膜炎,甚至脓胸
    E. 病原菌的致病性源于其侵袭力,而非毒素

114. 女,20岁。持续发热,腹泻10天,2~3次/日,便中有黏液,右下腹隐痛,头痛、恶心、呕吐一次,伴食欲减退。查体:T 39℃,意识清,表情淡漠,肝肋下2cm,脾肋下1cm。末梢血WBC 2.9×10^9/L,N 0.80,L 0.20。粪便常规:WBC(+),RBC少许,未见虫卵,粪便培养无致病菌生长。为确诊,最关键的检查方法是
    A. 血培养致病菌
    B. 骨髓穿刺常规检查
    C. 粪便细菌培养
    D. 肥达反应
    E. 粪便检查阿米巴原虫

115. 男,50岁。农民。有痔疮史20年,因近1年头昏、乏力、面色苍白就诊。体检:重度贫血貌、皮肤干燥、反甲。患者不同意进行任何检查,要求给予药物治疗。医生给予铁剂试验性治疗。关于试验性治疗说法,错误的是
    A. 口服铁剂1周后网织红细胞明显上升,随后又降至正常
    B. 有慢性腹泻使用注射铁剂做试验,可见同样反应
    C. 治疗2周后血红蛋白才开始上升
    D. 网织红细胞上升程度与原来贫血程度无相关性
    E. 网织红细胞上升平均为0.06~0.08(6%~8%),范围0.02~0.16(2%~16%)

116. 一建筑工地因盲目施工使煤气管破裂,煤气外溢,致使多名工人及附近居民中毒。此时最有效的抢救措施是
    A. 血液透析
    B. 20%甘露醇快速静脉滴
    C. 冬眠治疗
    D. 鼻导管吸氧
    E. 转移至空气新鲜的地方

117. 女,12岁。突发寒战,高热,腰痛,肾区有叩痛,尿白细胞20~30个/HP,尿蛋白(+),血白细胞15×10^9/L,目前的治疗应首选
    A. 磺胺
    B. 氨苄青霉素
    C. 庆大霉素
    D. 氧氟沙星
    E. 四环素

118. 男,54岁。慢性咳嗽、咳痰10年,气急3年。逐渐加重。X线胸片示肋间隙增宽,两肺透亮度增加,右上圆形透亮区,两下肺纹理增粗紊乱,诊断应先考虑
    A. 支气管哮喘
    B. 自发性气胸
    C. 支气管扩张
    D. 慢性阻塞性肺疾病
    E. 慢性支气管炎

119. 女,28岁。农民。头昏、心悸、颜面苍白5年,并感吞咽困难,血红蛋白45g/L,红细胞2.0×10^{12}/L,白细胞及血小板正常,血片见红细胞大小不均,以小细胞为主,中心染色过浅,首选的抗贫血制剂为
    A. 叶酸
    B. 泼尼松
    C. 口服铁剂
    D. 雄激素
    E. 维生素B_{12}

120. 女,50岁。对称性多关节肿痛伴晨僵1年余,血RF 1:40(+),ESR 100mm/h。患者目前暂不考虑的治疗措施是
    A. 非甾体抗炎药
    B. 甲氨蝶呤
    C. 环磷酰胺
    D. 泼尼松
    E. 关节手术

121. 女,26岁。反复双下肢皮肤紫癜,月经增多1年。脾肋下刚触及。病前无服药史。WBC 9.6×10^9/L,Hb 101g/L,PLT 24×10^9/L。骨髓增生活跃,巨核细胞75个,ESR、尿常规、肝肾功能正常,最可能的诊断是
    A. 再生障碍性贫血
    B. ITP
    C. TTP
    D. SLE
    E. 过敏性紫癜

122. 男,67岁。肺源性心脏病急性加重期患者。血气分析:pH 7.25,$PaCO_2$ 70mmHg,HCO_3^- 30mmol/L;对其酸碱失衡的治疗措施应为
    A. 静脉滴注5%碳酸氢钠
    B. 静脉滴注盐酸精氨酸
    C. 给予利尿剂
    D. 补充氯化钾
    E. 改善通气功能

123. 男,65岁。咳嗽,痰中带血伴喘息3个月,头面部及双上肢肿胀2周。胸部X线片示右肺门影增大,右肺可见不规则分叶状团块影,右上纵隔明显增宽。最可能的诊断是
    A. 纵隔肿瘤
    B. 肺结核
    C. 中央型肺癌
    D. 周围型肺癌
    E. 肺炎

124. 某大型企业计划在自然疫源地兴建旅游建设项目,在征询意见时,有专家提醒,根据《传染病防治法》规定,应当事先由法定单位对该项目施工环境进行卫生调查。该法定单位是
    A. 省级以上旅游主管部门
    B. 省级以上疾病预防控制机构
    C. 国务院卫生行政主管部门
    D. 省级以上环境保护主管部门
    E. 省级以上环境监测评价机构

125. 男,55岁。因持续胸痛10小时收入院。查体:BP 120/80 mmHg,高枕卧位,双肺可闻及较多细湿啰音,啰音范围大于1/2肺野。心电图示 $V_1 \sim V_4$ 导联ST段抬高 0.2～0.4 mV。该患者的心功能分级是
    A. Killip Ⅱ级
    B. NYHA Ⅲ级
    C. NYHA Ⅳ级
    D. Killip Ⅳ级
    E. Killip Ⅲ级

126. 女,48岁。上腹疼痛7年。餐前痛、伴反酸,近日疼痛加重,且呈持续性向腰背部放射,有时低热。胃肠钡餐示十二指肠球部变形。血白细胞 $11 \times 10^9/L$,中性粒细胞78%。诊断首先考虑为
    A. 十二指肠癌
    B. 胃溃疡
    C. 胃癌
    D. 十二指肠穿透性溃疡
    E. 胃黏膜脱垂

127. 男,16岁。发热,贫血,出血,肝脾肿大,全血细胞减少,骨髓原始细胞占90%,POX(－),非特异性酯酶(－),诊断为
    A. 急淋白血病
    B. 慢粒白血病
    C. 急粒白血病 M_3 型
    D. 慢淋白血病
    E. 淋巴瘤

128. 女,46岁。劳力性心慌、气短5年。查体:肝肋下3cm,质地韧,边缘钝,轻压痛。肝颈静脉回流征阳性,该患者最可能的诊断是
    A. 脂肪肝
    B. 肝炎
    C. 肝淤血
    D. 肝硬化
    E. 肝癌

129. 男,28岁。吸烟患者。因低热、咳嗽2个月,痰中带血1周来院门诊。查体:T 37.5℃,双侧颈后可触及多个可活动的淋巴结,右上肺可闻及支气管肺泡音。胸片示右上肺云雾状阴影。最可能的诊断是
    A. 原发性肺结核
    B. 血行播散性肺结核
    C. 浸润性肺结核
    D. 支气管肺癌
    E. 慢性纤维空洞性肺结核

130. 女,45岁。误服乐果500 mL,昏迷2小时来诊。清水洗胃1500 mL时,因抽出液为血性,停止洗胃。同时给予阿托品静脉注射,解磷定静脉滴注,治疗10小时神志转清,继续治疗至症状完全消失。第4天起阿托品减量维持,停用解磷定,当晚突发气促,口唇发绀,出汗,双肺底散在湿啰音,HR 72次/分。最可能的原因为
    A. 急性左心衰竭
    B. ARDS
    C. 治疗药物减量过早
    D. 洗胃不彻底,农药重新吸收
    E. 乐果在肝脏氧化后毒性增强

131. 男,10岁。发热,关节肿痛,皮肤出现环形红斑,心率增快出现奔马律,血沉增快。经治疗上述症状、体征消失后,需预防继发性疾病的方法是
    A. 避免关节损伤
    B. 忌海鲜
    C. 减少体育运动
    D. 长效青霉素肌内注射
    E. 激素吸入维持

132. 男,68岁。间断性下腹痛、腹泻6个月,乏力、面色苍白2个月。查体:右下腹压痛,可触及 4cm×2cm 边界欠清的包块,质地硬,轻压痛。Hb 86 g/L。最可能的诊断是
    A. 慢性细菌性痢疾
    B. 肠结核
    C. 克罗恩病
    D. 慢性阑尾炎
    E. 结肠癌

133. 男,25岁。双膝关节及踝关节肿痛10天,发病前3周有腹泻病史。血清RF阴性,受累关节X线无明显改变,最可能诊断为
    A. 类风湿关节炎
    B. 风湿性关节炎
    C. 反应性关节炎
    D. 骨关节炎
    E. 感染性关节炎

134. 男,24岁。间断心悸1个月余。心悸时心电图示窦性心律,可见提前出现的宽大畸形的QRS波群,QRS时限0.16秒,其间无P波,代偿间期完全。期前收缩后代偿间期形成的

生理学机制是
A. 房-室延搁
B. 心肌传导速度不均一
C. 自律细胞兴奋性增加
D. 心内兴奋传导途径多变
E. 心肌有效不应期长

135. 女,42岁。腹痛、发热48小时,血压80/60 mmHg,意识清楚,面色苍白,四肢湿冷,全腹肌紧张,肠鸣音消失,首先考虑的诊断是
A. 感染性休克
B. 神经源性休克
C. 过敏性休克
D. 心源性休克
E. 低血容量性休克

136. 男,19岁。2日来出现皮肤紫癜,以下肢为主,两侧对称,颜色鲜红,高出皮肤表面,伴有关节痛及腹痛。最可能诊断为
A. 血小板减少性紫癜
B. 过敏性紫癜
C. 急性白血病
D. 急性关节炎
E. 急腹症

137. 女,28岁。患糖尿病5年,消瘦,血糖常在16.7 mmol/L以上,易出现酮症,胰岛素释放试验低平型,较好的治疗方案是
A. 运动疗法+饮食疗法+胰岛素
B. 饮食疗法+胰岛素
C. 饮食疗法+胰岛素+格列吡嗪
D. 单纯胰岛素治疗
E. 二甲双胍(甲福明)+饮食疗法,必要时加胰岛素

138. 女,69岁。自述头痛,多次测血压为140/95 mmHg,其血压属于
A. 正常血压范围
B. 临界高血压
C. 1级高血压
D. 2级高血压
E. 3级高血压

139. 男,40岁。发现心脏杂音2年,以下对明确风湿性心脏病诊断最有价值的结果是
A. 超声心动图示二尖瓣前叶曲线呈城墙样
B. 超声心动图示主动脉瓣回声偏强
C. 超声心动图示肺动脉瓣少量反流
D. 超声心动图示二尖瓣少量反流
E. 超声心动图示三尖瓣少量反流

140. 男,56岁。反酸、烧心5年。胃镜检查:食管下段黏膜多发条形破损,相互融合。该患者首选的治疗药物是
A. 奥美拉唑
B. 法莫替丁
C. 硫糖铝
D. 枸橼酸铋钾
E. 铝碳酸镁

141. 女,20岁。月经增多,疑有缺铁性贫血,下列检查对诊断最有意义的是
A. 血清铁降低
B. 总铁结合力增高
C. 游离原卟啉降低
D. 血清铁蛋白降低
E. 钴盐吸收降低

142. 女,50岁。间断上腹部胀痛3年,胃镜提示慢性非萎缩性胃炎,Hp阳性。最佳治疗方案是
A. 铋剂+PPI+2种抗生素
B. 抑酸剂
C. 保护胃黏膜
D. PPI+2种抗生素
E. 前列腺素

143. 女,50岁。肥胖。因子宫颈癌准备行根治术,术前查空腹血糖8.9 mmol/L,餐后2小时血糖11.8 mmol/L。既往无糖尿病史。控制血糖应给予的最主要治疗是
A. 双胍类口服降糖药
B. 磺脲类口服降糖药
C. α-葡萄糖苷酶抑制剂
D. 长效胰岛素
E. 普通胰岛素

144. 男,65岁。慢性萎缩性胃炎10余年,1个月来纳差、消瘦,首先应考虑的诊断是
A. 功能性消化不良
B. 胃癌
C. 胃溃疡
D. 慢性胰腺炎
E. 反流性食管炎

145. 慢性乙肝患者,发热4天,体温38℃,伴恶心、呕吐,尿色加深,实验室检查:ALT 800 U/L,胆红素定量120 μmol/L,抗-HEV IgM(+)。诊断应考虑
A. 慢性乙型肝炎,急性戊型肝炎
B. 慢性乙型肝炎活动
C. 慢性乙型肝炎,急性丁型肝炎
D. 慢性重型肝炎
E. 亚急性重型肝炎

146. 男,16岁。全身水肿,尿少,尿蛋白(++++)。用糖皮质激素治疗过程中,突发右下肢不对称性肿胀伴胀痛,最可能的原因是
A. 高尿酸血症
B. 动脉栓塞
C. 右下肢静脉血栓形成

D. 右下肢静脉炎

E. 肾性骨病

147. 女,24岁。新婚,突然有尿频、尿急、尿痛即来院就诊,尿蛋白微量、尿沉渣镜检白细胞多数。最可能的诊断是

A. 急性尿道炎

B. 急性膀胱炎

C. 急性肾盂肾炎

D. 反复发作性膀胱炎

E. 慢性肾盂肾炎急性发作

148. 女,50岁。间断干咳5年,无胸痛、低热、咯血等,抗感染治疗效果不佳。查体:无明显阳性体征。胸部X线片未见明显异常。首先考虑的诊断是

A. 支原体肺炎

B. 咳嗽变异性哮喘

C. 支气管结核

D. 支气管扩张

E. 慢性支气管炎

149. 女,22岁。经常患感冒,近期出现心悸,不能平卧,下肢水肿。查体:颈静脉稍充盈,心界向两侧扩大明显,心尖部第一心音低,有病理性第三心音,无杂音。最可能诊断为

A. 风湿性心脏病

B. 急性风湿热

C. 亚急性感染性心内膜炎

D. 病毒性心肌炎

E. 扩张型心肌病

150. 女,22岁。右颈部肿大2个月,无发热,病理检查为大细胞性淋巴瘤,骨髓活检未见淋巴瘤细胞。应选择的治疗方案是

A. CHOP

B. 局部照射

C. 全淋巴结照射

D. 化疗+局部放疗

E. 扩大照射

151. 女,26岁。近1周出现右侧胸痛、呼吸困难伴发热,查体:T 38.5℃,右下肺叩诊浊音,呼吸音减低。行抽液治疗时,患者感到呼吸困难有减轻。但抽液1200 mL时患者气促加重,伴剧烈咳嗽、咳大量泡沫样痰。最可能的原因是

A. 胸膜反应

B. 并发气胸

C. 并发肺水肿

D. 纵隔摆动

E. 胸腔积液

152. 男,30岁。酒宴后出现上腹部剧烈疼痛,呕吐,可能是

A. 胰腺炎

B. 结核性腹膜炎

C. 病毒性肝炎

D. 脾破裂

E. 细菌性痢疾

153. 男,70岁。进行性贫血1年,面色苍白、乏力半年,腰痛1个月。查体:肝脾不大。Hb 80 g/L,WBC 4.0×10^9/L,PLT 70×10^9/L;骨髓异常,浆细胞 0.54,血清蛋白电泳出现 M 蛋白,尿蛋白(+++);腰椎X线片示骨质疏松和圆形穿凿样骨损害。最可能的诊断为

A. 急性白血病

B. 骨髓转移癌

C. 多发性骨髓瘤

D. 类风湿关节炎

E. 淋巴瘤

154. 女,27岁。突发寒战高热,伴腹痛,腹泻十余次,粪便质少,为黏液脓血便,便细菌培养痢疾杆菌阳性;便常规:脓液(++),红细胞 6个/HP,白细胞满视野/HP。该患者首选的治疗药物是

A. 氨苄西林

B. 红霉素

C. 诺氟沙星

D. 氯霉素

E. 利巴韦林

155. 女,23岁。突发心悸半小时,自数脉率为180次/分,脉律齐。将面部沉浸在冰水中,心悸突然好转,自数脉率为70次/分,脉律齐。冷刺激使其症状缓解的最主要机制是

A. 房室交界区不应期延长

B. 窦房结细胞自律性增强

C. 异常传导的兴奋性增高

D. 房室延搁时间缩短

E. 房室交界区细胞4期自动去极化减弱

156. 女,17岁。疲乏无力、心烦易怒、怕热多汗半年,易饿,体重下降11 kg,月经量减少,经期仅1~2天。查体:BP 140/70 mmHg,皮肤微潮,手有细颤,轻微突眼,甲状腺Ⅰ度弥漫性肿大,质软,无触痛。该患者最可能的诊断是

A. 亚急性甲状腺炎

B. 糖尿病

C. 单纯性甲状腺肿

D. 自主神经功能紊乱

E. Graves 病

157. 女,58岁。反复咳嗽、咳痰15年,气短5年,近1周来发热、气促、双下肢水肿而入院。查体:BP 140/90 mmHg,唇发绀,颈静脉怒张,桶状胸,双肺叩诊呈过清音,可闻及干、湿啰音,P_2亢进,心率110次/分,可闻及期前收缩(3次/分),剑突下见心脏搏动,肝肿大(右肋下4.5 cm),质软,压痛(+)、肝颈静脉回流征阳性,下肢凹陷性水肿。该患者首选的治疗是

A. 有效控制感染

B. 快速推注强心剂

C. 快速推注强利尿剂

D. 快速纠正心律失常
E. 快速静滴扩血管药物

158. 男,15岁。突起四肢无力2天。查体：四肢肌力2级,肌张力低,腱反射消失,病理征未引出,无明显感觉障碍,双侧腓肠肌握痛。最可能的诊断是
    A. 重症肌无力
    B. 周期性瘫痪
    C. 吉雷-巴雷综合征
    D. 多发性肌炎
    E. 急性脊髓炎

159. 男,45岁。行走时右小腿和足部出现间歇性疼痛1年余。近3个月夜间呈持续性疼痛,足趾呈紫黑色、干冷。吸烟史20余年,每日40支。该患者不应选择的治疗措施是
    A. 严格戒烟
    B. 手术治疗
    C. 高压氧舱治疗
    D. 热疗
    E. 给予止痛剂及镇静剂

160. 女,16岁。心慌、多汗、手颤2个月。无明显突眼,甲状腺Ⅰ度弥漫性肿大。血游离T_3、T_4增高,TSH降低。肝、肾功能正常,血白细胞$6.8×10^9/L$,诊断为甲亢。既往无甲亢病史。最恰当的治疗为
    A. 核素^{131}I治疗
    B. 甲状腺部分切除术
    C. 抗甲状腺药物治疗
    D. 抗甲状腺药物治疗后手术治疗
    E. 抗甲状腺药物治疗后核素^{131}I治疗

161. 女,22岁。糖尿病3年,采用胰岛素治疗。近3天发热、呕吐伴腹泻,体温38.8℃,呼吸深快有异味,血糖20.5mmol/L,尿糖(++++),尿酮体(++)。该患者最可能的诊断是
    A. 糖尿病酮症酸中毒
    B. 高渗性非酮症糖尿病昏迷
    C. 乳酸酸中毒
    D. 急性胃肠炎
    E. 代谢性酸中毒

162. 男,5岁。低热干咳1周,加重3天,呈刺激性干咳,夜眠不安。查体：体温38℃,双肺呼吸音粗,未闻及啰音,心腹未见异常,白细胞$11×10^9/L$,中性0.70,ESR 40mm/h,胸片示右下肺呈云雾状薄片影,其最可能的诊断是
    A. 大叶性肺炎
    B. 支气管肺炎
    C. 支原体肺炎
    D. 腺病毒肺炎
    E. 嗜酸粒细胞肺炎

163. 男,74岁。反复咳嗽、咳痰30年,近5年来长期夜间家庭氧疗。1周前因受凉后出现喘息,夜间入睡困难。昨夜自服艾司唑仑2片,并将吸氧流量提高至4L/min,自觉喘息症状有所改善。今晨家属发现其呼之不应。入院查体：轻度昏迷,球结膜水肿,口唇无发绀,双肺呼吸音低,双侧Babinski征(+)。该患者最可能出现的问题是
    A. 电解质紊乱
    B. 氧中毒
    C. 肺性脑病
    D. 镇静剂中毒
    E. 脑梗死

164. 男,68岁。排便时诉胸闷,随即跌倒,呼之不应,皮肤发绀,最有助于确诊心搏骤停的临床表现是
    A. 意识丧失
    B. 呼吸停止
    C. 皮肤发绀
    D. 心音消失
    E. 桡动脉搏动消失

165. 女,36岁。呼吸困难伴声音嘶哑2个月,活动明显受限。无慢性咳嗽、咳痰、关节痛。查体：口唇发绀,颈静脉充盈,肝颈回流征阳性,P_2亢进,三尖瓣闻及3/6级收缩期杂音,双下肢水肿。应考虑
    A. 特发性肺动脉高压
    B. 风湿性心脏病
    C. 房间隔缺损
    D. 室间隔缺损
    E. 扩张型心肌病

166. 男,50岁。因哮喘急性重度发作已持续3天前来急诊。下列处理欠妥的是
    A. 大量补液,24小时不少于4000～5000mL
    B. 静脉滴注氢化可的松
    C. 缓慢(不少于30分钟)静脉注射氨茶碱0.25～0.375g,继以静脉滴注维持,24小时不超过1.0g
    D. $β_2$受体激动剂吸入
    E. 胸片、心电图、动脉血气分析、峰流速等检查

167. 男,25岁。反复腹泻2年。粪常规除见少许红、白细胞外无异常,粪细菌培养(−),纤维结肠镜检查见直肠及乙状结肠黏膜充血、水肿,质地脆、易出血。最可能的诊断是
    A. 阿米巴痢疾
    B. 细菌性痢疾
    C. 克罗恩病
    D. 慢性溃疡性结肠炎早期
    E. 直肠乙状结肠癌早期

168. 男,46岁。右下肢麻木,左下肢无力4个月,检查右腹股沟以下痛觉减退,触觉存在,左下肢音叉振动觉消失,左下肢肌力4级,左膝、踝反射亢进,左侧Babinski征(+)。该患者的体征提示
    A. 脊髓横贯损害
    B. 脊髓半离断
    C. 脊髓后索损害
    D. 脊髓前2/3损害

E. 脊髓侧索损害

169. 男,38岁。患支气管哮喘。用"沙美特罗、氟替卡松"每日3次,效果仍然不佳,则应采取的措施是
    A. 加大药物用量
    B. 加用茶碱类药物
    C. 加用白三烯调节剂口服
    D. 改用色甘酸钠
    E. 加用酮替芬

170. 男孩,4岁。发热,咳脓痰2周,体温波动于38~39℃,X线胸片示右肺下叶大片致密影,右侧胸腔积液,最常见的致病菌为
    A. 流感嗜血杆菌
    B. 厌氧菌
    C. 肺炎链球菌
    D. 大肠埃希菌
    E. 葡萄球菌

171. 男,16岁。今日突发呼吸困难,发作前有鼻痒、喷嚏、流涕、干咳。体检:血压正常,端坐呼吸,额部出汗,双肺有哮鸣音,心率110次/分,律齐,无杂音。最可能的诊断是
    A. 上呼吸道感染
    B. 支气管哮喘
    C. 慢性支气管炎喘息型
    D. 病毒性心肌炎
    E. 急性支气管炎

172. 男,20岁。因重度哮喘急性发作入院,治疗后缓解,平时亦有哮鸣音存在。出院时医生嘱其坚持抗炎治疗。目前最有效和推荐长期应用的抗炎药物是
    A. 沙丁胺醇
    B. 抗生素
    C. 酮替芬
    D. 泼尼松
    E. 吸入型糖皮质激素

173. 男,34岁。四肢广泛挤压伤后3小时,急诊入院。查体:BP 85/65 mmHg,呼吸急促,口唇发绀,双肺可闻及湿啰音,心率140次/分。血气分析(未吸氧):PaO$_2$ 50 mmHg,PaCO$_2$ 30 mmHg。除扩容治疗外,此时应首选的治疗措施为
    A. 持续低浓度吸氧
    B. 机械通气
    C. 持续高浓度吸氧
    D. 静脉应用抗生素
    E. 应用糖皮质激素

174. 男,40岁。因类风湿关节炎经常服用吲哚美辛,近日关节痛加剧,吲哚美辛加至50 mg/d。昨日发现大便黑色来诊,查粪隐血(+)。最可能的诊断是
    A. 胃溃疡并出血
    B. 十二指肠溃疡并出血
    C. 胃癌并出血
    D. 急性胃黏膜病变
    E. 食管静脉曲张破裂出血

175. 女,75岁。患病后始终不愿就诊,而是在家中自行祈求病愈。家属见患者病情加重,便请社区医师到家里为其诊治,但遭到患者拒绝。医师符合伦理的做法是
    A. 鉴于患者拒绝,社区医师应放弃诊治
    B. 对患者自行祈求病愈,不信医的行为进行批评
    C. 向患者进行耐心解释,规劝其接受相应诊治
    D. 在家属协助下,对患者实施强制诊治
    E. 患者行为影响健康,应及时报告派出所处置

176. 女,50岁。2年前日常活动后出现胸骨后疼痛,每日2~3次,近2个月发作次数增多,每日5~6次,轻微活动也能诱发,发作时心电图ST段呈一过性水平压低,应诊断为
    A. 稳定型心绞痛
    B. 不稳定型心绞痛
    C. 心内膜下心肌梗死
    D. 中间综合征
    E. 变异型心绞痛

177. 女,28岁。发热伴腹泻7天。查体:体温40℃,皮肤玫瑰疹。该患者可能的诊断是
    A. 食物中毒
    B. 菌痢
    C. 霍乱
    D. 伤寒
    E. 肠结核

178. 男,23岁。神志不清送医院急诊,家属诉口服农药,但药名及剂量不详。查体:昏迷,瞳孔对光反射差,病理反射(-),心肺听诊(-)。接诊医师为尽快排出消化道毒物,立即进行了洗胃,每次灌入600 mL,连续9次。认为该处理不当的理由是
    A. 毒物种类不明不该洗胃
    B. 每次注入量太多,促使毒物进入肠内吸收
    C. 每次注入量太少,排毒不够
    D. 总量太多达5.4 L
    E. 总量太少,洗胃不彻底

179. 男,26岁。足球运动员,因感冒就医,查体时发现心率50次/分,心电图示窦性心律、50次/分,为明确心律失常为功能性还是器质性,应做下列哪项检查
    A. 阿托品试验
    B. 普萘洛尔(心得安)试验
    C. 化验心肌酶
    D. 冠状动脉造影
    E. 心肌活检

180. 男,18岁。晨练10 000 m长跑后出现泡沫尿,实验室检查:尿蛋白(+)。休息一晚后复查,蛋白尿(-)。该蛋白尿最可能是
    A. 肾小管性蛋白尿
    B. 肾小球性蛋白尿
    C. 分泌性蛋白尿

D. 组织性蛋白尿
E. 功能性蛋白尿

三、案例分析题：以下提供若干个案例，每个案例下设若干道考题。每道考题有多个备选答案，其中正确答案有 **1** 个或多个。选对一个答案给 **1** 个得分点，选错一个扣 **1** 个得分点，直至本题扣至 **0** 分。

(181～183 题共用题干)

女，52 岁。3 年来反复发作劳累时心慌气短，有时夜间憋醒，咳嗽。1 年来腹胀，少尿，下肢水肿。间断服用呋塞米与地高辛治疗，1 周前感冒后症状加重，心悸，纳差。查体：血压 105/70 mmHg。颈静脉怒张，双肺底少许湿啰音，心界向左扩大，心尖部可闻及舒张期雷鸣样杂音与 3/6 级收缩期吹风样杂音，心率 98 次/分，节律不齐，肝肋下 3 cm，脾未及，双下肢水肿。

181. 该患者最可能的诊断是
  A. 先天性心脏病
  B. 风湿性心脏病
  C. 冠心病
  D. 扩张型心肌病
  E. 老年退行性心脏瓣膜病
  F. 肥厚型心肌病

182. 对患者的诊断帮助最大的检查是
  A. 心电图
  B. 超声心动图
  C. 动态心电图
  D. 冠脉造影
  E. 运动试验
  F. 心肌酶学检测

183. 引起心脏瓣膜病的常见原因不包括
  A. 炎症
  B. 先天性畸形
  C. 高血压
  D. 创伤
  E. 缺血
  F. 甲状腺功能亢进

(184～188 题共用题干)

男，41 岁。反复腰背部疼痛不适 6 年，加重伴左侧胸锁关节肿痛 1 个月。疼痛以夜间为著，活动后可减轻。查体：左侧胸锁关节肿胀，局部皮温高，触痛明显。指地距试验阳性，双侧"4"字试验阳性。

184. 该患者的诊断首先考虑
  A. 反应性关节炎
  B. 强直性脊柱炎
  C. 痛风
  D. 骨关节炎
  E. 风湿性关节炎
  F. 类风湿关节炎

185. 该病的临床表现不包括
  A. 青年男性多发
  B. 关节囊、肌腱或韧带附着点炎症
  C. 腰骶部隐痛，休息不缓解，活动后症状改善
  D. 突发第 1 跖趾关节红肿热痛
  E. 可有主动脉炎、虹膜炎等表现
  F. 对称性的外周小关节肿痛

186. 该病的基本病理特点是
  A. 滑膜炎
  B. 附着点炎
  C. 外分泌腺体炎症
  D. 关节软骨退行性变
  E. 皮下结缔组织增生
  F. 血管炎

187. 该病晚期典型的关节 X 线表现是
  A. 骨质增生
  B. 骨端骨质疏松
  C. 软骨破坏
  D. 局限性骨质疏松，关节面虫蚀样骨质缺损
  E. 椎体方形变，椎间盘及前后韧带钙化、骨化呈竹节样改变
  F. 关节脱位

188. 该病的关节外表现不包括
  A. 急性葡萄膜炎或虹膜睫状体炎
  B. 升主动脉根病变
  C. 脆性骨折
  D. 肾小管酸中毒
  E. 上肺间质性肺炎
  F. IgA 肾病

(189～192 题共用题干)

女，36 岁。甲亢，服丙硫氧嘧啶 1 个月余，症状好转，近 2 天出现喉痛，心率增高，全身乏力，似有低热。

189. 首先应进行的操作是
  A. 肌注青霉素
  B. 加用普萘洛尔
  C. 增加丙硫氧嘧啶剂量
  D. TT_3、TT_4 的测定
  E. 白细胞计数及分类
  F. 肝功能检查

190. 抗甲状腺药物的不良反应包括
  A. 甲状腺功能低下
  B. 皮疹

C. 粒细胞减少
D. 中毒性肝病
E. 消化道症状
F. 肌无力
G. 房颤

191. 丙硫氧嘧啶治疗4个月,症状缓解,但甲状腺肿大更明显,突眼也加重,最宜采取的措施是
    A. 加大抗甲状腺药物
    B. 抗甲状腺药物减量并加甲状腺制剂
    C. 更换另一种抗甲状腺药物
    D. 放射性¹³¹I 治疗
    E. 手术治疗
    F. 选两种抗甲状腺药物

192. 下述预示甲亢可能治愈,可以停药的指标是
    A. TRAb 转为阴性
    B. 甲状腺功能正常
    C. T_3、T_4 降至正常范围
    D. TSH 恢复正常
    E. 粒细胞减少
    F. 肝功能损害

(193～195题共用题干)

女,18岁。半个月前患结膜炎,2天前突然出现上腹部钝痛,恶心、呕吐,呕吐后腹痛不缓解。查体:腹平软,上腹正中压痛(+)。实验室检查:血常规示 WBC $10.6×10^9/L$, NE 85%;尿淀粉酶 1500 U/L。

193. 该患者的初步诊断为
    A. 急性阑尾炎
    B. 急性胆囊炎
    C. 胃肠功能紊乱
    D. 糜烂性胃炎
    E. 轻症急性胰腺炎
    F. 急性胃肠炎

194. 该患者的起病原因可能是
    A. 病毒感染
    B. 暴饮暴食
    C. 胆石症
    D. 高脂血症
    E. 服药史
    F. 饮酒

195. 针对该患者的治疗措施不包括
    A. 抑酸
    B. 抑制胰酶
    C. 补液
    D. 剖腹探查

E. 禁食水
F. 抗炎

(196～199题共用题干)

男,68岁。感冒发热给复方氨林巴比妥肌内注射,第4天双下肢出现紫癜、尿少,查尿蛋白 2.5 g/d,尿 RBC 20～30个/HP,尿嗜酸性粒细胞增高,血红蛋白 110 g/L,血清白蛋白 31 g/L,Scr 740 μmol/L,B超示双肾大。

196. 最可能的诊断是
    A. 急性肾炎
    B. 急性肾小管坏死
    C. 急性过敏性间质性肾炎
    D. 急进性肾小球肾炎
    E. 紫癜性肾炎
    F. 狼疮肾炎

197. 患者尿量较少,400 mL/24 h,第二天查 Scr 870 μmol/L。确定诊断的检查方法是
    A. 双肾B超检查
    B. 肾小管功能检查
    C. 肾小球滤过率
    D. 血清肌酐
    E. 肾活检
    F. 双肾 CT

198. 患者于第三天B超引导下做肾穿刺,主要的病理改变是
    A. 系膜增生
    B. 间质水肿及细胞浸润
    C. 肾小血管纤维样坏死
    D. 肾小球硬化
    E. 间质纤维化
    F. 肾小管空泡变性

199. 确诊后的治疗原则是
    A. 抗生素
    B. 利尿
    C. 控制血压
    D. 补充 EPO
    E. 停服可疑药物,透析
    F. 激素治疗

(200～203题共用题干)

女,30岁。反复关节疼痛3年,头昏6个月,皮肤黄染5天入院。既往系统性红斑狼疮诊断明确,未正规治疗。无肝炎、结核等病史。查体:皮肤、巩膜黄染,全身浅表淋巴结无肿大,心率90次/分,律齐,心肺未见异常。腹软,无压痛,肝肋下 1.0 cm,脾肋下 4 cm。血常规:WBC $2.5×10^9/L$, Hb 62 g/L, PLT $44×10^9/L$,网织红细胞 0.1。肝功能:间接胆红素 25 μmol/L,血涂片可见晚幼红细胞,红细胞大小正常,形态均一,骨髓象可见骨髓增生明显活跃,中晚幼红细胞增多,粒红比 0.8∶1。

200. 入院后为明确诊断,患者首先要做的检查是

A. 红细胞脆性试验
B. 血红蛋白电泳
C. 血气分析
D. 血气电解质水平
E. 直接抗人球蛋白试验
F. 染色体检查

201. 如患者直接抗人球蛋白试验阳性,酸溶血、糖溶血阴性,HbA 96%,HbA$_2$ 1.8%,诊断考虑
   A. 巨幼细胞贫血
   B. 遗传性球形红细胞增多症
   C. Evans 综合征
   D. 自身免疫性再生障碍性贫血
   E. 自身免疫性溶血性贫血
   F. 地中海贫血

202. 提示:患者治疗出院后自行停服激素,在劳累受凉后突发高热、头痛、神志异常,牙龈渗血,腰部酸胀。查体见皮肤苍白,皮肤可见瘀斑,巩膜黄染,肝脾轻度肿大。血常规:WBC $10.5×10^9$/L,Hb 83 g/L,PLT $18×10^9$/L,网织红细胞 0.2,外周血片可见破碎红细胞。血 EB 病毒抗原(+)。血尿素、肌酐升高。尿常规:隐血(+++),蛋白(++),可见管形。患者出现上述病症的机制是
   A. 血清纤维蛋白原消耗过多
   B. 血管内皮损伤
   C. 自身抗体破坏红细胞和血小板
   D. 病毒抗原-抗体复合物破坏血小板
   E. 血管内微血栓形成
   F. 骨髓造血功能障碍

203. 应采取的治疗措施是
   A. 低分子右旋糖酐输注
   B. 肝素抗凝
   C. 静脉滴注地塞米松 20 mg/d
   D. 小剂量阿糖胞苷化疗
   E. 血浆置换术
   F. 输注新鲜血浆

(204～206 题共用题干)

男,52 岁。吸烟 30 年,近 3 个月来常有低热、乏力、消瘦、厌食、干咳、少量咯血,用抗生素和镇咳药未见效果。

204. 可能性大的诊断包括
   A. 肺结核
   B. 支气管内膜结核
   C. 肺癌
   D. 支气管哮喘
   E. 慢性支气管炎
   F. 支气管扩张
   G. 肺栓塞
   H. 肺炎

205. 若患者肺 CT 检查未见异常,考虑最可能的疾病为
   A. 慢性支气管炎
   B. 肺栓塞
   C. 肺癌
   D. 支气管哮喘
   E. 肺结核
   F. 支气管扩张
   G. 支气管内膜结核
   H. 肺炎

206. 下一步最应做的检查包括
   A. 痰结核菌涂片
   B. PPD
   C. 纤维支气管镜
   D. 肺功能
   E. 肺增强 CT
   F. D-二聚体
   G. 胸膜腔穿刺
   H. 血常规

冲刺模拟卷四

一、共用题干单选题：每道考题以一个小案例的形式出现，其下面都有 A、B、C、D、E 五个备选答案。请从中选择一个最佳答案。

(1～3 题共用题干)

女，28 岁。午后发热，咳嗽咳痰，痰中带血，食欲下降，乏力 2 个月，有肺结核接触史。体检：肩胛区有湿啰音，血沉 60 mm/h。X 线胸片：双上肺斑点状阴影。痰结核分枝杆菌阳性。

1. 最可能的诊断是
   A. 浸润性肺结核
   B. 肺脓肿
   C. 肺癌
   D. 非典型肺炎
   E. 支气管扩张

2. 初治涂阳肺结核，强化期和巩固期一般各需要多长时间
   A. 强化期 12 个月，巩固期 10 个月
   B. 强化期 6 个月，巩固期 4 个月
   C. 强化期 3 个月，巩固期 1 个月
   D. 强化期 12 个月，巩固期 6 个月
   E. 强化期 2 个月，巩固期 4 个月

3. 初治涂阳肺结核，强化期用药首选
   A. 卡那霉素、链霉素、异烟肼
   B. 异烟肼、利福平、吡嗪酰胺、乙胺丁醇
   C. 链霉素、乙胺丁醇
   D. 利福平、对氨基水杨酸钠
   E. 异烟肼、乙胺丁醇、丙硫异烟胺

(4～6 题共用题干)

女，26 岁。被发现时已昏迷在床上。送入医院后，口吐白沫，并有大蒜样气味，查双侧瞳孔如针尖样大小。

4. 该患者最可能的诊断是
   A. 巴比妥盐类中毒
   B. 亚硝酸盐中毒
   C. 有机磷杀虫药中毒
   D. 一氧化碳中毒
   E. 糖尿病酮症酸中毒

5. 为明确诊断，应首先做的辅助检查是
   A. 呕吐物鉴定
   B. 脑电图
   C. 头颅超声波
   D. 脑脊液测定
   E. CT

6. 该患者不宜进行
   A. 洗胃
   B. 催吐
   C. 灌肠
   D. 导泻
   E. 应用解毒剂

(7～9 题共用题干)

女，34 岁。干咳，低热 3 天就诊。查体：T 37.5 ℃，双下肺可闻及少量湿啰音。胸片示双下肺片状阴影。血常规检查未见异常。

7. 患者拟诊双下肺炎，可选择的抗生素治疗是
   A. 青霉素
   B. 多西环素
   C. 氨苄西林
   D. 头孢曲松
   E. 羟氨苄青霉素＋舒巴坦

8. 抗炎治疗 7 天，患者症状无明显改善，并出现进行性呼吸困难。复查 X 线胸片示双下肺片状影较前略扩大。下列检查对明确病因意义不大的是
   A. 胸部 HRCT
   B. 肺功能检查
   C. 纤维支气管镜检查
   D. 血气分析
   E. 透壁肺活检

9. 开胸肺活检病理报告为肺泡腔及肺泡囊内可见成纤维细胞增生伴胶原纤维沉积，成纤维细胞及单核细胞构成的肉芽组织延伸至呼吸性细支气管及终末细支气管。该患者最可能的诊断为
   A. 隐源性机化性肺炎
   B. 呼吸性细支气管炎伴间质性肺疾病
   C. 普通型间质性肺炎
   D. 真菌性肺炎
   E. 急性间质性肺炎

(10～13 题共用题干)

男，42 岁。诉发作性心悸 3 年，近半年来发作次数频繁，今日又有发作来院急诊。血压 90/60 mmHg，心电图如图所示。

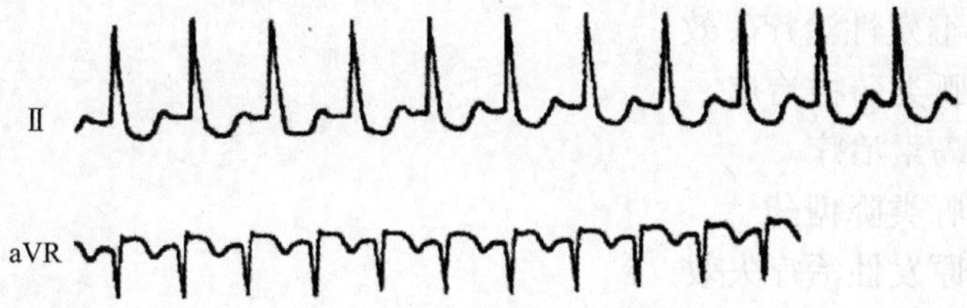

10. 心电图的诊断应是
    A. 心房扑动

B. 快速房颤
C. 室上性心动过速
D. 室性心动过速
E. 窦性心动过速

11. 首选的治疗应是
   A. 静脉滴注利多卡因
   B. 口服地高辛
   C. 静脉注射普罗帕酮（心律平）
   D. 直流电复律
   E. 静脉注射普萘洛尔（心得安）

12. 治疗后心悸好转，复查心电图如下所示，诊断应是

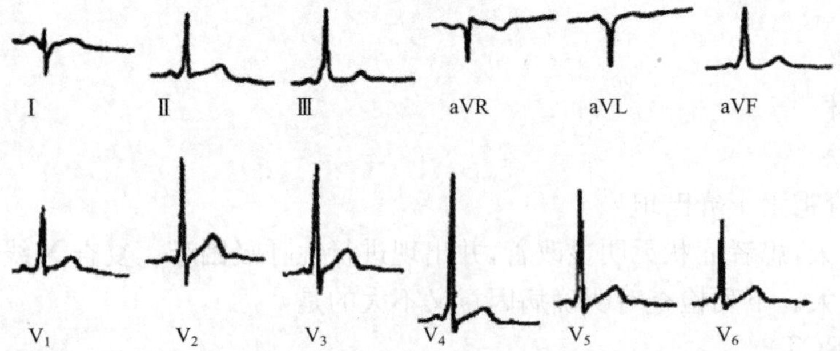

   A. 右心室肥大
   B. 右束支传导阻滞
   C. 左、右心室合并肥大
   D. 左束支传导阻滞
   E. 预激综合征

13. 若患者心悸反复发作，发作时间长时血压明显降低，药物治疗无效，下列最理想的处理为
   A. 安置抗心动过速起搏器
   B. 射频消融治疗
   C. 手术切割治疗
   D. 球囊扩张治疗
   E. 换瓣手术

(14～16题共用题干)

男，67岁。身高170 cm，体重70 kg，糖尿病病史3年，饮食控制，并口服格列本脲治疗，血糖控制可。近1个月来血糖控制欠佳，空腹血糖5.9 mmol/L，餐后血糖16 mmol/L。

14. 最可能的原因是
   A. 磺脲类药物继发性治疗失效
   B. 平时未用双胍类药物治疗
   C. 平时未用胰岛素治疗
   D. 平时未用磺脲类降糖药
   E. 磺脲类药物原发性治疗失效

15. 应该采用的措施是
   A. 改用噻唑烷二酮类治疗
   B. 改用双胍类药物治疗
   C. 改用胰岛素治疗
   D. 改用饮食控制
   E. 改用葡萄糖苷酶抑制剂治疗

16. 如尿常规示蛋白（++），血肌酐146 μmol/L。不应选择的药物是
   A. 噻唑烷二酮类
   B. 双胍类药物
   C. 胰岛素
   D. 非磺脲类促泌剂
   E. 葡萄糖苷酶抑制剂

(17～19题共用题干)

男，50岁。因头晕2年就诊，门诊查心率70次/分，血压165/85 mmHg，余未发现异常，以高血压收住院。

17. 该患者为排除继发性高血压，下列检查无意义的是
   A. 心电图
   B. 肾功能
   C. 肾上腺B超
   D. 双肾动脉B超
   E. 化验血电解质

18. 为了对该患者进行心血管危险分层，下列哪项对分层无意义
   A. 性别、年龄
   B. 吸烟
   C. 血脂
   D. 饮食习惯
   E. 心血管病家族史

19. 该患者住院后的检查结果：心电图示二度Ⅰ型房室传导阻滞，血钾5.5 mmol/L，血肌酐600 μmol/L。下列降压药物组合最合适的是
   A. 阿替洛尔＋维拉帕米
   B. 盐酸地尔硫䓬＋氢氯噻嗪
   C. 硝苯地平＋卡托普利
   D. 阿替洛尔＋卡托普利
   E. 硝苯地平＋氢氯噻嗪

(20～22题共用题干)

男，48岁。胃溃疡病史10年，近2个月疼痛加重，失去节律，用多种药物治疗无效。查体：浅表淋巴结无肿大，腹平软，上腹部压痛，可扪及肿块。

20. 下列应首选的检查是
   A. 便隐血试验
   B. 血清胃泌素测定
   C. B超
   D. 胃镜检查
   E. 钡餐造影

21. 就目前资料考虑，最有可能的诊断是
   A. 胃良性溃疡复发

B. 胃溃疡癌变
C. 并发幽门梗阻
D. 穿透性溃疡
E. 复合性溃疡

22. 如果上述诊断成立,首选的处理方法是
    A. 继续药物治疗
    B. 定期随访
    C. 手术治疗
    D. 化疗
    E. 放疗

(23~25题共用题干)

女,20岁。反复高热伴游走性关节痛,口腔干燥、溃疡,脱发月余。尿蛋白(++),颗粒管型5个/LP,间断有血尿,类风湿因子1:20(+),抗SSA抗体阳性,抗双链DNA抗体阳性。

23. 诊断首先考虑为
    A. 风湿性关节炎
    B. 类风湿关节炎
    C. 系统性红斑狼疮
    D. 慢性肾小球肾炎急性发作
    E. 干燥综合征

24. 本病若累及心血管,最常见的表现是
    A. 心肌炎
    B. 心内膜炎
    C. 心外膜炎
    D. 心包炎
    E. 心肌梗死

25. 首选治疗药物的最佳组合为
    A. 抗疟药+双氯芬酸
    B. 非甾体抗炎药+小剂量糖皮质激素
    C. 糖皮质激素+甲氨蝶呤
    D. 雷公藤+柳氮磺吡啶
    E. 糖皮质激素+环磷酰胺

二、单选题：每道考题下面有A、B、C、D、E五个备选答案,请从中选择一个最佳答案。

26. 下列各项不符合急性白血病初诊时改变的是
    A. 贫血
    B. 白细胞正常
    C. 白细胞增高
    D. 白细胞减少
    E. 血小板增高

27. 下列听诊时心率和节律可正常的心律失常是
    A. 阵发性室上性心动过速
    B. 阵发性室性心动过速
    C. 心房扑动伴4:1传导
    D. 窦性心动过速
    E. 房颤

28. 支气管扩张因感染反复加重,抗感染治疗应特别注意覆盖的病原体是
    A. 大肠埃希菌
    B. 耐甲氧西林金黄色葡萄球菌
    C. 军团菌
    D. 铜绿假单胞菌
    E. 耐青霉素肺炎链球菌

29. 尿路感染女性发病率高于男性的主要原因为
    A. 尿道解剖差异
    B. 生理差异
    C. 卫生习惯差异
    D. 女性易感性强
    E. 女性抵抗力较男性低

30. 关于炎症不明显的肾小球病变,最有代表性的是
    A. 微小病变型肾病
    B. 膜性肾病
    C. 局灶节段性肾小球硬化
    D. 毛细血管外增生性肾炎
    E. 系膜增生性肾小球肾炎

31. 感染性休克在积极复苏的同时应
    A. 控制感染
    B. 纠正碱中毒
    C. 应用α受体阻滞剂
    D. 利尿,保护肾功能
    E. 呼吸机辅助通气

32. 根据《医疗机构从业人员行为规范》,医疗机构从业人员执业的价值目标是
    A. 为人民健康服务
    B. 发扬人道主义精神
    C. 树立大医精诚理念
    D. 以患者为中心
    E. 救死扶伤、防病治病

33. 肝硬化患者食管静脉曲张破裂大出血后发生的变化,不正确的是
    A. BUN增高
    B. 脾脏缩小
    C. 腹水减少
    D. 诱发肝性脑病
    E. 诱发肝肾综合征

34. 急性中毒的治疗原则不包括
    A. 积极对症治疗,维持基本生命体征稳定
    B. 立即进行毒物检测

C. 清除进入体内尚未被吸收的毒物和已被吸收的毒物

D. 立即脱离中毒环境

E. 如有可能,尽快使用特效解毒剂

35. 判断肺血栓栓塞症患者需要溶栓治疗的主要依据是

A. 出现呼吸衰竭

B. 出现肺动脉高压

C. 血压正常,右心室功能不全

D. 出现右心功能异常,伴低血压或心源性休克

E. 合并下肢深静脉血栓

36. 能同时启动内源性和外源性凝血途径 DIC 的是

A. 羊水栓塞

B. 急性早幼粒细胞白血病

C. 广泛创伤

D. 大型手术

E. 严重感染

37. 对控制慢性肾脏病变肾功能进行性减退无明确作用的措施是

A. 限制蛋白质的摄入

B. 减少蛋白尿

C. 控制血压

D. 消除水肿

E. 纠正血脂异常

38. 关于急性 ITP,下列正确的是

A. 多见于男性

B. 骨髓幼稚巨核细胞增加

C. 大多数患者可迁延不愈转为慢性型

D. PAIg 阴性

E. 血小板寿命正常

39. 呼吸性酸中毒所致的电解质紊乱为

A. 低钙血症

B. 高氯血症

C. 低钾血症

D. 高钠血症

E. 低氯血症

40. 下列疾病测定 HLA-B27 阳性率最高的是

A. 干燥综合征

B. 类风湿关节炎

C. 强直性脊柱炎

D. 系统性红斑狼疮

E. 进行性系统性硬化病

41. 关于阵发性室上性心动过速的心电图诊断,下列哪项不正确

A. 心室率 150~250 次/分

B. 节律一般规则,但亦可有不规则

C. QRS 波群形态可不正常

D. 可见到逆行 P 波

E. 起始突然

42. 下述不属于溶栓治疗并发症的是

A. 梗死灶继发出血

B. 再灌注损伤

C. 再闭塞

D. 血管痉挛

E. 脑水肿

43. 慢性支气管炎最突出的病理变化是

A. 呼吸性细支气管破坏,肺泡孔破裂增大

B. 肺泡管、肺泡囊、肺泡扩大

C. 肺泡囊扩大伴肺泡破裂

D. 终末细支气管以下结构全部扩大

E. 呼吸性细支气管扩张,外周正常

44. 风湿性疾病的关节表现不常见

A. 关节肿胀

B. 晨僵

C. 关节压痛

D. 膝关节不能完全伸直

E. 手的掌指关节有桡侧偏斜

45. 以下不属于心电图正常变异的是

A. 运动时出现一过性肺性 P 波

B. 早期复极

C. 运动时 J 点型 ST 段下降

D. 二度 II 型窦房阻滞

E. 卧位时出现一过性一度房室传导阻滞

46. 缺铁性贫血口服铁剂治疗后,最早开始升高的指标是

A. 网织红细胞

B. 血红蛋白

C. MCV

D. MCH

E. MCHC

47. 以下疾病表现为血红蛋白溶解度降低形成聚集体的是

A. 阵发性睡眠性血红蛋白尿症

B. 异常血红蛋白病

C. 冷抗体型自身免疫性溶血性贫血

D. G6PD 缺乏症

E. 血型不合输血后溶血

48. 有机磷酸酯类急性中毒最好的解救方案为

A. 氯解磷定+解磷定

B. 阿托品

C. 氯解磷定＋阿托品
D. 氯解磷定
E. 消除毒物＋氯解磷定＋阿托品

49. 下列原有疾病基础上遭受急性损害后不易发生 MODS 的是
    A. 风湿性关节炎
    B. 心肌梗死
    C. 肝硬化
    D. 慢性肾小球肾炎
    E. 糖尿病

50. 关于急性上呼吸道感染的预防，以下不正确的是
    A. 隔离传染源
    B. 生活规律
    C. 空气流通
    D. 预防用药
    E. 加强锻炼

51. 下列关于高血压降压治疗的原则，错误的是
    A. 发生高血压急症应迅速降压
    B. 血压控制满意后可立即停药
    C. 单个药物宜从小剂量开始
    D. 联合用药
    E. 尽可能用长效制剂，减少血压波动

52. 急性呼吸窘迫综合征最重要的临床特征是
    A. 双肺渗出性病变
    B. 呼吸困难和体位无关
    C. 呼吸频率显著增加
    D. 难治性低氧血症
    E. 混合型呼吸困难

53. 下述有助于确诊低钾血症的心电图改变是
    A. ST 段压低
    B. U 波
    C. T 波低平、倒置
    D. T 波双向
    E. QT 间期延长

54. 下列在骨关节炎的治疗中有软骨保护作用的药物是
    A. 非甾体抗炎药
    B. 硫酸氨基葡萄糖
    C. 环孢素 A
    D. 糖皮质激素，如泼尼松
    E. 间断在关节腔内注射长效激素

55. 关于胸腔穿刺的叙述，不正确的是
    A. 穿刺胸膜腔给药
    B. 检查胸腔积液的性质
    C. 抽液减压
    D. 疑为恶性胸腔积液者可行穿刺
    E. 常在 CT 引导下穿刺

56. 胰头癌伴梗阻性黄疸时，查体的特点是
    A. 胆囊表面光滑，伴局部肌紧张
    B. Murphy 征阳性
    C. 胆囊表面不平，压痛明显
    D. 胆囊表面不平，无压痛
    E. 胆囊表面光滑，无压痛

57. 心包穿刺术的绝对禁忌证是
    A. 心脏压塞
    B. 化脓性心包炎
    C. 缩窄性心包炎
    D. 结核性心包炎
    E. 主动脉夹层

58. 吸入性肺脓肿的病原菌绝大多数是
    A. 金黄色葡萄球菌
    B. 厌氧菌
    C. 肺炎克雷伯菌
    D. 大肠埃希菌
    E. 肺炎链球菌

59. 在医疗实践活动中分配医疗收益与平衡时，类似的个案适用相同的准则，不同的个案适合不同的准则，这所体现的医学伦理基本原则是
    A. 尊重原则
    B. 不伤害原则
    C. 公正原则
    D. 有利原则
    E. 公益原则

60. 关于 X 线胸片诊断慢性肺源性心脏病的主要依据，下列不符合的是
    A. 可有明显肺气肿或慢性肺部感染疾患征象
    B. 右心室扩大
    C. 肺动脉段突出，其高度≥5 mm
    D. 右下肺动脉干横径≥15 mm
    E. 右下肺动脉干横径与气管横径之比≥1.07

61. 传染病的基本特征为
    A. 有传染源，传播途径，免疫性
    B. 有传染源，传染性，易感人群
    C. 有病原体，有传染性，有流行病学特征，有感染后免疫
    D. 有病原体，流行性，易感性
    E. 有传染性，流行性，免疫性

62. 钩端螺旋体病的主要流行季节是
    A. 1～3 月

B. 2～5月
C. 3～6月
D. 6～10月
E. 10～12月

63. 对支气管哮喘有诊断意义的检查是
    A. 肺功能呈限制性通气功能障碍
    B. 支气管舒张试验阳性
    C. 弥散功能减低
    D. 痰中找到嗜酸性粒细胞
    E. 血IgE及嗜酸细胞阳离子蛋白增加

64. 对鉴别上下消化道出血最有帮助的是
    A. 钡餐造影
    B. 腹部超声
    C. 磁共振成像
    D. 腹部CT
    E. 消化内镜

65. 为意识丧失者进行心肺复苏,按压和通气比率应为
    A. 30次胸外按压,2次通气
    B. 5次胸外按压,1次通气
    C. 10次胸外按压,2次通气
    D. 15次胸外按压,5次通气
    E. 15次胸外按压,2次通气

66. 继发性甲状旁腺功能亢进症的离子代谢特点是
    A. 高钙血症,尿钙增多
    B. 高钙血症,尿钙降低
    C. 低钙血症,尿钙不变
    D. 尿磷减少,血磷升高
    E. 尿磷增多,血磷升高

67. 室上性心动过速伴严重血流动力学障碍时,终止发作的首选方法是
    A. 胺碘酮
    B. 利多卡因
    C. 同步电复律
    D. 人工起搏超速抑制
    E. 压迫颈动脉窦

68. 应用胰岛素最常见的不良反应是
    A. 胰岛素过敏
    B. 胰岛素抗药性
    C. 低血糖
    D. 脂肪营养不良
    E. 注射部位感染

69. Graves病时甲状腺的特点是
    A. 症状越严重甲状腺越大
    B. 甲状腺质地较硬且有触痛
    C. 用碘剂可使甲状腺变软
    D. 甲状腺呈弥漫性肿大
    E. 大多为结节性甲状腺肿

70. 下列叙述错误的是
    A. 超急性排斥反应一般在移植24小时内发生,多由ABO血型或HLA的抗体引起
    B. 急性排斥反应发生在移植后数天或数月,主要由细胞免疫介导
    C. 慢性排斥发生在移植后数月或数年
    D. HVGR是骨髓移植的主要障碍
    E. GVHR是移植物中的免疫细胞对宿主成分的免疫应答

71. 下列物质含量异常可作为痛风诊断指征的是
    A. 嘧啶
    B. 嘌呤
    C. β-氨基丁酸
    D. 尿酸
    E. β-丙氨酸

72. 突发事件发生后,应当及时向毗邻省、自治区、直辖市人民政府卫生行政主管部门通报的机构是
    A. 国务院
    B. 国务院卫生行政主管部门
    C. 突发事件发生地的省、自治区、直辖市人民政府
    D. 突发事件发生地的省、自治区、直辖市人民政府卫生行政主管部门
    E. 国务院办公厅

73. 关于窦房阻滞,不正确的说法是
    A. 二度Ⅰ型窦房阻滞与窦性心律不齐相似
    B. 二度Ⅱ型窦房阻滞长,PP间期为基本PP间期的整倍数
    C. 窦房阻滞是由于窦房结功能障碍所致
    D. 一度窦房阻滞体表心电图无法识别
    E. 窦房阻滞可分为三度

74. 关于洋地黄中毒治疗措施的描述,错误的是
    A. 立即停用洋地黄
    B. 出现快速性心律失常可应用苯妥英钠
    C. 出现快速性心律失常可应用利多卡因
    D. 异位快速性心律失常伴低钾血症时,可给予钾盐静脉滴注,房室传导阻滞者禁用
    E. 异位快速性心律失常伴低钾血症时,可给予钾盐静脉滴注,房室传导阻滞者也可用

75. 1型、2型糖尿病之间最大的区别为
    A. 病因和发病机制不同
    B. 发病年龄不同
    C. 病情轻重不同
    D. 并发症不同
    E. 治疗不同

76. 慢性支气管炎患者咳痰的病变基础是
    A. 黏膜上皮细胞变性、坏死、脱落

B. 管壁充血、水肿
C. 黏膜上皮纤毛倒伏、脱失
D. 细支气管周围炎
E. 黏液腺肥大、增生,分泌亢进,浆液腺黏液化

77. 最易发生血栓的肾病综合征病理类型是
   A. 微小病变型肾病
   B. 系膜增生性肾炎(非 IgA 肾病)
   C. 系膜增生性 IgA 肾病
   D. 膜性肾病
   E. 局灶节段性肾小球硬化

78. 甲状腺功能减退症的治疗目标是
   A. 甲减的症状消失和体征消失
   B. 血清 TSH 升高
   C. 血清 TT_4 升高
   D. 血清 FT_4 升高
   E. 血清 TT_4 降低

79. 下列不支持溃疡性结肠炎诊断的情况是
   A. 结肠镜检查发现较多的炎性息肉
   B. 黏液脓血便
   C. 结肠镜检查无器质性病变证据
   D. 粪便镜检有红细胞、白细胞
   E. 可并发结节性红斑

80. 降结肠癌最早出现的临床表现是
   A. 贫血,黏液血便
   B. 恶心、呕吐
   C. 大量频繁腹泻
   D. 排便习惯改变
   E. 左腹部触及肿块

81. 不符合关节型过敏性紫癜临床表现的是
   A. 关节肿胀
   B. 多发生于大关节
   C. 部位固定,非游走性
   D. 呈反复性发作
   E. 不遗留关节畸形

82. 对于慢性乙型肝炎,下列不属于干扰素治疗适应证的是
   A. 血清 ALT 升高
   B. HBeAg 阳性
   C. HBVDNA 阳性
   D. 有自身免疫性疾病
   E. 血清胆红素正常

83. 用于胃食管反流病诊断性治疗的药物是
   A. 多潘立酮

B. 枸橼酸铋钾
C. 奥美拉唑
D. 铝碳酸镁
E. 雷尼替丁

84. 如果动脉血气分析指示患者有 CO_2 潴留,其治疗应选择
   A. 应用碳酸酐酶抑制剂,抑制 CO_2 形成碳酸,防止酸中毒
   B. 应用碱性药物,纠正酸中毒
   C. 应用呼吸兴奋剂(如尼可刹米),增加呼吸驱动,改善通气
   D. 尽快缓解支气管痉挛,恢复通气代偿。若仍无效则应气管插管,机械通气
   E. 立即气管插管,机械通气

85. 下列不属于大叶性肺炎并发症的是
   A. 肺脓肿
   B. 肺褐色硬化
   C. 感染性休克
   D. 肺肉质变
   E. 败血症

86. 男,30 岁。2 小时前突然上腹刀割样痛。迅速波及全腹,不敢直腰走路。检查:板状腹,腹肌强直,有腹膜刺激征,肠鸣音消失,肝浊音界缩小。应考虑的诊断为
   A. 阑尾穿孔
   B. 溃疡病穿孔
   C. 胆囊穿孔
   D. 绞窄性肠梗阻
   E. 急性出血性胰腺炎

87. 女,26 岁。心悸、咳嗽咳痰 2 周,伴发热。体检:胸骨左缘第 3、4 肋间闻及舒张期叹气样杂音,肝肋下 3 cm,脾肋下触及。入院后最重要的检查是
   A. 血沉
   B. X 线检查
   C. 血培养
   D. 肝功能检查
   E. 心电图检查

88. 男,40 岁。因上腹部不适及黑便行胃镜检查:胃窦部黏膜严重出血、水肿,小弯处有多处糜烂及黏膜下出血点,病理切片下有中性粒细胞、淋巴细胞浸润,血管破坏及出血,曾因关节疼痛服用过吲哚美辛等药物。最可能的诊断是
   A. 急性糜烂性胃炎
   B. 胃窦部多发性溃疡
   C. 萎缩性胃炎
   D. 胃泌素瘤
   E. 肥厚性胃炎

89. 男,18 岁。寒战、高热、咳嗽 4 天。1 周前脚趾曾因划伤化脓感染,经治疗后愈合。听诊双肺可闻及湿啰音。血常规:WBC $17×10^9$/L,N 0.92。胸部 X 线片示两肺多发性块状密度增高影,部分有空洞形成。最可能的诊断是
   A. 肺血管炎

B. 肺结核
C. 肺囊肿继发感染
D. 肺脓肿
E. 真菌性肺炎

90. 男,40岁。无明确诱因出现右侧胸痛,发热38.5℃。咳嗽,以干咳为主,偶有少量白黏痰,来就诊。X线片示右上肺大片致密影。下列经验性抗菌药物选择,不必要和不妥当的是
    A. 青霉素
    B. 红霉素
    C. 新一代大环内酯类抗生素
    D. 头孢呋辛
    E. 头孢他啶

91. 男,42岁。因车祸致肝脾破裂和右股骨骨折,急诊手术抢救。手术后12小时逐渐出现呼吸困难,临床拟诊急性呼吸窘迫综合征(ARDS)。下列检查项目没有意义的是
    A. X线胸部摄片
    B. 动脉血气分析
    C. 肺顺应性检测
    D. 肺动脉楔压检测
    E. 峰流率(PEFR)检测

92. 男,55岁。发热5天,使用青霉素治疗出现寒战、高热、皮疹。尿蛋白(++),白细胞8~9个/HP,红细胞8个/HP;血红蛋白118g/L,白细胞4.7×10⁹/L,中性粒细胞0.62,淋巴细胞0.28,嗜酸性粒细胞0.10,血小板120×10⁹/L。临床诊断首先考虑
    A. 急性肾盂肾炎
    B. 狼疮肾炎
    C. 急性肾小球肾炎
    D. 急性间质性肾炎
    E. 慢性肾小球肾炎

93. 男,17岁。咽痛8天后出现水肿、尿少,血压165/100 mmHg,尿蛋白(++)、红细胞(+++),可见红细胞管型,血肌酐90μmol/L,经治疗后逐渐恢复。下列哪项改变最后恢复正常
    A. 管型尿
    B. 尿量
    C. 高血压
    D. 水肿
    E. 镜下血尿

94. 女,25岁。1个月前曾咽痛、畏寒、发热,近2天出现双膝关节肿痛,可能的诊断是
    A. 骨关节炎
    B. 类风湿关节炎
    C. 风湿性关节炎
    D. 强直性脊柱炎
    E. 化脓性关节炎

95. 男,50岁。咳嗽、间断咯血3个月,咳大量脓痰伴发热1周来诊。吸烟史30年。胸部X线片示左下肺阴影伴空洞,洞壁厚薄不一,有液平。诊断为肺脓肿,该患者应首先考虑的基础疾病是

A. 肺结核
B. 肺血管炎
C. 支气管肺癌
D. 支气管扩张
E. 支气管囊肿

96. 男,30岁。活动后心悸、气短3年,腹胀,水肿1个月。查体:心界扩大,心尖部舒张期奔马律,心音低钝。心电图:低电压,多发多源室性期前收缩。超声:左心室内径64 mm,呈大心腔小瓣口征,室壁运动减弱。最可能的诊断是
    A. 风心病,瓣膜病
    B. 冠心病,心律失常,心衰
    C. 扩张型心肌病
    D. 心包积液
    E. 先心病,房间隔缺损

97. 女,48岁。发热伴对称性多关节肿痛,晨僵3个月,查ANA低滴度阳性,RF(+)和IgG补体升高,诊断最可能是
    A. 多肌炎
    B. 系统性红斑狼疮
    C. 类风湿关节炎
    D. 干燥综合征(舍格伦综合征)
    E. 混合性结缔组织病

98. 女,58岁。双下肢进行性水肿2个月,尿蛋白2g/d,血浆白蛋白19g/L,1天来出现肉眼血尿,首先应考虑的诊断是
    A. 肾病综合征
    B. 尿路感染
    C. 尿路结石
    D. 急性肾炎
    E. 肾静脉血栓

99. 男,65岁。心电图显示预激综合征,食管电生理检查诱发心动过速,心电图如图(图中ESO为食管导联心电图)所示,应诊断为

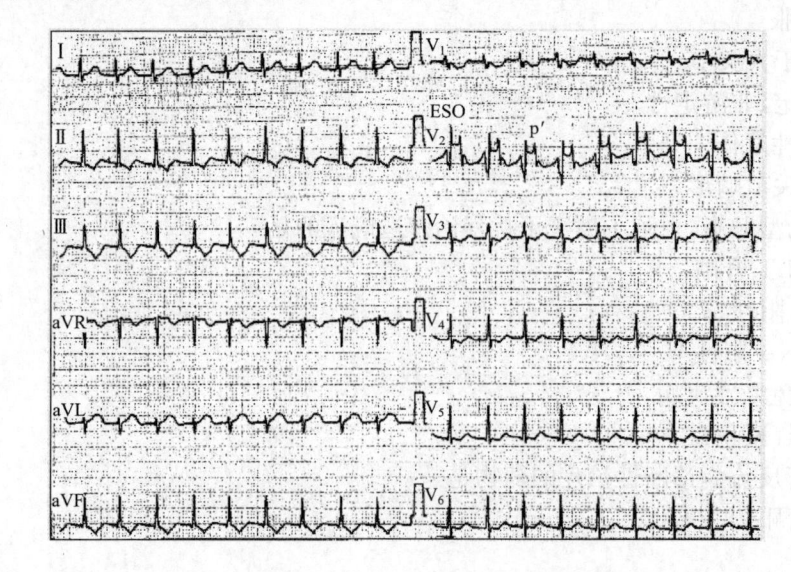

A. 房室结折返性心动过速
B. 顺向型房室折返性心动过速
C. 房性折返性心动过速
D. 逆向型房室折返性心动过速
E. 心房扑动

100. 女,30岁。蛋白尿及间断血尿12年,2天前感冒后,出现肉眼血尿。血压146/94 mmHg,尿蛋白5 g/d,尿沉渣满视野变形红细胞/HP,肾功能正常,血Alb 20 g/L,Hb 70 g/L,ANA 1:80,C 30.5 g/L。可能的诊断是
    A. IgA肾病
    B. 狼疮肾炎
    C. 急进性肾炎
    D. 慢性肾炎
    E. 原发性肾病综合征

101. 男,66岁。高血压史30年,糖尿病史1年,未规律服用降糖药物,身高164 cm,体重72 kg,血清肌酐146 μmol/L,空腹血糖8.5 mmol/L,不应采取的治疗方案是
    A. 格列喹酮
    B. 胰岛素
    C. 瑞格列奈
    D. 阿卡波糖+中效胰岛素
    E. 二甲双胍

102. 男,62岁。既往乙肝、肝硬化病史20年,近6天来出现大便不畅、烦躁不安,昼夜颠倒。查体:肌张力增高,Babinski征阳性,血氨正常。为解除患者便秘症状,下列处理错误的是
    A. 生理盐水灌肠
    B. 薄荷水灌肠
    C. 肥皂水灌肠
    D. 口服乳果糖
    E. 口服甘露醇

103. 男,27岁。发热、牙龈出血、皮肤瘀斑5天,胸骨压痛明显,肝脾肋下触及。血红蛋白70 g/L,白细胞$50×10^9$/L,血小板$20×10^9$/L。骨髓:原始细胞0.90,POX(−),PAS阳性呈粗颗粒状,非特异性酯酶阴性。血清溶菌酶正常。诊断为
    A. 急性红白血病
    B. 急性粒细胞白细胞
    C. 急性单核细胞白血病
    D. 急性淋巴细胞白血病
    E. 急性早幼粒细胞白血病

104. 女,40岁。间断咯血1周,低热,胸部CT扫描结果如图所示,最可能的诊断是

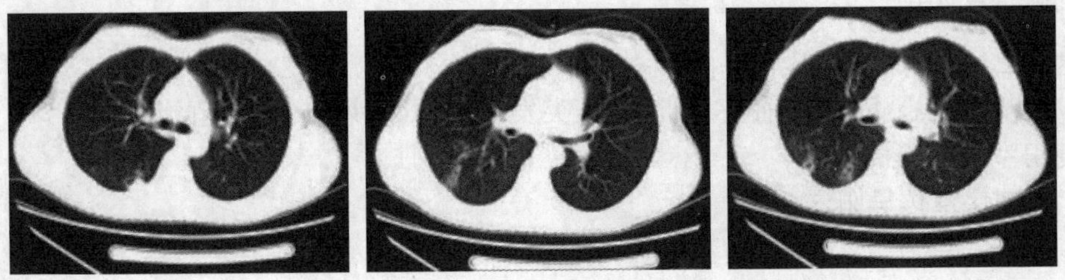

    A. 支气管扩张并感染
    B. 支气管囊肿并感染
    C. 肺部感染
    D. 肺脓肿
    E. 肺结核

105. 男,76岁。因"COPD、慢性肺源性心脏病"住院治疗。查体:颈静脉怒张,双肺散在干湿啰音,双下肢水肿。鼻导管吸氧2 L/min,血气分析:pH 7.23,$PaCO_2$ 76 mmHg,PaO_2 56 mmHg。血生化:K^+ 5.9 mmol/L,Na^+ 138 mmol/L,Cl^- 98 mmol/L。该患者应首选的治疗药物是
    A. 氢氯噻嗪
    B. 螺内酯
    C. 氨苯蝶啶
    D. 5%碳酸氢钠
    E. 呋塞米

106. 女,38岁。发热5天,为稽留热,查体见胸腹部数个鲜红色皮疹,直径约3 mm,压之褪色,该皮疹是
    A. 风疹的丘疹
    B. 过敏的荨麻疹
    C. 伤寒的玫瑰疹
    D. 丹毒的斑疹
    E. 猩红热的丘疹

107. 男,36岁。水肿、少尿1个月,鼻出血3天,查体:贫血貌,BP 160/90 mmHg,Hb 80 g/L,尿蛋白(++),尿隐血(++),尿RBC 6~8个/HP,血肌酐846 μmol/L。B超示左肾9.1 cm×4.1 cm×4.2 cm,右肾8.6 cm×4.3 cm×4.1 cm。最可能的诊断是
    A. 急进性肾炎
    B. 慢性肾炎急性发作
    C. 急性肾衰竭
    D. 慢性肾衰竭
    E. 高血压肾动脉硬化

108. 某室颤、心搏骤停的患者,3次电击、肾上腺素1 mg静脉推注及第4次电击后仍无反应,要继续复苏,肾上腺素的推荐用法是
    A. 1 mg、3 mg、5 mg静脉推注,3分钟1次
    B. 每次0.2 mg/kg静脉推注,3分钟重复1次
    C. 1 mg静脉推注,每3~5分钟重复1次
    D. 1 mg静脉推注,3分钟后给予血管加压素40 U静脉推注
    E. 1 mg、5 mg、10 mg静脉推注,3分钟1次

109. 女,28岁。发热、颈部疼痛1周,伴心慌、多汗,甲状腺Ⅱ度肿大,左侧可触及结节,质韧,有触痛,未闻及血管杂音;甲状腺吸^{131}I率:3 h 5%,24 h 10%;FT_4 32.2 pmol/L(正常9.0~24.0 pmol/L),FT_3 6.8 pmol/L(正常2.1~5.4 pmol/L)。该患者最可能的诊断是
    A. Graves病
    B. 结节性甲状腺肿伴甲亢
    C. 亚急性甲状腺炎

D. 慢性淋巴细胞性甲状腺炎
E. 单纯性甲状腺肿

110. 男,55岁。半年多来头晕、乏力,面色越来越红,用⁵¹Cr标记红细胞法测定红细胞容量增多(>36 mL/kg),动脉血氧饱和度92%。若确诊为真性红细胞增多症,查体最可能发现的体征是
    A. 血压高
    B. 皮肤出血点
    C. 浅表淋巴结肿大
    D. 肝大
    E. 脾大

111. 男,40岁。发现风湿性心脏病10余年。查体:双侧颊部皮肤呈紫红色,心界向左扩大,心腰膨隆,心率96次/分,心尖部可闻及开瓣音及舒张期隆隆样杂音。该患者查体还可能发现的其他阳性体征是
    A. 肺动脉瓣区舒张早期杂音
    B. 胸骨左缘第3肋间收缩期杂音
    C. 第二心音减弱
    D. 第一心音减弱
    E. 第二心音逆分裂

112. 女,71岁。急性前壁心肌梗死2天,轻微活动后喘憋,查体:BP 100/60 mmHg,双肺底可闻及少量细湿啰音,心率102次/分,该患者的心功能分级为
    A. Killip分级Ⅰ级
    B. Killip分级Ⅲ级
    C. NYHA分级Ⅲ级
    D. Killip分级Ⅱ级
    E. NYHA分级Ⅱ级

113. 女,35岁。反复上腹痛、反酸6年。进食后加重,空腹减轻。最可能诊断为
    A. 胃溃疡
    B. 十二指肠球部溃疡
    C. 十二指肠球后溃疡
    D. 胃癌
    E. 胃黏膜脱垂

114. 男,48岁。心前区钝痛伴呼吸困难2周,体检:心音低弱,吸气时动脉血压下降在10 mmHg以上。心电图示ST段凹面向上抬高。最可能的诊断是
    A. 急性心肌梗死
    B. 急性心包炎伴有积液
    C. 病毒性心肌炎
    D. 缩窄性心包炎
    E. 化脓性心包炎

115. 男,38岁。面色苍白,自觉全身无力,体温38℃;入院查体:巩膜轻度黄染,脾肋下2 cm。血红蛋白56 g/L,红细胞$1.8×10^{12}$/L,白细胞$2.2×10^9$/L,血小板$32×10^9$/L。骨髓增生减低,但红系增生,以中、晚幼红为主,尿Rous试验(+),Ham试验(+)。首先考虑
    A. 缺铁性贫血
    B. 巨幼细胞贫血
    C. 再生障碍性贫血
    D. 阵发性睡眠性血红蛋白尿症
    E. 自身免疫性溶血性贫血

116. 男,38岁。确诊肝硬化2年,近因贫血及牙龈出血就诊。体检:慢性肝病面容,前胸有蜘蛛痣,脾肋下5 cm。实验室检查:Hb 80 g/L,WBC $2.4×10^9$/L,血小板$53×10^9$/L,IgG 22 g/L,IgA 15 g/L,IgM 1.0 g/L,骨髓涂片浆细胞占0.10(10%),为成熟型。最合适的诊断是
    A. 肝硬化转变为骨髓瘤
    B. 肝硬化伴反应性浆细胞增多症
    C. 急性白血病
    D. 肝硬化合并多发性骨髓瘤
    E. 意义未明的单克隆免疫球蛋白病

117. 男,60岁。确诊为COPD慢性肺心病失代偿期。实验室检查:pH 7.43,PaCO₂ 58 mmHg,PaO₂ 60 mmHg,HCO₃⁻ 39 mmol/L,K⁺ 2.89 mmol/L,Na⁺ 135 mmol/L,Cl⁻ 86 mmol/L。此患者的酸碱失衡类型为
    A. 呼吸性酸中毒
    B. 呼吸性碱中毒
    C. 代谢性酸中毒
    D. 呼吸性碱中毒+代谢性酸中毒
    E. 呼吸性酸中毒+代谢性碱中毒

118. 男,46岁。有高血压病10余年。因剧烈胸部疼痛并放射至背部5小时来院急诊。体检:血压26.5/14 kPa(200/105 mmHg)。面色苍白,大汗淋漓,皮肤湿冷。心率120次/分,律齐。主动脉瓣区可闻及3级舒张期哈气样杂音,2级收缩期吹风样杂音。心电图示左心室肥厚伴劳损。此时诊断应考虑为
    A. 急性心肌梗死
    B. 主动脉窦瘤破裂
    C. 急性左心衰竭
    D. 急性心包炎
    E. 急性主动脉夹层

119. 男,25岁。发热,牙龈出血,皮肤瘀点、瘀斑5天,胸骨压痛明显,肝脾不大。Hb 70 g/L,WBC $50×10^9$/L,PLT $20×10^9$/L,骨髓增生极度活跃,原始细胞0.9,考虑为急性淋巴细胞白血病。符合其特点的是
    A. 过氧化物酶阳性
    B. 可见Auer小体
    C. 非特异性酯酶阳性
    D. 苏丹黑染色阴性
    E. 糖原染色(+)或成块

120. 某患者,诊断为冠心病、急性前壁心肌梗死,突发晕厥约数秒钟,最可能的诊断为
    A. 三度房室传导阻滞
    B. 二度Ⅰ型房室传导阻滞
    C. 室颤

D. 室性心动过速
E. 室性早搏

121. 男,45 岁。搬重物后呕吐鲜血 300 mL,3 小时后大便暗红色急诊入院。体检:血压 90/60 mmHg,心率 108 次/分,腹软,无压痛及包块,肝肋下未扪及,脾肋下 3 cm。最可能的诊断是
    A. 消化性溃疡并出血
    B. 食管或胃底静脉曲张破裂出血
    C. 急性胃黏膜病变
    D. 食管贲门黏膜撕裂症
    E. 胃癌并出血

122. 男,23 岁。不规则发热 4 个月左右,右颈部淋巴结肿大,质韧,穿刺涂片见"镜影状"细胞。该患者应首先考虑为
    A. 霍奇金淋巴瘤
    B. 肿瘤淋巴转移
    C. 非霍奇金淋巴瘤
    D. 慢性淋巴细胞白血病
    E. 淋巴结结核

123. 男,55 岁。无明显"三多一少"症状,体型肥胖,空腹血糖 6.5 mmol/L,怀疑糖尿病。以下最有诊断意义的检查是
    A. 餐后 2 小时血糖
    B. 24 小时尿糖定量
    C. 口服葡萄糖耐量试验+胰岛素释放试验
    D. 果糖胺测定
    E. 糖化血红蛋白

124. 男,30 岁。因咳嗽 1 个月余,伴低热、痰中带血 7 天就诊。肾移植术后 1 年。胸片示左肺上叶尖段炎症,伴有空洞形成。最可能的诊断是
    A. 癌性空洞伴感染
    B. 浸润性肺结核
    C. 支气管扩张
    D. 肺脓肿
    E. 金黄色葡萄球菌肺炎

125. 女,28 岁。10 小时前误服敌百虫 100 mL,经当地医院救治后转来,仍昏迷,无排尿 6 小时。体检:抽搐,呼吸浅快,面部潮红,皮肤干燥,双瞳孔散大,BP 70/50 mmHg,HR 160 次/分。实验室检查:全血胆碱酯酶活力为 20%。应立即给予的药物为
    A. 阿托品及双复磷
    B. 西地兰及甘露醇
    C. 呋塞米(速尿)及呼吸兴奋剂
    D. 毛果芸香碱及氯解磷定
    E. 西地兰、呋塞米(速尿)及抗生素

126. 男,30 岁。既往有贫血,2 日来突然高热、头痛、呼吸困难,尿量 100 mL/d,血压 90/45 mmHg,血红蛋白 40 g/L,网织红细胞 12%,CO_2CP 17 mmol/L,BUN 14 mmol/L,最可能诊断为
    A. 感染中毒性休克
    B. 慢性肾炎急性发作
    C. 感染中毒性肾功不全
    D. 急性溶血性贫血伴肾功能不全
    E. 感染性休克

127. 女,22 岁。持续高热 6 天,颜面出现水肿性皮肤损害,伴膝、踝关节肿痛,下肢水肿,有散在瘀点。实验室检查:ESR 98 mm/h,Hb 76 g/L,网织红细胞 10%,Coombs 试验(+),PLT $30×10^9$/L,尿检蛋白(+++),RBC 6~8 个/HP。最可能的诊断为
    A. 慢性肾炎
    B. 风湿热
    C. SLE
    D. 自身免疫性溶血性贫血
    E. 特发性血小板减少性紫癜(ITP)

128. 男,60 岁。由于搬运重物突然发生心肌梗死,5 小时后发生休克,诊断为心源性休克,下列关于该患者心源性休克原因的描述,最不可能的是
    A. 心脏功能极度减退
    B. 排血功能衰竭
    C. 心输出量显著减少
    D. 遗传病
    E. 重要脏器和组织供血严重不足

129. 男孩,7 岁。突发寒战、高热(T 39.5℃),烦躁不安;右膝下方剧痛,膝关节呈半屈曲状、拒动。查体:右小腿近端皮温高,压痛。病变区域穿刺抽出混浊液体,送细菌培养,最可能的结果是
    A. 大肠埃希菌
    B. 金黄色葡萄球菌
    C. 乙型链球菌
    D. 粪链球菌
    E. 无细菌生长

130. 男,67 岁。COPD 患者,多次住院治疗。半年前出院时血气分析示 pH 7.37,$PaCO_2$ 48 mmHg,PaO_2 65 mmHg。3 天前受凉后再次出现咳嗽、咳痰,呼吸困难加重。复查血气分析示 pH 7.25,$PaCO_2$ 65 mmHg,PaO_2 52 mmHg。该患者低氧血症加重的最重要机制是
    A. 通气/血流比例失衡
    B. 肺泡通气量下降
    C. 弥散功能障碍
    D. 肺内分流
    E. 肺换气功能障碍

131. 女,37 岁。近 1 周感腰痛,伴有尿频、尿急等不适,查体:血压 21.3/13.3 kPa(160/100 mmHg),尿蛋白(+),沉渣红细胞 8~10 个/HP,白细胞 15~20 个/HP,肾盂造影示右肾缩小,肾盏扩张,可能的诊断是
    A. 慢性肾炎
    B. 慢性肾盂肾炎

C. 肾盂积液
D. 肾结核
E. 多囊肾

132. 女,61岁。肝硬化失代偿期,大量腹水,给予利尿剂后腹水仍不见减少,考虑为难治性腹水。此时利尿剂的最大剂量是
    A. 螺内酯 100 mg/d,呋塞米 40 mg/d
    B. 螺内酯 200 mg/d,呋塞米 80 mg/d
    C. 螺内酯 200 mg/d,呋塞米 100 mg/d
    D. 螺内酯 400 mg/d,呋塞米 160 mg/d
    E. 螺内酯 500 mg/d,呋塞米 200 mg/d

133. 男,20岁。自幼有出血倾向。出血时间延长,凝血时间正常,血小板 130×10^9/L,血小板黏附率降低,部分凝血活酶时间延长,凝血酶原时间正常。父亲也有类似病史。考虑的诊断是
    A. 血友病
    B. 血管性血友病
    C. 过敏性紫癜
    D. 维生素 K 缺乏
    E. 遗传性出血性毛细血管扩张症

134. 女,43岁。因上腹疼痛,恶心、呕吐1天半就诊,诊断为急性坏死性胰腺炎,急诊手术后出现进行性呼吸困难和顽固的低氧血症,采用面罩吸氧,氧流量为 8 L/min,氧分压为 48 mmHg。其抢救应首先采用
    A. 人工膜肺
    B. 机械通气,应用 PEEP
    C. 高频通气
    D. 高压氧舱
    E. 机械通气,应用反比呼吸

135. 男,45岁。1年前发现血压 170/110 mmHg,长期口服氨氯地平等药物治疗,2个月前诊断为糖尿病,口服降糖药物治疗,目前血压、血糖均在正常范围。该患者高血压诊断正确的是
    A. 高血压 3 级,高危
    B. 高血压 1 级
    C. 高血压 2 级,高危
    D. 高血压 3 级,很危
    E. 高血压 2 级,很危

136. 女,22岁。头晕、乏力半年,近2年来每次月经经期持续7~8天,有血块,门诊化验红细胞 3.0×10^{12}/L,血红蛋白 65 g/L,血清铁蛋白 10 μg/L,血清叶酸 16 ng/mL,维生素 B_{12} 600 pg/mL,网织红细胞 0.015(1.5%)。最可能的诊断是
    A. 巨幼细胞贫血
    B. 溶血性贫血
    C. 缺铁性贫血
    D. 再生障碍性贫血
    E. 海洋性贫血

137. 男,72岁。糖尿病史15年,长期口服二甲双胍,空腹血糖维持在 7~9 mmol/L。尿白蛋白排泄率为 240 mg/d。LDL-C 5.08 mmol/L。查体:BP 160/95 mmHg,心肺未见明显异常,双下肢轻度可凹性水肿。有关该患者的治疗,错误的是
    A. 口服氢氯噻嗪
    B. 口服 ACEI
    C. 使用胰岛素控制血糖
    D. 限制蛋白质摄入量
    E. 治疗高脂血症

138. 男,21岁。3天前受凉后"感冒",症状已好转。1小时前参加篮球比赛后出现气促。查体:双肺散在哮鸣音,心率 84 次/分。该患者发病最可能的机制是
    A. 肺血管阻力增加
    B. 心力衰竭
    C. 神经调节失衡
    D. 气道高反应性
    E. 气道重构

139. 男,40岁。恶心、呕吐,尿色变深2天。既往无肝炎病史。查体:巩膜黄染,肝肋下 2 cm。实验室检查:ALT 800 U/L,TBil 60 μmol/L,抗-HAV IgM(−),HBsAg(+),抗-HBs(−),抗-HBc IgM(+),该患者最可能的诊断是
    A. 急性乙型肝炎
    B. 急性甲型肝炎
    C. 甲型肝炎恢复期
    D. 慢性乙型肝炎急性发作
    E. 乙型肝炎恢复期

140. F 药厂销售代表和某医院多名医师约定,医师开处方时使用 F 药厂生产的药品,并按使用量给予提成。事情曝光以后,按《药品管理法》的规定,可吊销 F 药厂药品生产许可证的部门是
    A. 药品监督管理部门
    B. 工商行政管理部门
    C. 税务管理部门
    D. 医疗保险部门
    E. 卫生行政部门

141. 男,69岁。4个月前患者双下肢水肿,血红蛋白 150 g/L,尿常规蛋白阳性,24 小时尿蛋白定量 5.9 g,血浆白蛋白 19.2 g/L,血肌酐 108 μmol/L,现患者双下肢无水肿,但腹水明显增加,血红蛋白 180 g/L,24 小时尿蛋白定量 4.8 g,血浆白蛋白 16.7 g/L,血肌酐 268 μmol/L。首先考虑的并发症是
    A. 肝硬化
    B. 腹膜炎
    C. 血吸虫病
    D. 肠穿孔
    E. 下腔静脉血栓栓塞

142. 女,25岁。妊娠7个月,发热,腰痛伴恶心、呕吐,尿频、尿急、尿痛1天。查体:T 38.5℃,左肾区叩击痛,血常规:WBC 11.9×10^9/L,N 0.82,尿常规:RBC 5~8 个/HP,WBC

30～35个/HP,尿蛋白(±)。最可能的诊断是
A. 急性胰腺炎
B. 急性肾小球肾炎
C. 急性膀胱炎
D. 急性肾盂肾炎
E. 急性胃肠炎合并膀胱炎

143. 男,58岁。平素健康,近半月来夜间阵发性哮喘发作,被迫坐位,气短,10分钟后自行缓解,今晚加重来诊。肥胖,BP 170/110 mmHg,R 25次/分,P 110次/分,两肺底部湿啰音,无哮鸣音。初步诊断为
A. 支气管哮喘
B. 心源性哮喘
C. 喘息性支气管炎
D. 运动性哮喘
E. 支原体肺炎

144. 男,60岁。因慢性肾功能不全入院。血生化检查: K^+ 6.5 mmol/L, Na^+ 136 mmol/L, Ca^{2+} 2.1 mmol/L, CO_2CP 25 mmol/L。心电图示T波高尖。下列处理不正确的是
A. 静脉滴注碳酸氢钠溶液
B. 应用氨苯蝶啶快速利尿
C. 静脉推注葡萄糖酸钙
D. 停用含钾药物
E. 静脉滴注葡萄糖和胰岛素

145. 男,40岁。2个月来左颈部淋巴结进行性肿大,无痛,周期性发热,消瘦,近1周上胸部水肿,颈粗,淋巴结活检有R-S细胞,胸片示纵隔有肿块。下列首选的治疗方案是
A. ABVD
B. MOPP
C. 放射治疗
D. 苯丁酸氮芥
E. 阿霉素

146. 男,50岁。持续高热、头痛、恶心、呕吐、食欲不振伴腹泻5天。查体:皮肤及巩膜轻度黄染,面部及前胸部明显充血,双腋下可见细小的出血点。实验室检查:血WBC 18.2×10^9/L,PLT 60×10^9/L。ALT 80 U/L,TBil 45 μmmol/L,尿蛋白(+++)。最可能的诊断是
A. 流行性脑脊髓膜炎
B. 肾综合征出血热
C. 中毒型细菌性痢疾
D. 急性黄疸型肝炎
E. 败血症

147. 男,32岁。受凉后出现高热、咳嗽、咳大量脓臭痰2周。查体:右下肺叩诊浊音,可闻及湿啰音,查:WBC 12×10^9/L,中性分叶92%。胸片示右下叶背段大片阴影并有厚壁空洞,最重要的进一步检查应为
A. CT
B. 胸部X线检查
C. 纤维支气管镜检查
D. 痰菌培养及药敏试验
E. 血常规

148. 女,34岁。昨晚餐后2小时出现腹部剧烈疼痛,呕吐大量胃内容物而住院。1个月前做B超检查发现胆囊增大。体检:T 38℃,P 90次/分,BP 98/60 mmHg。腹平软,剑突下有轻压痛,Murphy征阳性。血白细胞 10.0×10^9/L,中性分叶粒细胞 0.85,血淀粉酶1000 U/L。最可能的诊断是
A. 胆囊炎、胆石症
B. 胃溃疡合并幽门梗阻
C. 胃溃疡合并穿孔
D. 急性胰腺炎和胆囊炎
E. 急性肠梗阻

149. 男,68岁。喘息性支气管炎病史30余年。受凉后近3天咳嗽加重,躁动不安,意识模糊。血气分析示 pH 7.12, PaO_2 48 mmHg, $PaCO_2$ 80 mmHg, HCO_3^- 18 mmol/L。最可能的诊断是
A. 代谢性酸中毒、呼吸性碱中毒
B. 呼吸性酸中毒、代谢性酸中毒
C. 呼吸性酸中毒、代谢性碱中毒
D. 失代偿性呼吸性酸中毒、代谢性酸中毒
E. 失代偿性代谢性酸中毒

150. 女,16岁。低热伴乏力、纳差、恶心、呕吐3天,来诊所当日发现巩膜黄染。实验室检查:ALT 860 U/L, TBil 120 μmol/L。出生时曾注射乙肝疫苗。本病的病理特点不包括
A. 假小叶形成
B. 肝细胞气球样变性
C. 肝细胞点状坏死
D. 炎症细胞浸润
E. 毛细胆管内胆栓形成

151. 女,52岁。腰骶部疼痛6个月,加剧1周就诊。查血沉120 mm/h,血红蛋白90 g/L,白细胞、血小板数正常。X线检查显示腰椎、盆骨骨质明显疏松,可见"虫蚀样"溶骨性病灶,尿蛋白(+),血清蛋白电泳见一单珠峰蛋白区带。最可能的诊断是
A. 骨质疏松症
B. 慢性肾病
C. 多发性骨髓瘤
D. 骨髓转移癌
E. 类风湿关节炎

152. 男,44岁。3个月前发热、腹痛、腹泻,服药1天转好,此后腹泻反复发作,多发生于劳累及进食生冷食物后,大便5～6次/日,稀便有黏液,有腹痛、里急后重。查体:左下腹压痛。大便镜检WBC 20～30个/HP、RBC 5～10个/HP,发现有结肠阿米巴滋养体。最可能的诊断是
A. 阿米巴痢疾
B. 慢性菌痢
C. 肠结核

D. 慢性血吸虫病
E. 急性菌痢

153. 男,68岁。20年前曾诊断为慢性肝炎。近2个月来纳差、消瘦,肝区疼痛明显。查体:轻度黄疸,面部有蜘蛛痣,腹膨隆,肝肋下2cm,剑突下4cm,质硬,压痛,脾肋下3cm,移动性浊音阳性。临床上首先考虑为
A. 肝硬化
B. 慢性肝炎活动
C. 原发性肝癌
D. 继发性肝癌
E. 胆汁性肝硬化

154. 男,62岁。患有急性重症胰腺炎,于保守治疗中,尿量逐渐减少,无尿2日,出现气促、全身水肿。血压180/92 mmHg,心率120次/分,听诊闻及两下肺布满细湿啰音。查血钾6.9 mmol/L,BUN 25.2 mmol/L,肌酐577 μmol/L。目前应采取的最有效的治疗手段是
A. 袢利尿剂静脉注射
B. 静脉滴注甘露醇利尿
C. 口服甘露醇或硫酸镁导泻
D. 控制入液量,停止补钾
E. 及时紧急透析

155. 男,28岁。心悸气促3个月。心脏扩大,室性奔马律,心尖部闻及3/6级收缩期吹风样杂音,双肺少许湿啰音,肝大,下肢肿。B超:左心房、左心室扩大明显。诊断为扩张型心肌病。该病的死因多为
A. 呼吸衰竭
B. 急性心肌梗死
C. 心力衰竭和严重心律失常
D. 心脏压塞
E. 心源性休克

156. 男,45岁。左下肢疼痛发凉半年。既往有左下肢血栓性浅静脉炎病史,无高血压、糖尿病病史,吸烟20年,20支/天。查体:右下肢正常;左足苍白,皮温明显降低,左足背动脉搏动消失,左股、腘动脉可触及搏动,Buerger试验阳性。最有可能的诊断是左下肢
A. 急性动脉栓塞
B. 血栓闭塞性脉管炎
C. 原发性下肢静脉曲张
D. 动脉硬化性闭塞症
E. 深静脉血栓形成

157. 女孩,5岁。因发热、头痛、呕吐4天,烦躁不安1天,于2月10日入院。体检:体温39.3℃,脉搏123次/分,烦躁,颈抵抗,腹部可见数个出血点,克氏征(+),布氏征(−)。外周血常规:WBC 17×10^9/L,N 89%;脑脊液:压力312 mmH₂O,细胞数 2.4×10^{12}/L,N 95%,蛋白质1.65 g/L,糖1.5 mmol/L,氯化物89 mmol/L。本例最可能的诊断是
A. 结核性脑膜炎
B. 流行性乙型脑炎
C. 病毒性脑膜炎
D. 流行性脑脊髓膜炎

E. 隐球菌脑膜炎

158. 女,36岁。患风湿性心脏病10年,近来心悸、胸闷痛、气短、下肢水肿、尿少。数分钟前突然晕倒,意识丧失,皮肤苍白,唇发绀,大动脉搏动摸不到,呼吸停止。其原因最可能是
A. 脑栓塞
B. 急性左心衰竭
C. 癫痫大发作
D. 心脏性猝死
E. 急性右心衰竭

159. 女,23岁。诊断为1型糖尿病5年。近几日来,感食欲减退,烦渴、多饮、多尿明显,时有呕吐。皮肤弹性差。实验室检查:空腹血糖24.7 mmol/L,尿糖阳性,酮体强阳性。血HCO_3^- 14 mmol/L。以下最合理的治疗方案是
A. 饮食控制
B. 饮食控制+口服降糖药
C. 饮食控制+中效胰岛素
D. 长效胰岛素+口服降糖药
E. 小剂量短效胰岛素加入生理盐水中,持续静脉滴注

160. 男,59岁。有咳嗽史7年,肺功能测定:肺活量占预计值百分比为84%,FEV_1/FVC为54%,最可能的诊断是
A. 弥散功能障碍
B. 限制性通气功能障碍
C. 阻塞性通气功能障碍
D. 混合性通气功能障碍
E. 正常

161. 肾病综合征患者,高度水肿,尿量400~500 mL/d,持续2周,尿蛋白(++++),血浆蛋白20 g/L,肌酐清除率为100 mL/min。该患者的治疗主要是
A. 呋塞米
B. 非甾体抗炎药
C. 输血浆或清蛋白
D. 糖皮质激素
E. 血液透析

162. 某患者先是食欲不振,后出现右上腹疼痛、黄疸。经医院诊断是肝癌晚期,下列给予的处理,正确的是
A. 对患者和家属均保密,待病情危重时再告诉家属
B. 只通知家属,并配合家属一起鼓励和关怀患者
C. 对患者有什么说什么,实情相知
D. 将诊断书交给患者,隐瞒部分实情
E. 向患者、家属同时宣布病情并安慰患者想吃什么就吃什么

163. 某患者在冬季用煤炉取暖时,出现头痛、头晕、无力、胸闷、心悸、恶心等症状。现场抢救的首要措施是
A. 口对口人工呼吸
B. 给予止痛药
C. 立即将患者搬到室外空气新鲜处

D. 高压氧吸入
E. 物理降温

164. 男,72岁。糖尿病患者,腹泻3天,昏迷1天,体温37.3℃,血压80/60 mmHg,皮肤黏膜干燥,血糖40.5 mmol/L,尿糖(+),尿酮体(-)。该患者最可能的诊断是
   A. 糖尿病酮症酸中毒
   B. 高渗性非酮症糖尿病昏迷
   C. 乳酸酸中毒
   D. 脑血管意外
   E. 急性胃肠炎

165. 男,62岁。煤气中毒1天后来院,深昏迷,休克,尿少,血COHb 60%,该患者的病情属于
   A. 轻度中毒
   B. 中度中毒
   C. 重度中毒
   D. 极度中毒
   E. 慢性中毒

166. 男孩,7岁。患急性淋巴细胞白血病,接受治疗3个月,病情没有改善。医师征求其父母意见,问是否愿意使用一种价格较贵的新药,其父母经过考虑,表示同意。因从未使用过这种药物,不知道效果如何,医师决定谨慎使用,严格监控,结果表明使用这种药物后的效果不明显。从医学伦理的角度分析,下列正确的是
   A. 因为使用药物后的效果不明显,所以医师的行为不道德
   B. 效果不明显,与医师使用药物过于谨慎有关
   C. 医师使用新药物应该征得主管领导批准
   D. 该项治疗属试验性治疗
   E. 医师使用新药,应该征得患者本人的同意

167. 男,50岁。患肺心病4年,住院后10天感染已控制,虽持续使用利尿药,右心衰竭症状无改善,应选择的治疗是
   A. 不用强心剂
   B. 使用洋地黄常规量
   C. 使用毛花苷丙常规量
   D. 使用洋地黄常规负荷量的4/5
   E. 使用毛花苷丙常规负荷量的1/2

168. 男,35岁。淋雨后寒战、发热3天。胸透示右下肺炎。血WBC $12.3×10^9$/L。该患者感染的病原菌最可能是
   A. 肺炎链球菌
   B. 结核分枝杆菌
   C. 金黄色葡萄球菌
   D. 流感嗜血杆菌
   E. 铜绿假单胞菌

169. 男,72岁。排便时突然跌倒,意识丧失,呼吸断续,有陈旧性心肌梗死和糖尿病病史,无高血压病史,诊断为心搏骤停。既往超声心动图检查未发现异常。其心搏骤停可能的原因是
   A. 冠心病

B. 预激综合征
   C. 主动脉狭窄
   D. 梗阻性肥厚型心肌病
   E. 主动脉夹层

170. 男,35岁。患慢性哮喘近20年,严重影响工作和生活。下列治疗不妥当的是
   A. 适当联合$β_2$受体激动剂
   B. 吸入糖皮质激素
   C. 应用抗生素控制炎症
   D. 茶碱缓释片(或控释片)
   E. 选择性联合抗过敏药物

171. 某患者咳嗽、发热3天到医院就诊,被医院初步诊断为疑似霍乱,应住院治疗,但患者以工作离不开为由予以拒绝。医院对该患者应采取的措施是
   A. 定期随诊
   B. 居家观察
   C. 立即单独隔离治疗
   D. 请示卫生行政部门
   E. 尊重患者的自主决定权

172. 女,37岁。查体发现甲状腺Ⅱ度肿大,中等硬度,表面不光滑,无触痛,颈浅表淋巴结不肿大。患者无心慌、怕热、多汗、易饿等症状,也无怕冷、便秘、体重增加等表现,血T_3、T_4及TSH正常,TPOAb及TgAb显著升高。最可能的诊断是
   A. 甲状腺癌
   B. 亚急性甲状腺炎
   C. 桥本甲状腺炎
   D. 结节性甲状腺肿
   E. 甲状腺腺瘤

173. 男,38岁。外伤后双下肢瘫痪,双上肢肌张力和肌力正常,双下肢肌力2级,双侧膝、踝反射亢进,其受损的部位是
   A. 传入神经元
   B. 前角
   C. 胸段脊髓
   D. 颈段脊髓
   E. 腰段脊髓

174. 男,28岁。因"车祸外伤,多发肋骨骨折、肺挫伤"入院。出现呼吸窘迫,考虑并发ARDS,给予呼吸机辅助通气,下列呼吸功能监测指标与病情不符的是
   A. 呼吸频率增快
   B. 胸肺顺应性增加
   C. 肺泡-动脉氧分压差增加
   D. 肺内分流增加
   E. V_D/V_T比值异常

175. 男,39岁。农民。持续发热10天,呈稽留热。查体:精神萎靡,反应淡漠,体温39.5℃,心率76次/分,肝肋下1.5cm,脾肋下2cm。外周血WBC $1.4×10^9$/L,中性粒细胞0.44,淋巴细胞0.60,肥达反应O抗体1∶80,H抗体1∶160,ALT 180 U/L,总胆红素

2.2μmol/L，HBsAg 阴性。为确定诊断，首选的检测项目是
   A. 血培养
   B. 粪便培养
   C. 骨髓培养
   D. 胆汁培养
   E. 尿液培养

176. 男，63 岁。长期吸烟，咳嗽、咳痰 20 年，桶状胸，初步考虑为慢性阻塞性肺疾病。拟给予氧疗，最常用的方式是
   A. 间断高浓度吸氧
   B. 持续低流量吸氧
   C. 有创机械通气
   D. 无创机械通气
   E. 持续高频呼吸机通气

177. 女，67 岁。因右侧胸腔积液给予规律三联试验性抗结核治疗 2 个月，近 2 天出现视力异常。导致上述表现的原因最可能是
   A. 乙胺丁醇的不良反应
   B. 吡嗪酰胺的不良反应
   C. 链霉素的不良反应
   D. 异烟肼的不良反应
   E. 利福平的不良反应

178. 女，24 岁。1 周前从外地旅游返家，发热、咳嗽、呼吸困难，全身酸痛，倦怠，实验室检查：WBC $3.2×10^9$/L，血清学检测特异性 IgM 抗体阳性。最可能的诊断是
   A. 衣原体肺炎
   B. 病毒性肺炎
   C. 真菌性肺炎
   D. 细菌性肺炎
   E. 寄生虫所致肺炎

179. 男，18 岁。反复喘息发作 2 年，常在春季发病，为突然发作呼吸困难，每次发作 1～2 小时，经咳出白色黏痰后症状缓解。血象检查：嗜酸粒细胞增多。IgE 增高。最可能诊断为
   A. 急性肺炎
   B. 心源性哮喘
   C. 支气管哮喘
   D. 间质性肺炎
   E. 慢性支气管炎

180. 男，32 岁。昏迷不醒，呼气有刺鼻的大蒜味，查体：瞳孔明显缩小，多汗。此患者最可能是
   A. 阿品中毒
   B. 吗啡中毒
   C. 有机磷杀虫药中毒
   D. 脑出血
   E. 一氧化碳中毒

三、案例分析题：以下提供若干个案例，每个案例下设若干道考题。每道考题有多个备选答案，其中正确答案有 1 个或多个。选对一个答案给 1 个得分点，选错一个扣 1 个得分点，直至本题扣至 0 分。

(181～184 题共用题干)

男，68 岁。3 年前发生急性心肌梗死，保守治疗好转。阵发性夜间呼吸困难 1 周来诊。查体：血压 120/70 mmHg，两肺下野可闻及水泡音，心界向左下扩大，HR 110 次/分，心尖部闻及 2 级收缩期杂音，双下肢水肿。

181. 下列属于导致心肌梗死主要危险因素的是
   A. 吸烟
   B. 饮酒
   C. 高血压
   D. 糖尿病
   E. 高脂血症
   F. 摄钠过多
   G. 缺乏体力活动

182. 夜间阵发性呼吸困难的发生机制为
   A. 夜间交感神经张力过高
   B. 夜间迷走神经张力过高
   C. 肺活量减少
   D. 小气道收缩
   E. 平卧位血液重新分配
   F. 夜间心率减慢
   G. 肺活量增大

183. 该患者一直应用地高辛及利尿剂，某天发生多次腹泻后出现心动过缓，心率 48 次/分，BP 95/60 mmHg，心电图示二度房室传导阻滞，应采取的措施是
   A. 应用甲氧明
   B. 植入临时起搏器
   C. 停用地高辛，应用苯妥英钠
   D. 应用阿托品
   E. 停用地高辛，补钾
   F. 应用异丙肾上腺素静脉滴注

184. 下列因素可诱发心功能不全的是
   A. 血糖升高
   B. 低钠饮食
   C. 严重贫血
   D. 呼吸道感染
   E. 情绪激动
   F. 再发心肌梗死
   G. 血脂异常
   H. 停用利尿剂

(185～189 题共用题干)

男，16 岁。反复左膝关节肿痛 5 年，曾于当地医院行抽液治疗，5 年来上述症状反复发作，

未系统诊治。无腰背痛，无皮疹，无排尿及排便异常。查体：左膝关节肿胀，有触痛，局部皮温高，浮髌试验阳性。行骶髂关节CT检查示双侧骶髂关节可见局限性硬化、侵蚀，关节间隙正常。

185. 该患者最可能的诊断是
    A. 脊柱关节炎
    B. 银屑病关节炎
    C. 痛风
    D. 骨关节炎
    E. 风湿性关节炎
    F. 类风湿关节炎

186. 该病与下列哪项有一定的相关性
    A. HLA-B7
    B. HLA-DR2
    C. HLA-DR3
    D. HLA-B27
    E. HLA-DR4
    F. HLA-DRB1

187. 该患者骶髂关节CT表现属于骶髂关节X线分级第几级
    A. 0级
    B. Ⅰ级
    C. Ⅱ级
    D. Ⅲ级
    E. Ⅳ级
    F. 静止期

188. 该疾病的肺部受累通常表现为
    A. 胸腔积液
    B. 肺间质纤维化
    C. 右肺上叶纤维化
    D. 肺炎
    E. 肺动脉高压
    F. 肺部占位

189. 适合该患者的治疗方案有
    A. 单用非甾体抗炎药
    B. 非甾体抗炎药+改善病情抗风湿药
    C. 非甾体抗炎药+糖皮质激素
    D. 糖皮质激素
    E. 生物制剂+改善病情抗风湿药
    F. 手术治疗

(190～192题共用题干)
女，30岁。低热、腹胀、便秘3个月。查体：腹软，无压痛，肠鸣音6次/分。全胃肠钡餐示回肠末端、盲肠和升结肠肠腔狭窄、收缩、变形，可见充盈缺损，黏膜皱襞紊乱，结肠带消失。

190. 可能的诊断有

A. 增生型肠结核
B. 溃疡型肠结核
C. 结肠癌
D. 慢性结肠炎
E. 克罗恩病
F. 急性阑尾炎

191. 患者近7～8天未排便，排气差，下列不宜进行的检查有
    A. 清洁灌肠后做肠镜
    B. 胸片
    C. PPD检查
    D. 钡餐检查
    E. 腹腔镜检查
    F. 血常规

192. 患者无黏液脓血便，无里急后重；行PPD检查阳性，胸片示肺尖部可见模糊的片影；血沉45mm/h，则最可能诊断为
    A. 肠结核
    B. 溃疡性结肠炎
    C. 结肠癌
    D. 阿米巴病
    E. 肠梗阻
    F. 阑尾炎

(193～196题共用题干)
女，46岁。因"颜面皮疹、周身水肿3个月"来诊。既往有3次妊娠史，均在孕12周左右出现自然流产，无明显口干、眼干，无口腔溃疡及关节肿痛。入院后查体：颜面部可见充血性皮疹，周身水肿。实验室检查示尿蛋白(+++)，血小板4.6×10^{12}/L，ANA阳性，抗SSA抗体阳性，抗U1-RNP抗体阳性。

193. 该患者诊断首先考虑
    A. 慢性肾炎
    B. 系统性红斑狼疮
    C. 特发性血小板减少性紫癜
    D. 混合性结缔组织病
    E. 染色体异常
    F. 干燥综合征

194. 除上述诊断外，该患者还应考虑合并
    A. 血小板减少性紫癜
    B. 干燥综合征
    C. 类风湿关节炎
    D. 系统性硬化病
    E. 抗磷脂综合征
    F. 遗传性疾病

195. 为明确诊断，还需做下述哪项检查
    A. 抗心磷脂抗体

B. 抗线粒体抗体
C. 抗中性粒细胞胞浆抗体
D. 抗着丝点抗体
E. 抗组蛋白抗体
F. 抗CCP抗体

196. 该病的临床表现还包括
A. 网状青斑
B. 结节红斑
C. 反复动静脉血栓
D. 关节变形
E. 溶血性贫血
F. 毛囊炎

(197~200题共用题干)

女,大学生,23岁。因"怕热、多汗、心悸、多尿、消瘦2个月"入院。血常规:RBC 4.8× 10^{12}/L,Hb 145 g/L。查体:体形消瘦,皮肤潮湿,双眼稍突,甲状腺Ⅱ°肿大,心率110次/分,心尖部可闻及3/6级收缩期杂音,双手平举震颤(+),胫前无水肿。

197. 为明确诊断,可进一步进行的检查是
A. 胸片
B. 甲状腺超声
C. 心脏超声、心电图
D. OGTT
E. FT_3、FT_4、TSH
F. TgAb、TPOAb

198. 如果FT_3、FT_4均明显升高,TSH降低,TgAb、TPOAb正常,可诊断
A. 桥本甲状腺炎
B. 心肌炎
C. 甲状腺功能亢进症
D. 亚急性甲状腺炎
E. 地方性甲状腺肿
F. 贫血

199. 如果该患者使用甲硫咪唑2周后复查WBC 2.8×10^9/L,N 60%,可选用的治疗药物为
A. 卡比马唑
B. 升白胺(盐酸小檗胺片)
C. 甲状腺激素
D. 丙硫氧嘧啶
E. 甲硫咪唑
F. 叶酸

200. 如果该患者使用甲硫咪唑10 mg/d,2个月后复查FT_3、FT_4恢复正常,TSH仍低但较前稍好转,进一步治疗为
A. 永久停药
B. 暂停使用甲硫咪唑,改用丙硫氧嘧啶
C. 停用甲硫咪唑,择期行甲状腺切除手术

D. 减小甲硫咪唑剂量,嘱患者1个月后复查FT_3、FT_4、TSH,进一步调整用药
E. 停用甲硫咪唑,改用^{131}I
F. 加用甲状腺激素治疗

(201~203题共用题干)

男孩,5岁。因生长发育迟缓2年、发热7天于1996年7月24日入院。患儿于2年前出现眼睑及下肢凹陷性水肿,尿少,被确诊为肾病综合征,给予强的松口服1年,水肿消退,尿蛋白转阴,但出现生长发育落后,饮食量少,便秘,全身乏力,经常呕吐。近7天因发热,伴频繁呕吐入院。即往体健,父母健康,非近亲婚配,家族中无类似病患者。体检:T 37.5℃,P 100次/分,R 27次/分,BP 95/55 mmHg,体重12 kg,身长90 cm,皮下脂肪(腹部)0.5 cm,精神不振,心肺正常,肝脾不大,脊柱四肢无畸形,膝腱反射存在,巴氏征(-),克氏征(-)。

201. 入院后患者应做的检查有
A. 血、尿、便三大常规
B. 血清电解质检查
C. 生化检查
D. 24小时尿蛋白定量
E. 自身免疫抗体检测
F. 肾小管功能检查
G. 双肾B超
H. X线检查
I. 血培养

202. 提示:辅助检查:血常规:WBC 10.6×10^9/L,Hb 103 g/L,血pH 7.27,CO_2CP 14.6 mmol/L,TP 60 g/L,Alb 45 g/L,AKP 112 U/L。尿pH 6.0,尿糖(++),蛋白(+)。血抗O 500 U,血Na^+ 146.7 mmol/L,血K^+ 3.2 mmol/L,血糖4.7 mmol/L,BUN 7.35 mmol/L,CRP 10 mg/L,血氯120.5 mmol/L,尿钙低,尿比重1.010,双肾B超未见异常,X线片示双桡骨干骺端、双股骨干骺端及胫腓骨上端干骺端临时钙化带毛糙、模糊,骨龄尚正常。双肺未见异常。血培养阴性。患者的诊断可考虑为
A. 低钾血症
B. 肾小管酸中毒(Ⅰ型)
C. 肾小管酸中毒(Ⅱ型)
D. 肾小管酸中毒(Ⅳ型)
E. 慢性小管间质病变
F. 范可尼综合征
G. 佝偻病
H. 肾病综合征

203. 为明确病因,还应该进一步做的检查有
A. 氯化铵负荷试验
B. 尿可滴定酸测定
C. 尿铵检测
D. 尿pH
E. 尿HCO_3^-排泄分数
F. 尿CO_2分压测定
G. 碳酸氢盐肾阈值测定

H. 尿氨基酸测定
I. 尿钾测定

(204～206题共用题干)

男,40岁。反复口腔、肛门溃疡5年,近1个月双膝关节酸痛、视力下降。针刺反应阳性。

204. 初步诊断考虑的疾病是
 A. 白塞病
 B. 强直性脊柱炎
 C. 类风湿关节炎
 D. 系统性红斑狼疮
 E. 混合性结缔组织病
 F. 反应性关节炎

205. 该病常见的皮疹包括
 A. 结节性红斑
 B. 假性毛囊炎
 C. 痤疮样毛囊炎
 D. 蝶形红斑
 E. 浅表栓塞性静脉炎
 F. 湿疹

206. 目前治疗应选用
 A. 环磷酰胺
 B. 地塞米松
 C. 双嘧达莫
 D. 泼尼松
 E. 甲泼尼龙冲击3天
 F. 青霉素

冲刺模拟卷五

一、共用题干单选题：每道考题以一个小案例的形式出现，其下面都有 A、B、C、D、E 五个备选答案。请从中选择一个最佳答案。

(1～4题共用题干)

女，36 岁。平时体健，体检时未发现任何心脑血管疾病。某天家属下班回家后发现其昏倒在浴室，面色呈樱桃红色，瞳孔散大，呼吸、心跳停止。

1. 根据以上介绍，患者最有可能发生
   A. 铅中毒
   B. 一氧化碳中毒
   C. 氰化物中毒
   D. 安眠药中毒
   E. 食物中毒

2. 首先应采取的抢救措施是
   A. 立即催吐
   B. 立即开放气道
   C. 立即行心肺复苏
   D. 立即彻底冲洗体表
   E. 立即移至通风、空气清新处

3. 下列有关心肺复苏中胸外按压操作者姿势的叙述，不正确的是
   A. 救护者跪于患者左侧
   B. 两手掌根重叠，平行放于两乳头间的胸骨上
   C. 上半身前倾，两肩位于双手正上方
   D. 借助手臂的力量垂直用力下压
   E. 抬起时掌根不要离开胸壁

4. 救护人员应在抢救后几分钟再次评估呼吸、心跳
   A. 每隔 1 分钟检查一次
   B. 每隔 2 分钟检查一次
   C. 每隔 5 分钟检查一次
   D. 第一次 1 分钟后检查，以后每 3～4 分钟检查一次
   E. 第一次 2 分钟后检查，以后每 5 分钟检查一次

(5～8题共用题干)

女孩，9 岁。小学生。1 周前出现乏力，咽痛，头痛，咳嗽，咳少量黏痰，体温 38.6℃，实验室检查：WBC $8×10^9$/L，中性粒细胞 80%。X 线检查显示双肺下野不规则浸润阴影。

5. 最可能的诊断是
   A. 细菌性肺炎
   B. 病毒性肺炎
   C. 化学性肺炎
   D. 肺炎支原体肺炎
   E. 真菌性肺炎

6. 首选药物是
   A. 大环内酯类抗生素
   B. 氨苄西林
   C. 万古霉素
   D. 阿莫西林
   E. 替拉考宁

7. 本病临床早期快速诊断的方法是
   A. 直接检测标本中肺炎支原体抗原
   B. 血凝抑制试验
   C. 细菌培养
   D. 革兰染色
   E. 荚膜染色镜检

8. 临床上与本病表现颇为相似的疾病是
   A. SARS
   B. 真菌性肺炎
   C. 病毒性肺炎
   D. 肺炎衣原体肺炎
   E. 化学性肺炎

(9～11题共用题干)

女，52 岁。风湿性心脏病，二尖瓣狭窄。体检可见二尖瓣面容，心脏听诊有心尖区舒张期隆隆样杂音，心率 120 次/分，心律不齐，脉搏 105 次/分。

9. 患者如做心电图，最可能的诊断是
   A. 房扑 2∶1 下传
   B. 窦性心动过速伴心律不齐
   C. 心房颤动
   D. 室性心动过速
   E. 窦性心律不齐

10. 如心电图上出现连贯的宽大异常 QRS 波群，可见心室夺获，最可能的诊断是
    A. 阵发性室上性心动过速
    B. 房颤伴差异传导
    C. 房颤伴房室折返性心动过速
    D. 窦性心动过速
    E. 室性心动过速

11. 如心电图上出现长 RR 间期，应诊断为
    A. 高度或完全性房室传导阻滞
    B. 窦性停搏
    C. 窦房阻滞
    D. 室性逸搏
    E. 双束支传导阻滞

(12～14题共用题干)

女，32 岁。反复发热 1 个月，体温持续在 37.5～38℃，伴关节肌肉酸痛就诊。查体：轻度

贫血,心界不大,心率 90 次/分,心尖部有收缩期吹风样杂音 3 级,并有收缩中期喀喇音。诊断为风湿性心脏病,二尖瓣关闭不全,发热待查。

12. 入院后首选的处理是
    A. 检查血沉、抗"O"以除外风湿活动
    B. 尿常规检查是否有镜下血尿
    C. 抗生素静脉滴注
    D. 1~2 天内抽取血培养 3~4 次
    E. B 超检查是否有脾大

13. 下列最有助于诊断感染性心内膜炎的辅助检查是
    A. 胸部 X 线片
    B. 心电图
    C. 心血管造影
    D. 超声心动图
    E. 血沉

14. 本例拟给予感染性心内膜炎诊断性治疗,患者对抗生素反应良好,5 小时后体温逐渐降至正常,此时抗生素的应用疗程是
    A. 体温正常后 3 小时可停用抗生素
    B. 4~6 周
    C. 5 个月
    D. 2 周
    E. 10 个月

(15~18 题共用题干)

男,45 岁。原有胃溃疡病 15 年,近 2 个月腹痛节律性消失,服用复方氢氧化铝(胃舒平)疗效不佳。

15. 为明确诊断,下列检查最有价值的是
    A. 大便隐血试验
    B. X 线胃肠钡餐检查
    C. 胃液分析
    D. 纤维胃镜检查
    E. 剖腹探查

16. 患者大便隐血多次为(+),胃液分析胃酸降低,经胃镜取病变组织作病理检查见胃溃疡边缘重度异型细胞增生,下列治疗措施最恰当的是
    A. 服用奥美拉唑
    B. 对症处理,1 个月后胃镜复查
    C. 服用胃黏膜保护剂
    D. 中药治疗
    E. 手术治疗

17. 若患者病变组织病理为中度不典型增生,最佳治疗措施是
    A. 手术治疗
    B. 服用 H_2 受体拮抗剂
    C. 给予质子泵抑制剂
    D. 胃黏膜保护剂
    E. 按胃溃疡治疗,4 周后胃镜复查

18. 若系胃癌,最佳治疗方案是
    A. 胃癌根治术
    B. 胃癌根治术加术后化学治疗
    C. 介入治疗
    D. 先进行化学治疗,再行手术治疗
    E. 静脉化学治疗加中药治疗

(19~22 题共用题干)

女,32 岁。高热,口腔溃疡,多关节酸痛,盘状红斑,抗核抗体、狼疮细胞均为强阳性,抗 dsDNA 抗体 10.1%。

19. 该患者最可能的诊断是
    A. 混合性结缔组织病
    B. 系统性红斑狼疮急性期
    C. 贝赫切特病
    D. 类风湿关节炎
    E. 天疱疮

20. 首选的治疗方案是
    A. 大剂量糖皮质激素
    B. 免疫抑制剂
    C. 对症治疗
    D. 非甾体抗炎药
    E. 免疫调节剂

21. 如急性症状缓解,应采取的措施是
    A. 非甾体抗炎药
    B. 免疫抑制剂
    C. 大剂量泼尼松
    D. 停用泼尼松
    E. 泼尼松逐渐减量

22. 急性期如未能被控制,应采取的措施是
    A. 免疫抑制剂
    B. 减小泼尼松剂量
    C. 非甾体抗炎药
    D. 加大泼尼松剂量
    E. 免疫调节剂

(23~25 题共用题干)

女,58 岁。上腹不适、食欲缺乏 3 年,体重减轻、乏力半年。查体:贫血貌,上腹部轻压痛,Hb 88 g/L,MCV 115 fl。胃镜检查示胃体皱襞稀疏,黏膜血管透见。

23. 应首先考虑的诊断是
    A. Ménétrier 病
    B. 慢性萎缩性胃炎
    C. 胃癌
    D. 慢性淋巴细胞性胃炎

E. 慢性浅表性胃炎

24. 对诊断最有意义的辅助检查是
   A. 血癌胚抗原
   B. 血胃蛋白酶原
   C. 血抗线粒体抗体 M_2 亚型
   D. 血壁细胞抗体
   E. 血胃泌素

25. 该患者发生贫血最可能的机制是
   A. 铁利用障碍
   B. 慢性消化道失血
   C. 蛋白质吸收障碍
   D. 维生素 C 缺乏
   E. 内因子缺乏

二、单选题：每道考题下面有 A、B、C、D、E 五个备选答案，请从中选择一个最佳答案。

26. 按 FAB 分型标准，诊断急性白血病时，骨髓中原始细胞占骨髓非红系有核细胞的百分数是
   A. ≥20%
   B. ≥25%
   C. ≥30%
   D. ≥35%
   E. ≥40%

27. 关于肾绞痛的描述，以下错误的是
   A. 常见于输尿管结石患者
   B. 疼痛呈阵发性、剧烈难忍
   C. 可表现为较长时间的腰区难忍的酸痛
   D. 可向会阴部放射
   E. 无恶心、呕吐

28. 下列能够提高冠心病、慢性心力衰竭患者的运动耐量，降低病死率的药物是
   A. 洋地黄
   B. ACEI 与 ARB
   C. 利尿剂
   D. 硝酸酯类
   E. α 受体拮抗剂

29. 关于支气管扩张的预防措施，下列不正确的是
   A. 可使用肺炎链球菌疫苗
   B. 治疗慢性鼻窦炎和扁桃体炎
   C. 增强机体免疫力
   D. 长期预防性应用抗生素
   E. 避免感染

30. 有机磷杀虫药引起中毒的机制是
   A. 直接激动胆碱受体
   B. 持久地抑制腺苷环化酶
   C. 持久地抑制磷酸二酯酶
   D. 持久地抑制胆碱酯酶
   E. 持久地抑制单胺氧化酶

31. 《母婴保健法》规定的孕产期保健服务不包括
   A. 胎儿保健
   B. 孕妇、产妇保健
   C. 母婴保健指导
   D. 胎儿性别诊断
   E. 新生儿保健

32. 下列肺炎中最易并发肺脓肿的是
   A. 肺炎支原体肺炎
   B. 金黄色葡萄球菌肺炎
   C. 肺炎链球菌肺炎
   D. 肺曲霉病
   E. 病毒性肺炎

33. 关于感染性休克的治疗，不同于低血容量性休克治疗的是
   A. 纠正酸碱平衡失调
   B. 早期、大剂量应用糖皮质激素
   C. 治疗原发病因
   D. 应用心血管药物
   E. 补充血容量

34. 下述对改善睡眠呼吸暂停低通气综合征无效的是
   A. 戒烟、酒
   B. 控制体重
   C. 睡眠时仰卧位
   D. 勿服安眠药
   E. 睡前勿饱食及饮酒

35. 下列急性中毒的治疗，不正确的是
   A. 患者催吐前可饮水 200 mL
   B. 惊厥状态时，不宜催吐
   C. 可用吐根糖浆催吐
   D. 昏迷患者不宜催吐
   E. 误服汽油时，应立即催吐

36. DIC 发生过程的关键因素是
   A. 缺氧、酸中毒
   B. 单核-巨噬细胞系统受抑制
   C. 高凝状态
   D. 纤溶系统活性降低
   E. 凝血酶和纤溶酶的形成

37. 下列主要累及肾小球的疾病是
   A. 干燥综合征
   B. 类风湿关节炎

C. 骨关节炎
D. 系统性红斑狼疮
E. 多发性肌炎

38. 下列强直性脊柱炎病因的叙述,正确的是
   A. 血清特异性自身抗体
   B. 与 DR4 基因有关联
   C. 与感染因素无关
   D. 单基因遗传
   E. 与 HLA-B27 关联性最强

39. 儿童支气管肺炎合并急性心力衰竭的表现不包括
   A. 心率突然增快
   B. 极度烦躁不安
   C. 心音低钝、奔马律
   D. 肝脏迅速增大
   E. 刺激性干咳

40. 尿毒症患者发生纤维囊性骨炎的主要原因是
   A. 尿钙排泄增多
   B. 继发性甲状旁腺功能亢进
   C. 尿磷排泄减少
   D. 营养不良和低蛋白血症
   E. 活性维生素 D 合成障碍

41. 下列因素不会引起肝硬化的是
   A. 甲型肝炎
   B. 乙型肝炎
   C. 丙型肝炎
   D. 丁型肝炎
   E. 铜沉积

42. 主动脉瓣狭窄时,心脏杂音出现在
   A. 胸骨右缘第2肋间,舒张期
   B. 胸骨左缘第2肋间,连续性
   C. 胸骨左缘第2肋间,收缩期
   D. 胸骨左缘第2肋间,舒张期
   E. 胸骨右缘第2肋间,收缩期

43. 类风湿关节炎滑膜的特征性改变是
   A. 滑膜消失或变薄
   B. 淋巴细胞浸润
   C. 滑膜增厚
   D. 血管翳形成
   E. 滑膜水肿

44. 关于 ST 段的描述,不正确的是
   A. ST 段是自 QRS 波群的终点至 T 波起点间的线段
   B. ST 段表示心室肌除极结束、缓慢复极的一段时间

C. 正常人 ST 段下移<0.05 mV
D. 正常人 V_2、V_3 导联 ST 段抬高可达 0.2 mV
E. 正常人 V_5、V_6 导联 ST 段抬高<0.2 mV

45. 哮喘发作时,对缓解支气管痉挛作用最快的药物是
   A. 氨茶碱
   B. 特布他林
   C. 色甘酸钠
   D. 异丙托溴铵
   E. 糖皮质激素

46. 缺铁性贫血的铁剂治疗,在血红蛋白正常后仍需维持的时间是
   A. 3~7天
   B. 1~2周
   C. 3~4周
   D. 4~6个月
   E. 6个月~1年

47. 普通感冒最常见病因的是
   A. 流感病毒
   B. 副流感病毒
   C. 呼吸道合胞病毒
   D. 柯萨奇病毒
   E. 鼻病毒

48. 下列不属于低钾血症表现的是
   A. 疲乏、无力
   B. 恶心、呕吐
   C. 嗜睡或昏迷
   D. 心电图显示 T 波高尖
   E. 心电图显示 U 波明显

49. Ⅱ型呼吸衰竭最常见的病因是
   A. 肺纤维化
   B. 肺结核
   C. 支气管扩张
   D. 阻塞性肺炎
   E. 慢性阻塞性肺疾病

50. 骨关节炎的临床表现不包括
   A. 关节活动受限
   B. 关节肿胀
   C. 晨僵>30分钟
   D. 骨擦音
   E. 疼痛

51. 胰头癌所致黄疸患者的尿液化验结果可能是
   A. 尿胆原含量增加
   B. 尿胆红素含量增加

C. 尿含铁血黄素含量增加
D. 尿胆原及尿胆红素含量均增加
E. 尿胆红素阴性

52. 由于肺血管病变产生肺动脉高压最常见的原因是
    A. 胸廓畸形
    B. 弥漫性肺纤维化
    C. 肺结核
    D. 肺血栓栓塞症
    E. 慢性阻塞性肺疾病

53. 提示心包积液的体征是
    A. De Musset 征
    B. 脉短绌
    C. Ewart 征
    D. Roth 斑
    E. Duroziez 征

54. 下列情况不会导致呼吸功增加的是
    A. 胸肺顺应性下降
    B. 气道阻力增加
    C. 气道分泌物增多
    D. 气管切开
    E. 呼吸机回路积水

55. 下列对患者不一定有助益,可能违背有利原则的做法是
    A. 根据病情做相应治疗
    B. 根据病情做相应检查
    C. 根据病情给予止痛手段
    D. 患者受益而不给他人太大伤害
    E. 患者患癌症到了晚期再告知本人

56. 治疗社区获得性肺炎时,可覆盖非典型病原体的抗生素是
    A. 头孢菌素类
    B. 糖肽类
    C. 青霉素类
    D. 大环内酯类
    E. 氨基糖苷类

57. 定期考核不合格的医师暂停执业活动期满,再次考核仍不合格,应受到的处理是
    A. 再次接受培训
    B. 罚款
    C. 在执业医师指导下从事执业活动
    D. 暂停执业活动 3 年
    E. 注销注册,废止医师执业证书

58. 下列传染病诊断方法的叙述,最恰当的是
    A. 临床症状、查体及生化检查
    B. 临床表现、流行病学资料、实验室及其他检查
    C. 临床表现、疫苗注射情况、实验室检查
    D. 临床表现、流行病学资料、家族史
    E. 流行病学资料、病原学检查

59. 钩端螺旋体黄疸出血群的储存宿主主要是
    A. 猪
    B. 牛
    C. 犬
    D. 鼠
    E. 羊

60. 关于真性红细胞增多症治疗措施的叙述,不恰当的是
    A. 放血疗法
    B. 阿司匹林
    C. 羟基脲
    D. 砷剂
    E. 干扰素

61. 在整个病变过程中没有肺泡壁和其他结构损坏的肺炎是
    A. 肺炎克雷伯菌肺炎
    B. 金黄色葡萄球菌肺炎
    C. 干酪性肺炎
    D. 铜绿假单胞菌肺炎
    E. 肺炎链球菌肺炎

62. 引起血管内溶血的疾病是
    A. 地中海贫血
    B. 脾功能亢进
    C. 遗传性球形红细胞增多症
    D. 异常血红蛋白病
    E. 阵发性睡眠性血红蛋白尿症

63. 下列最有助于支气管哮喘诊断的检查是
    A. 血气分析
    B. 支气管激发试验
    C. 肺通气功能
    D. 过敏原试验
    E. 胸部 X 线片

64. 有关肺结核的预防性化学治疗,下列正确的是
    A. 主要用于受结核分枝杆菌感染易发病的高危人群
    B. 与痰菌阳性的患者接触的人群
    C. 肺结核不能用化学药物预防
    D. 接触肺结核患者,PPD 试验阳性的患者
    E. 接触肺结核的人群都应用药物预防

65. 关于急性上消化道出血,下述说法错误的是
    A. 出血量超过 50 mL,即可出现柏油样黑便
    B. 咖啡渣样液是血液经胃酸作用后形成正铁血红素所致

C. 出血早期血压、血红蛋白可正常
D. 出血48小时内可作急诊胃镜检查
E. 大量出血的原因是食管静脉曲张破裂出血

66. 下列关于胸外按压指征的叙述，最确切的是
   A. 发现无循环体征，立即进行
   B. 再次评价患者呼吸后
   C. 2次通气后
   D. 只要发现无意识，立即进行
   E. 电复律后

67. 慢性肾衰竭患者出现继发性甲状旁腺功能亢进的主要原因是
   A. 低血磷
   B. 低血钙
   C. 高血钾
   D. 尿毒症毒素
   E. 氮质血症

68. 电复律治疗时出现心室颤动应
   A. 静脉注射利多卡因
   B. 心内注射利多卡因
   C. 再次电复律
   D. 人工心脏起搏
   E. 心肺复苏

69. 有关胰岛素的使用，下列不正确的是
   A. 接受大、中型手术的2型糖尿病患者均须用短效胰岛素
   B. 出现并发症的糖尿病患者必须使用胰岛素
   C. 1型糖尿病患者饮食控制不佳时均须用胰岛素
   D. 所有妊娠糖尿病患者都必须使用胰岛素
   E. 合并肾功能不全者胰岛素应适当减量

70. 诊断甲状腺功能亢进症(Graves病)最有价值的体征是
   A. 皮肤湿润、多汗、手颤
   B. 阵发性心房颤动
   C. 窦性心动过速
   D. 收缩压升高，舒张压降低，脉压增大
   E. 甲状腺肿大伴震颤和血管杂音

71. 有关造血干细胞移植指征的叙述，不正确的是
   A. 骨髓增生异常综合征(MDS)
   B. 急性淋巴细胞白血病(ALL)
   C. 重型再生障碍性贫血
   D. 多发性骨髓瘤
   E. 弥散性血管内凝血

72. 慢性粒细胞白血病患者服用大量药物后出现跖趾关节肿痛，其原因可能是
   A. 中毒性关节炎
   B. 类风湿关节炎
   C. 继发性痛风
   D. 白血病关节浸润
   E. 风湿性关节炎

73. 负责向社会发布突发公共卫生事件信息的法定单位是
   A. 县级人民政府
   B. 省级人民政府
   C. 国务院卫生行政主管部门
   D. 国务院新闻办公室
   E. 设区的市级人民政府

74. 下列不符合血友病出血特点的是
   A. 肌肉内血肿
   B. 负重关节出血，最终畸形
   C. 伴随终身
   D. 常见皮肤紫癜
   E. 重症者可发生呕血、咯血

75. 下列情况最易引起窦房传导阻滞的是
   A. 高钾血症
   B. 饮茶
   C. 甲状腺功能亢进症
   D. 交感神经张力过高
   E. 贫血

76. 下列洋地黄中毒可引起的临床表现，错误的是
   A. 恶心、呕吐
   B. 视物模糊、黄视或绿视
   C. 室性早搏二联律
   D. 窦性心动过速伴QRS增宽
   E. 房性心动过速伴房室传导阻滞

77. 目前1型糖尿病的主要死亡原因是
   A. 感染
   B. 酮症酸中毒
   C. 高渗性非酮症糖尿病昏迷
   D. 心、脑血管病变
   E. 糖尿病肾病

78. 慢性支气管炎导致支气管扩张的主要病变基础是
   A. 支气管腔内渗出物堵塞
   B. 支气管黏膜上皮的损伤
   C. 肺不张
   D. 肺组织纤维化
   E. 支气管结构的破坏

79. 关于原发性肾小球疾病的光镜下病理特点，错误的是
   A. 膜性肾病可见弥漫性肾小球毛细血管基膜增厚
   B. 微小病变型肾病可见肾小球无明显异常

C. 急进性肾小球肾炎可见大新月体形成(占肾小球囊腔 20% 以上)
D. 急性链球菌感染后肾小球肾炎可见弥漫性肾小球毛细血管内皮细胞及系膜细胞增生
E. 系膜增生性肾小球肾炎可见肾小球系膜细胞和系膜基质弥漫增生

80. 关于溃疡性结肠炎的叙述,错误的是
    A. 瘘管形成少见
    B. 绝大多数累及直肠
    C. 脓血便多见
    D. 回肠末段病变严重
    E. 病变为连续性分布

81. 双下肢对称性紫癜伴荨麻疹者常见于
    A. 过敏性紫癜
    B. 再生障碍性贫血
    C. 激素性紫癜
    D. 血小板减少
    E. 特发性血小板增多症

82. 急性胰腺炎时,下列体位可减轻腹痛的是
    A. 截石位
    B. 胸膝位
    C. 弯腰抱膝位
    D. 仰卧位
    E. 俯卧位

83. 关于复发性多软骨炎,下列描述错误的是
    A. 患者通常死于喉和气管软骨塌陷
    B. 仅累及软骨组织
    C. 可以与系统性红斑狼疮并发
    D. 可累及心脏瓣膜,导致难治性心功能不全
    E. 特点是软骨组织复发性退化性炎症

84. 肺心病患者出现心室颤动、心脏骤停以致突然死亡最常见的原因是
    A. 急性广泛心肌梗死
    B. 急性严重心肌缺氧
    C. 右心功能不全
    D. 左心功能不全
    E. 合并脑血管意外

85. 类风湿关节炎的主要病理改变是
    A. 心包炎
    B. 滑膜炎
    C. 胸膜炎
    D. 骨膜炎
    E. 皮肌炎

86. 女,45 岁。心脏瓣膜病 10 年,发热 1 个月。体温 37.2～37.6℃,厌食,消瘦,贫血貌。为确诊,应首选的检查是
    A. 胸部 X 线片
    B. 血培养
    C. 测定血红蛋白
    D. 心肌酶检查
    E. 测定血沉

87. 女,38 岁。10 年前分娩后出现无乳,闭经,食欲减退,怕冷,面色苍白,毛发脱落。诊断最可能是
    A. 腺垂体功能减退症
    B. 原发性甲状腺功能减退症
    C. 神经性厌食症
    D. 肾上腺皮质功能减退症
    E. 卵巢功能早衰症

88. 某医院眼科医师第 2 天要为一位患者做角膜移植手术,当天晚上发现准备的角膜不见了,若患者第 2 天做不了手术,将有完全失明的危险,于是该医师到医院太平间偷偷摘取了一位刚刚死亡患者的角膜。第 2 天,手术很成功。但不久,死亡患者的家属发现角膜不见了,状告了该医师。关于这起案件,下列说法正确的是
    A. 该医师不用请示上级同意,也不用和家属商量
    B. 该医师为了抢救患者才摘走角膜,他的做法没有错
    C. 该患者已死亡,不用征求家属的同意
    D. 该医师没有征得死亡患者家属同意,自行摘走角膜,违反了知情同意权
    E. 医师有自主权摘走角膜,但最好跟家属商量一下

89. 女,35 岁。间断咳嗽、咳脓痰伴咯血 10 余年,再发 2 天入院。咯血总量约 600 mL,经抗感染、静脉点滴垂体后叶素治疗后咯血停止。行胸部 X 线片示多发囊状及柱状影,部分囊腔内可见液平,余肺未见异常。该患者进一步采取的最佳治疗措施是
    A. 支气管动脉栓塞
    B. 规律使用流感疫苗
    C. 感染时联合使用抗生素
    D. 手术切除病变肺叶
    E. 抗生素预防感染

90. 男,72 岁。1 周前感冒后咳嗽、咳痰,量多,初为黄色脓性、黏稠带血,后变为红棕色胶冻状。查体:R 24 次/分。口唇发绀,右肺叩诊浊音,呼吸音低,散在湿啰音,心率 120 次/分,心律整。血常规:WBC $10.5×10^9$/L。最可能的诊断是
    A. 金黄色葡萄球菌肺炎
    B. 干酪性肺炎
    C. 肺炎链球菌肺炎
    D. 肺炎克雷伯菌肺炎
    E. 厌氧菌肺炎

91. 女,55 岁。4 年前确诊为肝硬化,2 个月前出现上腹部隐痛,食欲下降。1 天前进食油炸食品后 1 个小时呕吐咖啡样物约 100 mL。最可能的出血原因是
    A. 食管胃底静脉曲张破裂
    B. 食管癌
    C. 胃癌
    D. 胰腺出血

E. 急性胃黏膜病变

92. 女,45岁。自觉清晨两手指间和掌指关节强直,4个月后运动时疼痛和肿胀。给予阿司匹林、其他的非甾醇类抗炎药和金制剂等治疗均未见效,且病情逐渐恶化,出现乏力、食欲缺乏、体重减轻及不规律发热,两肘关节有运动障碍,血清γ球蛋白升高,类风湿因子(++),ESR 60mm/第1小时末,CRP升高。该患者可诊断为
    A. 痛风
    B. 风湿性关节炎
    C. 原发性骨关节炎
    D. 类风湿关节炎
    E. 系统性红斑狼疮

93. 女,45岁。甲状腺功能亢进,心电图如图所示,应诊断为

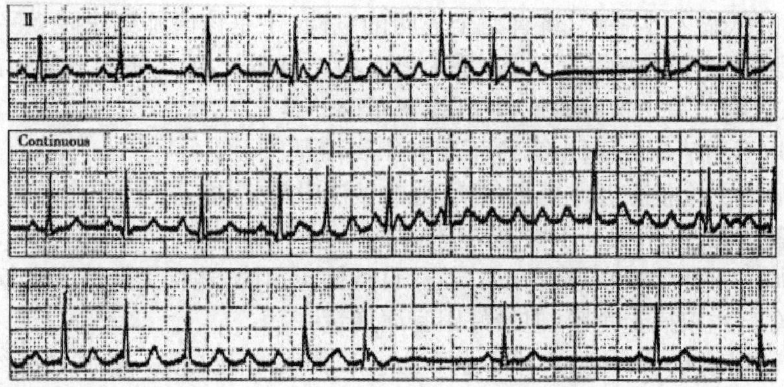

    A. 窦性心律显著不齐
    B. 阵发性房性心动过速
    C. 频发房性期前收缩
    D. 窦性心律,阵发性心房扑动
    E. 窦性心律,阵发性心房颤动

94. 男,32岁。甲状腺突然肿胀、发硬、吞咽困难,疼痛剧烈,并向患侧耳颞处放射,血沉加快,诊断为亚急性甲状腺炎,最好的治疗措施是
    A. 休息,观察
    B. 泼尼松治疗
    C. 阿司匹林治疗
    D. 吲哚美辛治疗
    E. 塞来昔布治疗

95. 男,24岁,在校大学生。拟参加无偿献血,向血站工作人员咨询我国健康公民自愿献血的年龄,恰当的回答是
    A. 18周岁
    B. 18~35周岁
    C. 18~40周岁
    D. 18~45周岁
    E. 18~55周岁

96. 男,75岁。因心前区疼痛3小时入院,否认高血压、糖尿病史。体检:神志不清,血压70/30mmHg,心率120次/分,血糖16mmol/L,ECG示下壁心肌梗死。下列处理正确的是
    A. 皮下注射短效胰岛素,每日3次
    B. 可能是应激性高血糖,可不用处理
    C. 确诊糖尿病,从此必须药物治疗
    D. 静脉滴注小剂量胰岛素,密切检测血糖,随时调整剂量
    E. 口服半衰期短的磺脲类降糖药

97. 男,30岁。因煤气中毒,经过积极抢救后苏醒,2天后出现神志不清,右侧肢体偏瘫,体温、血压正常,两肺呼吸音粗。进一步治疗首选为
    A. 高压氧舱
    B. 地塞米松输注
    C. 甘露醇输注
    D. 维生素C输注
    E. 脑营养物质输注

98. 女,20岁。受冷后咽痛、咳嗽、少痰伴发热1周求诊。近日来乏力、四肢酸痛、食欲缺乏。体检:T 37.4℃,咽部充血,扁桃体Ⅰ°肿大,心肺听诊无明显异常。X线片示左下肺不规则浸润影,呈间质性改变。对诊断最有价值的检查是
    A. 痰培养
    B. PPD试验
    C. 血常规
    D. 冷凝集试验
    E. 肺功能

99. 男,30岁。因腹痛、腹泻、便秘交替2个月就诊。门诊行胃肠钡剂检查,见回盲部激惹,有钡影跳跃征象。最可能的诊断是
    A. 肠易激综合征
    B. 克罗恩病
    C. 肠结核
    D. 霍乱
    E. 回盲部肿瘤

100. 女,44岁。8小时前搬重物时突发上胸部疼痛,呈撕裂样,并逐渐向下胸部和腹部延伸,高血压病史10年。查体:体温36.3℃,血压170/100mmHg(左上肢),血压140/75mmHg(右上肢)。心率105次/分,心律齐。腹平软,Murphy征阴性。CK-MB正常。心电图正常。胸部X线片显示主动脉明显增宽。该患者胸痛最可能的病因是
    A. 变异型心绞痛
    B. 急性心肌梗死
    C. 主动脉夹层
    D. 急性胆囊炎
    E. 肋间神经痛

101. 男,66岁。急性前壁心肌梗死2天,轻微活动即喘憋。查体:BP 100/60mmHg,双肺底可闻及少量细小湿啰音,心率102次/分。该患者心功能分级为
    A. Killip分级Ⅱ级
    B. Killip分级Ⅲ级
    C. NYHA分级Ⅰ级

D. NYHA 分级 Ⅱ 级
E. Killip 分级 Ⅰ 级

102. 男,36 岁。慢性上腹痛 8 年。近来出现腹胀,频繁呕吐,有宿食。在进行诊断时,不宜选择的检查是
    A. 胃镜
    B. 上消化道钡剂造影
    C. 血电解质
    D. 腹部 X 线片
    E. 腹部 B 超

103. 男,29 岁。低热、酱油色尿 2 个月。查体:巩膜黄染,贫血面容,肝脾不肿大。血红蛋白 73g/L,血小板 $105×10^9$/L,白细胞 $4.4×10^9$/L,网织红细胞计数 0.5,尿隐血阳性。最可能的诊断是
    A. 急性早幼粒细胞白血病伴 DIC
    B. 急性红白血病
    C. 阵发性睡眠性血红蛋白尿症
    D. 缺铁性贫血
    E. 慢性感染性贫血

104. 男,54 岁。高血压病史 10 年。因血压未能控制就诊。为了解患者有无早期左心功能不全,应询问的相关病史是
    A. 心绞痛
    B. 夜间阵发性呼吸困难
    C. 下肢水肿
    D. 咳嗽、咳痰
    E. 心悸

105. 男,38 岁。身高 170 cm,体重 90 kg,平素每日饮酒约 200 g,持续 10 年。体检时发现脂肪性肝病,遂来院就诊。下列确定酒精性肝病及分期分级的最可靠方法是
    A. 肝脏 B 超
    B. 肝脏 CT
    C. AST、ALT 测定
    D. 肝组织活检
    E. 肝血管造影

106. 女,27 岁。头晕、乏力、皮下瘀斑半月,外周血 WBC $60×10^9$/L,可见大量幼稚细胞,下列检查结果有助于诊断急性粒细胞白血病的是
    A. PAS 染色阳性
    B. NSE 阳性,可被 NaF 抑制
    C. 铁染色阳性
    D. POX 及苏丹黑染色阳性
    E. 中性粒细胞碱性磷酸酶活动减低或阴性

107. 男,10 岁。自幼发现心脏有杂音,并伴有下半身发绀,体检:胸骨左缘第 2 肋间连续性机械样杂音。最可能的诊断是
    A. 动脉导管未闭
    B. 重度肺动脉狭窄

    C. 法洛四联症
    D. 室间隔缺损伴右向左分流
    E. 房间隔缺损伴右向左分流

108. 男,44 岁。干咳 2 周,右胸痛 4 天,胸痛呈持续性、咳嗽、呼吸时加重,无放射痛。查体:体温 37.8℃,血压 160/90 mmHg。该患者胸痛最可能的原因是
    A. 带状疱疹
    B. 食管炎
    C. 心绞痛
    D. 心肌梗死
    E. 胸膜炎

109. 男,30 岁。肺结核患者,肺内有空洞性病变。下列最符合其 X 线表现的描述是
    A. 厚壁空洞伴有气液平面
    B. 下叶空洞周围大片炎性浸润
    C. 空洞内壁不规则,凹凸不平
    D. 上叶尖后段空洞,壁光整,周围有卫星灶
    E. 厚壁空洞、偏心

110. 男,30 岁。有机磷杀虫药中毒,使用阿托品、碘解磷定治疗,神志转清醒,呼吸困难减轻,肺部湿啰音减少。约半小时后,患者突然再次出现意识模糊、躁动、抽搐、瞳孔扩大。该患者可能发生了
    A. 脑出血
    B. 脑水肿
    C. 碘解磷定中毒
    D. 阿托品中毒
    E. 阿托品量不足

111. 女,50 岁。陈旧性心肌梗死 4 年,高血压病史 5 年。体检:血压 150/95 mmHg,心率 91 次/分。降压治疗首选
    A. α 受体阻断剂
    B. β 受体阻断剂
    C. 利尿剂
    D. 二氢吡啶类钙通道阻滞剂
    E. 扩血管药物

112. 男,30 岁。服毒自杀,被发现后急送医院。查体:昏迷状态,呼吸急促,皮肤湿冷,双侧瞳孔如针尖大小。使用阿托品治疗后,提示治疗效果不满意的指标是
    A. 颜面潮红
    B. 口干、皮肤干燥
    C. 瞳孔大小无变化
    D. 心率加快
    E. 肺部啰音减少

113. 女,35 岁。确诊甲亢后即行甲状腺次全切手术,术后患者出现高热,心率 160 次/分,烦躁不安,大汗淋漓,腹泻。首先考虑的诊断是
    A. 术后感染
    B. 甲亢症状加重

C. 甲状腺危象
D. 甲状腺毒症心脏病
E. 甲状旁腺损伤

114. 女,33岁。因风湿性心瓣膜病合并感染性心内膜炎收治入院。下列处理错误的是
   A. 血培养后开始使用抗生素
   B. 选用杀菌剂
   C. 血培养及药物敏感试验结果检出后调整抗生素种类
   D. 抗生素疗程至少4~6周
   E. 感染未控制时,绝对禁忌手术治疗

115. 男,22岁。咳嗽伴发热3天。给予青霉素静脉滴注抗感染治疗,用药后患者突然出现气急、胸闷、烦躁不安。查体：T 38.5℃,P 140次/分,R 37次/分,BP 75/40 mmHg。面色苍白,大汗淋漓,两肺可闻及喘鸣音,身体多部位红色皮疹。最可能的原因是
   A. 哮喘急性发作
   B. 感染性休克
   C. 急性呼吸窘迫综合征
   D. 急性左心衰竭
   E. 过敏性休克

116. 男,52岁。突发呼吸困难4小时。既往糖尿病、高血压病史10年。查体：R 32次/分,BP 100/70 mmHg,颈静脉怒张,双肺呼吸音清晰,未闻及干、湿啰音。心率105次/分,$P_2 > A_2$。CTPA示右下肺动脉内充盈缺损。该患者宜采取的治疗措施首选
   A. 口服华法林
   B. 静脉滴注t-PA
   C. 肺动脉内注射尿激酶
   D. 皮下注射低分子量肝素
   E. 手术取栓

117. 男,43岁。晨起胃痛,呕吐数次,腹胀,经药物治疗后缓解。第2天腹胀逐渐加重,恶心。查体：腹部膨隆,腹软,无压痛,无反跳痛,肠鸣音弱。心电图示T波降低。该患者首先应考虑为
   A. 低钾血症
   B. 低钙血症
   C. 低磷血症
   D. 低钠血症
   E. 低镁血症

118. 女,35岁。右腰痛伴发热、尿频、尿急、尿痛2天住院,5年前有类似病史。尿常规示白细胞25个/HP,红细胞5个/HP,蛋白(＋),血常规示白细胞总数升高。静脉肾盂造影未见异常。最可能的诊断是
   A. 急性膀胱炎
   B. 慢性膀胱炎
   C. 慢性肾盂肾炎急性发作
   D. 慢性肾盂肾炎
   E. 急性肾盂肾炎

119. 男,30岁。腹部砸伤5小时。查体：四肢湿冷,腹肌紧张。全腹压痛、反跳痛。有移动性浊音。肠鸣音消失。该患者目前应进行的处理不包括
   A. 诊断性腹腔穿刺
   B. 密切监测基本生命体征
   C. 补充血容量,抗休克治疗
   D. 给予止痛和镇静剂
   E. 抗感染治疗

120. 男,16岁。3天来左膝关节肿胀。自幼外伤后易出血不止。查体：皮肤黏膜未见出血及紫癜。出血时间2分钟,凝血时间30分钟,凝血酶原时间正常。疾病分类应为
   A. 纤维蛋白生成障碍
   B. 凝血酶生成障碍
   C. 血管壁功能异常
   D. 凝血活酶生成障碍
   E. 血小板异常

121. 男,50岁。半年前体检发现2型糖尿病,无口渴、多尿症状,身高165 cm,体重66 kg。坚持饮食控制及运动锻炼,近3个月空腹血糖5.0~6.0 mmol/L,餐后血糖10.0~13.0 mmol/L,拟加用
   A. 双胍类降血糖药
   B. 磺脲类降糖药
   C. α-葡萄糖苷酶抑制剂
   D. 短效胰岛素
   E. 中效胰岛素

122. 男,40岁。8个月前行二尖瓣机械瓣置换术,1个月来发热,体温38.5℃。实验室检查：Hb 82 g/L,尿RBC 5~6个/HP,血培养结果未回报。治疗应首选
   A. 青霉素
   B. 链霉素
   C. 头孢菌素
   D. 两性霉素B
   E. 氯霉素

123. 男,65岁。头晕、头痛、乏力20年,症状加重伴呕吐、恶心、烦躁不安1天。查体：血压23.9/17.3 kPa(180/130 mmHg),意识模糊,心界扩大。最可能的诊断是
   A. 高血压1级
   B. 高血压2级
   C. 低血糖昏迷
   D. 临界高血压
   E. 高血压危象

124. 女,38岁。6年来反复中上腹隐痛、饱胀和嗳气。多次胃镜检查提示浅表性胃炎,腹部B超未见异常。近期症状时常反复发作,胃纳不佳,睡眠较差,反复就医。以下诊断最贴切的是
   A. 慢性咽炎
   B. 胃癌
   C. 胃食管反流病
   D. 功能性消化不良
   E. Oddi括约肌功能障碍

125. 女,15岁。面色苍白,疲乏无力3个月。体格检查:球结膜无黄染,脾轻度增大。血象检查 RBC $3.5×10^{12}$/L,Hb 66 g/L,WBC $5.6×10^9$/L,中性粒细胞 0.70,淋巴细胞 0.30,PLT $170×10^9$/L,网织红细胞 0.02。该患者最可能的诊断是
    A. 慢性肝炎
    B. 溶血性贫血
    C. 缺铁性贫血
    D. 巨幼细胞贫血
    E. 再生障碍性贫血

126. 女,18岁。发热1个月,近1周来两面颊出现对称性红斑、手指关节红肿,实验室检查:血红蛋白 90 g/L,白细胞 $3.0×10^9$/L,尿蛋白(+++),抗 dsDNA 抗体阳性。诊断应首先考虑
    A. 缺铁性贫血
    B. 慢性肾炎
    C. 类风湿关节炎
    D. 系统性红斑狼疮
    E. 风湿热

127. 女,26岁。初孕妇,妊娠33周,用胰岛素治疗糖尿病,今晨5时惊醒,心慌、出汗。此时最有效的处理措施是
    A. 检测血糖
    B. 检测尿糖及酮体
    C. 进食
    D. 静脉注射胰岛素
    E. 测量体温

128. 女,38岁。反复上腹隐痛、反酸4年。空腹时加重,进食后缓解,最可能的诊断是
    A. 胃癌
    B. 胃角溃疡
    C. 幽门管溃疡
    D. 十二指肠溃疡
    E. 复合溃疡

129. 男,16岁。间断发作双侧足跟痛3年,近2周出现左膝关节疼痛、肿胀,活动受限,查体:左膝关节肿、浮髌试验(+)。最可能的诊断是
    A. 骨关节炎
    B. 类风湿关节炎
    C. 脊柱关节炎
    D. 痛风
    E. 风湿性关节炎

130. 男,32岁。发热、全身衰竭伴皮肤出血2周来诊。肝脾轻度肿大,牙龈肿胀,全血细胞减少,骨髓增生明显活跃,原始细胞 92%,过氧化物酶染色阳性,非特异性酯酶染色阳性,阳性反应可被氟化钠抑制。诊断为
    A. 急性单核细胞白血病
    B. 红白血病
    C. 急性早幼粒细胞白血病
    D. 急性淋巴细胞白血病
    E. 急性粒细胞白血病

131. 女,48岁。乏力、腹胀伴尿黄3周。慢性乙型肝炎5年,肝功能反复异常。查体:重病容,巩膜与皮肤重度黄染,见肝掌及蜘蛛痣,腹水征(+)。实验室检查:ALT 200 U/L,TBil 370 μmol/L,HBsAg(+)。该患者最可能的诊断是
    A. 慢加急性(亚急性)重型肝炎
    B. 慢性肝炎急性发作
    C. 急性重型肝炎
    D. 慢性肝炎
    E. 亚急性重型肝炎

132. 女,54岁。出现乏力、双眼异物感、多饮2年,伴大小关节痛,查体见多发龋齿,舌红无苔,关节无畸形、肿大及压痛。下述对患者诊断最有意义的检查是
    A. 嗜酸性粒细胞计数
    B. 抗 SSB 抗体
    C. ANCA
    D. 血小板计数
    E. ASO

133. 男,71岁。因"突发胸闷、胸痛2小时"入院,心电图示 $V_1 \sim V_5$ 导联 Q 波形成,ST 段抬高,频发室性期前收缩。诊断为急性心肌梗死。住院过程中出现血压下降至测不出,神志不清,此时出现心源性休克的主要原因是
    A. 乳头肌功能不全
    B. 心肌收缩力减弱,心排出量降低
    C. 频发室性期前收缩导致心功能严重受损
    D. 疼痛、大汗淋漓,血容量未及时补充,低血容量
    E. 剧烈疼痛,神经反射引起周围血管扩张

134. 男,50岁。因肾病综合征入院做肾活检,病理显示膜性肾病。治疗过程中突然出现双侧肾区疼痛,尿量减少,低热,蛋白尿显著增多伴肉眼血尿,下肢水肿加重,肾功能较前稍有减退。B超示双肾大小较前有所增大。此时最可能的原因是
    A. 泌尿系结核病
    B. 原有膜性肾病加重
    C. 伴发泌尿系统肿瘤
    D. 肾静脉血栓形成
    E. 伴发肾结石

135. 女,40岁。寒战、发热、腰痛伴尿频、尿急4天。体温39℃,心肺无异常。肝脾肋下未触及。两侧肋脊角有叩击痛。尿液检查:蛋白(−),镜检红细胞2~5个/HP,白细胞10~15个/HP。诊断应首先考虑
    A. 急性膀胱炎
    B. 急性肾盂肾炎
    C. 急性肾小球肾炎
    D. 肾结核
    E. 肾癌

136. 男,25岁。发作性干咳3个月,伴有夜间胸闷,无发热、咯血。查体:双肺未闻及干湿啰音。为明确诊断,应首选的检查是

A. 心脏彩超
B. 支气管舒张试验
C. 胸部X线片
D. 心电图
E. 纤维支气管镜

137. 女,55岁。双膝关节疼痛5年,开始时上下楼疼痛明显,逐渐加重,现走平路也出现关节疼痛,伴有颈椎、髋部隐痛,化验:ESR 25 mm/h。为控制病情进展并缓解疼痛,应选择的治疗是
A. 肌内注射糖皮质激素止痛、抗炎
B. 膝关节腔内注射透明质酸
C. 手术治疗
D. 长期理疗、对症治疗
E. 卧床休息,减少活动

138. 女,58岁。乏力、低热1个月。查体:双侧颈部、腋窝和腹股沟均可触及肿大淋巴结,最大者直径2cm,质韧,无触痛,胸骨无压痛,肝肋下未触及,脾肋下3cm。实验室检查:Hb 76 g/L,WBC $5.2×10^9$/L,PLT $123×10^9$/L,网织红细胞0.14,Coombs试验(+),尿胆红素(-),尿胆原(+++)。为确诊,首选的辅助检查是
A. 腹部B超
B. 骨髓活检
C. 骨髓细胞学检查
D. 胸部X线片
E. 淋巴结活检

139. 男,32岁。近1周来出现发热、乏力、咳嗽、咳痰、脓痰,量多,有腥臭味。胸片示右肺下叶后基底段片状大片阴影,有空洞和液平。血常规:WBC $17×10^9$/L,该患者最可能的诊断是
A. 肺脓肿
B. 肺大疱
C. 肺鳞癌
D. 白念珠菌肺炎
E. 肺结核空洞

140. 男,35岁。腹痛、腹胀、呕吐6小时,查体:血压120/80 mmHg,呼吸18次/分,上腹压痛轻微,血清淀粉酶750 U/L,下列治疗不合适的是
A. 及早应用糖皮质激素
B. 胃肠减压
C. 肌注阿托品
D. 禁食
E. 奥美拉唑静脉滴注

141. 男,30岁。因车祸股骨骨折和胸部挫伤入院,经外科处理后病情趋于稳定,但气急和发绀逐渐加重,面罩吸氧下PaO_2为45 mmHg,$PaCO_2$为42 mmHg,其低氧血症的产生是由于
A. 通气不足
B. 换气功能障碍
C. 氧耗量增加
D. 骨折致肺脂肪栓塞,无效腔增大

E. 胸部挫伤致肺气体交换面积减少

142. 男,28岁。有A型预激综合征,本次因胸闷、心悸发作2小时来院。心电图示心房颤动,心室率200次/分,QRS波0.2秒。最合适的处理是
A. 电复律
B. 静推毛花苷丙
C. 利多卡因静脉滴注
D. 维拉帕米
E. 静推普罗帕酮

143. 女,24岁。1年来反复下肢紫癜,月经过多,病前无服药史,肝脾不大,Hb 100 g/L,WBC $5.4×10^9$/L,PLT $25×10^9$/L,骨髓增生活跃,巨核细胞可见200个,产板型减少。下列治疗不适宜的是
A. 首选糖皮质激素
B. 反复输浓缩血小板
C. 激素使用6个月无效可行脾切除
D. 如患者用激素无效,也可用加用长春新碱
E. 如患者妊娠,可采用大剂量免疫球蛋白

144. 男,32岁。参加聚餐3天后,突然出现发热、腹痛和腹泻,开始为水样便,1天后转为黏液脓血便,里急后重感明显。应考虑的诊断和检查方法是
A. 霍乱;取脓血便直接镜检
B. 沙门菌食物中毒;取剩余食物分离致病菌
C. 细菌性痢疾;取脓血便分离肠道致病菌
D. 伤寒;取脓血便进行免疫荧光检测
E. 葡萄球菌食物中毒;取剩余食物分离致病菌

145. 男,62岁。昏厥2次。查体:双肺呼吸音清,未闻及干湿啰音,心律齐,可闻及大炮音,双下肢无水肿。心电图示心率35次/分,P波与QRS波无关,P波数目多于QRS波群,QRS时限为0.16秒,正确的处理是
A. 阿托品
B. 麻黄碱
C. 异丙肾上腺素
D. 人工心脏起搏器
E. 氨茶碱

146. 女,45岁。因慢性支气管炎咳喘症状加重1周前来门诊,体检:一般情况可,静息气平,无发绀,两肺有散在干啰音。患者要求处方抗生素,关于是否使用和如何选择抗生素,下列处理最合适的是
A. 深咳"合格"痰标本涂片或培养了解有无细菌感染
B. 头孢唑啉5 g加入补液中静脉滴注
C. 肺功能检查以了解气道阻塞有否加重
D. X线肺部透视及白细胞计数和分类
E. 处方青霉素80万U肌内注射,每日2次

147. 女,56岁。因持续心悸5天入院。既往体健。查体:BP 142/80 mmHg,心界不大,心率132次/分,心律不齐,心电图示P波消失,代之以f波,心室律绝对不规则。控制心室率首选的药物是

A. 华法林
B. 胺碘酮
C. 普罗帕酮
D. 腺苷
E. 比索洛尔

148. 男，58岁。反复咳嗽、咳白黏痰10年，冬季症状加重。查体：两下肺湿啰音，有散在的哮鸣音。诊断首先考虑
A. 慢性支气管炎
B. 肺结核
C. 支气管哮喘
D. 支气管扩张
E. 支气管肺癌

149. 男，52岁。有顽固性心力衰竭，最近偶有晕厥，外周血压降低，心输出量极度低下，怀疑是心源性休克。在对因治疗的基础上，下列不需要的治疗是
A. 应调整抗心力衰竭治疗
B. 加强利尿剂的联合应用
C. 加强血管扩张剂的联合应用
D. 加强正性肌力药的联合应用
E. 加强血液透析的联合治疗

150. 男，60岁。肺源性心脏病患者，查体：心率105次/分，律不齐，有期前收缩，4~6次/分，心电图为房性期前收缩。应给予下列哪项治疗
A. 地高辛
B. 普萘洛尔
C. 利多卡因
D. 地西泮
E. 综合治疗

151. 男，65岁。诊断为肺炎链球菌肺炎，出现呼吸困难，发绀、心悸，心率150次/分，第一心音低钝。肝右肋下3cm，软，压痛（＋），可能为
A. 自发性气胸
B. 呼吸衰竭
C. 肺不张
D. 心力衰竭
E. 休克

152. 女，33岁。恶心厌食，体重下降半年。查体：血压90/60 mmHg，皮肤色黑，口腔黏膜可见蓝褐色色素斑。实验室检查：血糖3.0 mmol/L，血钾5.8 mmol/L。最可能的诊断是
A. 血色病
B. 肝硬化
C. 慢性肾上腺皮质功能不全
D. 溃疡病
E. 甲状腺功能亢进症

153. 女，37岁。因阵发性室上性心动过速行射频消融治疗，术中患者突然出现胸闷、烦躁、呼吸困难。查体：BP 80/70 mmHg，颈静脉怒张，两肺呼吸音清，心界向两侧扩大。心率120次/分，律齐。各瓣膜听诊区未闻及杂音，奇脉（＋）。导致其临床表现的机制是
A. 心排血量增加，静脉压升高
B. 心排血量不变，静脉压升高
C. 心排血量下降，静脉压降低
D. 心排血量增加，静脉压降低
E. 心排血量下降，静脉压升高

154. 男，70岁。发热、咳嗽3天就诊，痰呈砖红色果冻状。体检见右上肺实变体征。X线胸片示右上大叶性肺炎，水平裂下坠。其最可能的病原体是
A. 肺炎克雷伯菌
B. 肺炎链球菌
C. 肺炎支原体
D. 大肠埃希菌
E. 肺吸虫

155. 男，25岁。1年来反复镜下血尿，相差显微镜检查为变形红细胞，尿蛋白0.4g/d，无水肿、高血压及肾功能减退。应首先考虑的诊断为
A. 无症状性血尿和（或）蛋白尿
B. 急性肾小球肾炎
C. 泌尿系统肿瘤
D. 慢性肾小球肾炎
E. 尿路结石

156. 女，44岁。健康体检发现甲状腺肿大就诊，查体：甲状腺对称性Ⅱ度肿大，表面不平，中等硬度，无触痛，无血管杂音，心率78次/分，拟诊慢性淋巴性甲状腺炎，有助于确诊的检查为
A. TSH、FT_3、FT_4
B. 抗甲状腺抗体
C. 甲状腺B超
D. 甲状腺吸^{131}I率
E. 甲状腺CT

157. 男，20岁。农民。1月初入院，5天前突起寒战、高热、全身酸痛、恶心、呕吐，解洗肉水样尿200mL。体温39.5℃，眼睑水肿，眼睑及胸部皮肤充血，腋部可见针尖大出血点，臀部注射处有1cm×2cm大瘀斑。血象：血红蛋白160g/L，红细胞数5.1×10^{12}/L，白细胞数64×10^9/L，幼稚细胞0.12，杆状核细胞0.15，多形核细胞0.43，淋巴细胞0.30，血小板80×10^9/L。最可能的诊断是
A. 血小板减少性紫癜
B. 肾综合征出血热
C. 急性白血病
D. 慢性粒细胞白血病
E. 急性肾炎

158. 男，20岁。1型糖尿病，2天来出现恶心、面色潮红、呼吸深快，渐发生神志模糊以至昏迷，最可能的诊断是
A. 乳酸性酸中毒
B. 尿毒症酸中毒
C. 呼吸性酸中毒

D. 糖尿病酮症酸中毒
E. 糖尿病高渗昏迷

159. 男,22岁。双下肢水肿10余天,少尿3天,咳粉红色泡沫痰1天,端坐呼吸,双肺满布干湿啰音,血压150/100 mmHg,尿蛋白(++++),红细胞满视野,血肌酐580 μmol/L。下列处理措施最有效的是
   A. 大剂量激素
   B. 利尿
   C. 纠正酸中毒
   D. 降压
   E. 血液透析

160. 男,48岁。胸痛,气促,心电图示AMI(广泛前壁)伴房室传导阻滞,血压50/40 mmHg,临床诊断为心源性休克,最好的治疗方法是
   A. 主动脉内气囊反搏
   B. 去甲肾上腺素
   C. 异丙肾上腺素
   D. 酚妥拉明
   E. 多巴胺

161. 女,20岁。出现伴哮鸣音的呼气性呼吸困难,已持续1天,患者大汗淋漓,说不出话,神情焦急;查体:呼吸30次/分,脉搏118次/分,血压75/60 mmHg,听诊两肺满布哮鸣音,下列抢救措施意义最小的是
   A. 氧疗
   B. 给予糖皮质激素
   C. 给予抗生素
   D. 根据失水和心脏情况予以补液
   E. 必要时气管插管

162. 男,20岁。在一次体检中发现HBsAg阳性,当时无自觉症状及体征,肝功能正常。次年5月,因突然乏力、恶心、厌食、尿黄而入院。实验室检查:ALT 500 U/L,血清总胆红素85 μmol/L,抗-HAV IgM(+)。该患者的诊断可能为
   A. 乙型肝炎,慢性迁延型,既往感染过甲型肝炎
   B. 乙型肝炎,慢性活动型,既往感染过甲型肝炎
   C. 急性甲型黄疸型肝炎,乙型肝炎病毒携带者
   D. 急性乙型肝炎,合并甲型肝炎
   E. 急性黄疸型肝炎,甲、乙型肝炎病毒混合感染

163. 女,45岁。甲亢病史5年,结束抗甲状腺药物疗程已2年,判断是否复发的最佳指标是
   A. 血清FT$_3$、FT$_4$测定
   B. 血清rT$_3$(反T$_3$)测定
   C. 血清TSH测定
   D. TSAb阳性测定
   E. 甲状腺吸^{131}I率测定

164. 女,36岁。反复脓血便4年余,伴腹痛,有疼痛-便意-便后缓解的规律,每日腹泻4~5次,左下腹有压痛,便细菌培养阴性,初步诊断为
   A. 肠结核
   B. 肠道功能紊乱
   C. Crohn病
   D. 溃疡性结肠炎
   E. 结肠癌

165. 男,18岁。右下肢跛行15年。查体发现右侧马蹄内翻足畸形,胫前肌有轻度肌收缩,但不能产生关节运动,其肌力为
   A. 0级
   B. 1级
   C. 2级
   D. 3级
   E. 5级

166. 男,25岁。发热,T 39℃。右颈部淋巴结肿大,活检为混合细胞型淋巴瘤,肝脏肋下3 cm,脾大肋下5 cm,骨髓涂片有10%的R-S细胞。该病临床分期为
   A. ⅣB
   B. ⅢA
   C. ⅡB
   D. ⅡA
   E. ⅠA

167. 女,13岁。昨日进食海鲜,今晨开始畏寒、发热、腹痛,以左下腹痛为重,腹泻伴明显里急后重,大便8次,初为稀便,继之为黏液脓血便。此病例的诊断为
   A. 急性轻型细菌性痢疾
   B. 急性普通型细菌性痢疾
   C. 中毒型细菌性痢疾
   D. 霍乱
   E. 急性肠炎

168. 女,20岁。反复牙龈出血及月经增多1年半。经检查:轻度贫血,肝、脾未触及,Hb 80 g/L,白细胞正常,血小板30×10^9/L,出血时间延长,凝血时间正常,骨髓增生明显活跃,红系占30%,巨核细胞明显增多,骨髓内、外铁均减少。其诊断是
   A. 慢性ITP
   B. 再生障碍性贫血
   C. 缺铁性贫血
   D. 慢性ITP并缺铁性贫血
   E. 溶血性贫血

169. 女,10岁。双下肢及颜面水肿2周,查尿蛋白5.2 g/d,尿RBC 0~2个/HP,血白蛋白28 g/L,Scr 90 μmol/L,抗核抗体阴性。应首选的治疗措施是
   A. 低分子肝素抗凝
   B. 静脉滴注白蛋白
   C. 口服ACEI
   D. 泼尼松联合环磷酰胺
   E. 泼尼松足量8疗程

170. 女,60岁。5天前无明显诱因出现右腹胀痛,伴畏寒、寒战、发热,最高体温39.2℃,食欲不振,乏力。查体:T 38.5℃,P 90次/分,R 20次/分,BP 140/80 mmHg,双肺未闻及干

湿啰音,心律齐,腹软,无肌紧张,肝肋下5 cm,有压痛。血常规:Hb 120 g/L,WBC 12.2×10^9/L,N 0.92,PLT 122×10^9/L。腹部B超:右肝内多个直径2～3 cm液性暗区。抗感染治疗主要针对的是

A. 大肠埃希菌
B. 表皮葡萄球菌
C. 鲍曼不动杆菌
D. 铜绿假单胞菌
E. 梭状芽孢杆菌

171. 男,35岁。发现血尿、蛋白尿3周,既往经常有咽炎发作。查体:血压145/95 mmHg,下肢轻度水肿。血肌酐88 μmol/L,尿蛋白定量1.25 g/d,尿RBC 5～10个/HP。患者最可能的肾脏病变诊断是

A. 膜增生性肾炎
B. IgA肾病
C. 微小病变型肾病
D. 膜性肾病
E. 局灶节段性肾小球硬化

172. 女,25岁。脱发、四肢关节痛半年,肝脾均于肋下2 cm扪及,查Hb 60 g/L,RBC 1.8×10^{12}/L,WBC 7.7×10^9/L,PLT 150×10^9/L,网织红细胞12%,骨髓示增生性贫血,酸化血清溶血试验(－),尿蛋白(＋＋)。最可能的诊断是

A. 再生障碍性贫血
B. 急性白血病
C. 自身免疫性溶血性贫血
D. 脾功能亢进
E. 阵发性睡眠性血红蛋白尿症

173. 女,23岁。因"右侧胸痛伴发热1周"就诊,既往体健。体检:右侧第8后肋以下叩诊实音,呼吸音消失。胸部X线片示右下肺大片致密影,上缘呈外高内低弧形。为明确诊断,应首选的检查措施是

A. 胸腔穿刺
B. 支气管镜
C. 胸部CT
D. 胸腔镜
E. 肺功能检查

174. 女,27岁。尿频、尿急、尿痛2天。无发热及腰痛,既往无类似发作。查体:肾区无叩击痛,静脉肾盂造影无异常。尿沉渣镜检红、白细胞满视野/HP,给予头孢曲松治疗,症状好转,停服药物7天后,尿细菌定量培养为真性菌尿,继续治疗疗程一般为

A. 3天
B. 4天
C. 5天
D. 9天
E. 14天

175. 男,17岁。感冒伴发热8天后出现全身性水肿,血压155/90 mmHg,尿蛋白(＋),红细胞(＋＋＋),白细胞3个/HP,ASO 600 U。此患者水肿的主要机制是

A. 抗利尿激素分泌过多
B. 醛固酮增高
C. 血浆胶体渗透压降低
D. 球-管失衡
E. 全身毛细血管通透性增加

176. 男,50岁。急性胰腺炎胆囊造瘘,胰腺引流术后,禁食,胃肠减压,输液及积极抗感染治疗,吸入高浓度纯氧。动脉血气分析:pH 7.48,PaO_2 53 mmHg,$PaCO_2$ 34 mmHg。胸片显示双肺广泛大片状阴影。心电图示窦性心动过速。该患者最有可能的诊断是

A. 肺梗死
B. 急性心力衰竭
C. 急性呼吸窘迫综合征
D. 术后肺不张
E. 败血症

177. 女,30岁。慢粒病史1年,近1周高热、脾大平脐,血红蛋白50 g/L,白细胞20×10^9/L,原粒30%,中、晚幼粒40%,血小板50×10^9/L,诊断为慢粒白血病

A. 合并骨髓纤维化
B. 急性变
C. 合并类白血病反应
D. 合并感染
E. 慢性期

178. 男,22岁。上呼吸道感染2周后出现尿少、水肿、头晕来诊。BP 140/100 mmHg,血红蛋白126 g/L,尿蛋白(＋＋),白细胞3～4个/HP,红细胞10～20个/HP,血清白蛋白40 g/L,血尿素氮8.5 mmol/L,血肌酐176 μmol/L。最可能的诊断是

A. 急性肾盂肾炎
B. 急进性肾小球肾炎
C. 急性肾小球肾炎
D. 慢性肾小球肾炎
E. 肾病综合征

179. 女,40岁。向心性肥胖伴乏力3年。查体:BP 180/110 mmHg,满月脸,多血质,皮肤可见宽大紫纹。血糖12.8 mmol/L,血钾3.8 mmol/L,尿皮质醇增高,小剂量地塞米松试验不能抑制,但大剂量地塞米松试验能抑制。为明确病因,除肾上腺CT检查外,最需要进行的检查是

A. 鞍区MRI
B. 腹部B超
C. 胸部CT
D. 肾动脉造影
E. 葡萄糖耐量试验

180. 女,20岁。3个月来发热、盗汗、腹痛、腹胀。查体:巩膜无黄染,颈静脉无怒张。腹部移动性浊音(＋)。腹水化验:比重1.020,蛋白定量40 g/L,白细胞600×10^6/L,单核细胞0.80。最可能的诊断是

A. 缩窄性心包炎
B. 原发性腹膜炎

C. 结核性腹膜炎

D. 肝硬化腹水

E. 溃疡性结肠炎

三、案例分析题：以下提供若干个案例，每个案例下设若干道考题。每道考题有多个备选答案，其中正确答案有 1 个或多个。选对一个答案给 1 个得分点，选错一个扣 1 个得分点，直至本题扣至 0 分。

（181～183题共用题干）

男，65 岁。20 年前健康体检时出现"心电图异常"，近 2 个月来走路时眼前发黑，发作 2 次。查体：BP 130/80 mmHg，心率 40 次/分，节律规整，可闻及大炮音。

181. 考虑最可能的诊断为

A. 窦性心动过缓伴室性停搏

B. 窦性心律不齐

C. 二度Ⅱ型房室传导阻滞

D. 完全性左束支传导阻滞

E. 完全性房室传导阻滞

F. 二度Ⅰ型房室传导阻滞

182. 下列治疗措施可改善症状的有

A. 硫酸阿托品

B. 植入心脏起搏器

C. 抗血小板药物

D. 射频消融

E. β受体激动剂

F. α受体激动剂

183. 病态窦房结综合征的主要心电图表现包括

A. 阵发性房颤

B. 室性期前收缩

C. 心脏固有心率超过 80 次/分

D. 右束支传导阻滞

E. 窦房传导阻滞与房室传导阻滞

F. 非药物引起的持续而显著的窦性心动过缓

G. 房性期前收缩

H. 心动过缓-心动过速综合征

（184～189题共用题干）

男，48 岁。近 1 个月来自觉周身无力，右上腹不适，到医院体检，发现 AFP 升高，但<500 μg/L，肝功能正常，HBsAg(+)，HBeAg(+)，HBcAb(+)。

184. 该患者最可能的诊断是

A. 急性活动性肝炎

B. 慢性迁延性肝炎

C. 慢性活动性肝炎

D. 肝硬化代偿期

E. 原发性肝癌

F. 肝炎携带者

185. 为明确诊断，可行的检查方法有

A. 肝脏 B 超

B. 肝血管造影

C. 两个月后复查 AFP

D. 肝脏 MRI

E. 胃镜

F. 放射性核素肝显像

G. 肠镜

H. 全小肠造影

186. 通过增强 CT 检查所见，该患者目前临床诊断为原发性肝癌，可采用的治疗措施有

A. 生物疗法

B. 肝动脉化疗栓塞治疗

C. 门体分流术

D. 放、化疗

E. 射频消融术

F. 降血脂

G. 保护胃黏膜

H. 手术

187. 肝癌的标记物有

A. CEA

B. AFP

C. AFU

D. CA-125

E. CA-724

F. DCP

G. GPC3

H. GP73

188. 关于 AFP 的描述，正确的是

A. AFP 持续≥400 μg/L 提示原发性肝癌

B. AFP 由低浓度逐渐升高不降提示原发性肝癌

C. AFP 中等水平持续 8 周提示原发性肝癌

D. AFP 升高即提示原发性肝癌

E. AFP 升高可见于活动性肝炎，随病情改善及 ALT 的下降而下降

F. AFP 升高也可见于生殖腺胚胎瘤

189. 下述提示肝癌预后情况较好，除外

A. 合并消化道出血

B. 癌肿包膜完整

C. 机体免疫状态良好

D. 癌分化程度高

E. 尚无癌栓形成

F. 肝癌小于 5 cm，能早期手术

(190～193题共用题干)

女,38岁。周身关节对称性肿痛2年,多关节变形1年。双手掌指关节尺侧偏移,双肘屈曲畸形。

190. 该患者最可能的诊断是
   A. 风湿热
   B. 骨关节炎
   C. 类风湿关节炎
   D. 强直性脊柱炎
   E. 反应性关节炎
   F. 纤维肌痛综合征

191. 控制病情进展的最佳治疗方案是
   A. 非甾体抗炎药
   B. 生物制剂＋甲氨蝶呤
   C. 硫唑嘌呤
   D. 环磷酰胺
   E. 生物制剂
   F. 糖皮质激素

192. 患者在接受上述治疗后3个月,逐渐出现低热、乏力、气短、盗汗、体重减轻,咳嗽不明显,胸片示左侧胸腔中等量积液,肺纹理稍粗,血沉及C反应蛋白增高。此患者胸腔积液最可能的原因是
   A. 结核性胸膜炎
   B. 类风湿关节炎的肺部表现
   C. 系统性红斑狼疮
   D. 干燥综合征致肺部表现
   E. 肺炎
   F. 支气管扩张

193. 对患者的处置,以下哪项正确
   A. 加用糖皮质激素
   B. 继续原治疗方案
   C. 加用抗生素
   D. 异烟肼＋利福平＋乙胺丁醇
   E. 加用抗真菌药
   F. 停用生物制剂

(194～197题共用题干)

男,35岁。因"上腹痛6年,呕血、黑便5小时入院"。6年前开始无明显诱因间断性上腹胀痛,餐后半小时明显,伴反酸、胃灼热、嗳气,自服抑酸胃药可缓解。近2天来加重,伴有食欲缺乏,服药后无效。5小时前突觉上腹胀、恶心、头昏,先后解两次柏油样便,共约500g,并呕吐咖啡样液2次,量约200mL。此后心悸、头昏、出冷汗,不伴有畏寒、发热。既往30年前体查曾发现肝功能异常,经保肝治疗后肝功能恢复正常。无外伤、手术及输血史。无食物及药物过敏史。无烟酒嗜好。查体:T 36.4℃,P 121次/分,R 23次/分,BP 90/70mmHg。神清,面色稍苍白,四肢湿冷,巩膜无黄染,皮肤黏膜无出血及蜘蛛痣,全身浅表淋巴结未扪及肿大,心肺无异常,腹平软,未见腹壁静脉曲张,中上腹轻压痛,无肌紧张及反跳痛,全腹未触及肿块,肝脾未扪及肿大,移动性浊音阴性,肠鸣音12次/分,未闻及高调肠鸣音及气过水声,双下肢无水肿。辅助检查:Hb 78g/L,WBC 5.1×10⁹/L,N 65%,L 32%,M 3%,PLT 300×10⁹/L,大便隐血强阳性。

194. 患者最有可能的诊断是
   A. 急性糜烂性出血性胃炎
   B. 十二指肠球部溃疡并出血
   C. 胃癌并出血
   D. 食管胃底静脉曲张破裂出血
   E. 小肠出血
   F. 胃溃疡并出血

195. 患者应首选的检查是
   A. B超
   B. CT
   C. 肠镜
   D. 肝功能
   E. 钡餐
   F. 胃镜

196. 该患者的治疗方案有
   A. 抑酸、保护胃黏膜
   B. 止血药
   C. 生长抑素
   D. 扩容治疗,必要时输血
   E. 内镜下止血
   F. 必要时外科手术治疗

197. 该患者其基础病治疗标准疗程是
   A. 4～6周
   B. 1个月
   C. 2周
   D. 1年
   E. 4周
   F. 7～10天

(198～202题共用题干)

男,35岁。3天前遇雨淋透衣衫。昨起畏寒高热、咳嗽,以干咳为主,偶见带铁锈色黄痰,伴右侧胸痛就诊。体检:急性病容,体温38.9℃。右上肺叩实,闻及支气管呼吸音。心率102次/分,律齐,心音强。

198. 该病例最可能的诊断是
   A. 肺炎衣原体肺炎
   B. 肺炎支原体肺炎
   C. 肺炎链球菌肺炎
   D. 流感嗜血杆菌肺炎
   E. 肺炎克雷白菌肺炎
   F. 金葡菌肺炎
   G. 嗜肺军团菌肺炎

199. 若考虑为肺炎链球菌肺炎，其病理改变分期为
    A. 充血期
    B. 红肝变期
    C. 灰肝变期
    D. 机化期
    E. 消散期
    F. 渗出期

200. 该肺炎可出现的并发症有
    A. 胸膜炎
    B. 心包炎、心肌炎
    C. 机化性肺炎
    D. 末梢循环衰竭
    E. 脑膜炎
    F. 感染性休克

201. 该病例最可能的典型X线征象是
    A. 大叶实变
    B. 支气管周围炎
    C. 跨叶段的肺浸润
    D. 肺叶浸润伴空洞形成
    E. 散在多发性浸润
    F. 肺段或肺叶实变影中可见支气管充气征

202. 该肺炎合并感染性休克时的治疗措施有
    A. 补充血容量，纠正休克
    B. 大剂量青霉素
    C. 保暖、高流量吸氧
    D. 防止心、肺及肾衰竭
    E. 若合并脓胸，需置管引流
    F. 在扩容纠酸基础上应用血管活性药物

(203～206题共用题干)

男，55岁。有吸烟史20年，10支/日。劳累性胸痛5年，每次发作持续5～10分钟。休息可缓解。心电图如下。

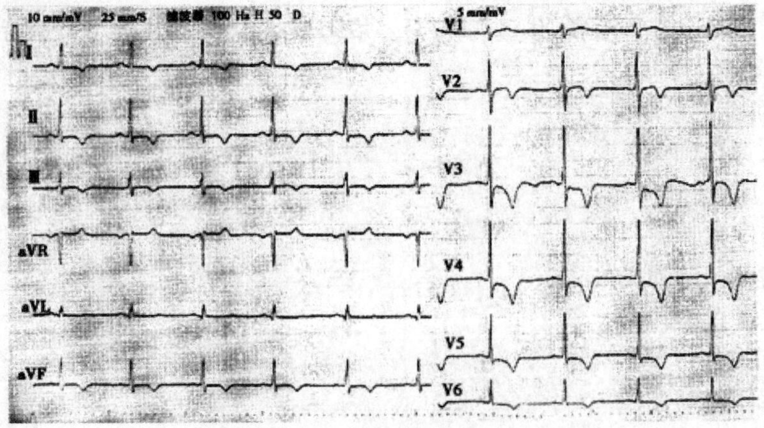

203. 可能的诊断有
    A. 冠心病心绞痛
    B. 肥厚型心肌病
    C. 扩张型心肌病
    D. 高血压心脏病
    E. 肺动脉瓣狭窄
    F. 肺动脉高压
    G. 二尖瓣狭窄

204. 患者无高血压病史，测血压120/70 mmHg。心脏超声显示瓣膜未见异常，心尖部局部心肌肥厚，冠脉造影未见血管异常。确定诊断为
    A. 冠心病心绞痛
    B. 肥厚型心肌病
    C. 扩张型心肌病
    D. 高血压心肌肥厚
    E. 主动脉瓣狭窄
    F. 肺动脉高压

205. 下列属于肥厚型心肌病特征性心电图表现的是
    A. 左心室低电压
    B. 左心室高电压
    C. V_4导联倒置T波
    D. V_3、V_4导联ST段抬高
    E. V_1～V_6导联ST段压低
    F. 偶发房早

206. 该病的病理表现不包括
    A. 心肌细胞肥大
    B. 心肌对称性肥厚
    C. 心肌非对称性肥厚
    D. 部分心肌纤维化
    E. 细胞排列紊乱
    F. 心室腔扩大，心肌变薄

答案与解析

冲刺模拟卷一
答案

1. A	2. A	3. B	4. D	5. B	6. E	7. A	8. A	9. E	10. D
11. C	12. A	13. D	14. A	15. D	16. D	17. B	18. A	19. E	20. A
21. D	22. B	23. E	24. C	25. C	26. E	27. E	28. A	29. B	30. B
31. D	32. D	33. C	34. A	35. C	36. D	37. B	38. C	39. D	40. A
41. A	42. C	43. E	44. E	45. D	46. D	47. C	48. D	49. A	50. E
51. A	52. B	53. B	54. C	55. C	56. C	57. A	58. B	59. E	60. B
61. C	62. B	63. C	64. C	65. C	66. C	67. B	68. C	69. C	70. B
71. A	72. B	73. C	74. D	75. C	76. C	77. C	78. C	79. E	80. C
81. C	82. C	83. C	84. C	85. C	86. A	87. C	88. C	89. C	90. A
91. C	92. A	93. A	94. C	95. C	96. E	97. C	98. B	99. A	100. E
101. C	102. C	103. D	104. C	105. C	106. A	107. A	108. E	109. C	110. D
111. B	112. C	113. C	114. C	115. B	116. C	117. E	118. C	119. C	120. C
121. D	122. C	123. A	124. E	125. C	126. C	127. C	128. B	129. C	130. B
131. C	132. B	133. C	134. C	135. C	136. C	137. B	138. C	139. C	140. B
141. C	142. C	143. C	144. C	145. C	146. C	147. C	148. C	149. C	150. D
151. D	152. C	153. C	154. E	155. C	156. C	157. E	158. C	159. B	160. A
161. D	162. C	163. C	164. C	165. D	166. C	167. C	168. C	169. A	170. E
171. D	172. B	173. D	174. C	175. D	176. B	177. A	178. B	179. D	180. A
181. BCD		182. BD		183. ABF		184. CFG		185. ACD	
186. AFGH		187. E		188. ABF		189. BCD		190. C	
191. E		192. EF		193. ABCDEF		194. ABC		195. ABCDEF	
196. BC		197. F		198. AE		199. F		200. BF	
201. BF		202. AEG		203. AB		204. ABCD		205. BDEFG	
206. C									

解析

1. 糖尿病的诊断基于空腹血糖、随机血糖(任意时间点)或OGTT中2小时血糖值。空腹血糖3.9~6.0 mmol/L为正常;6.1~6.9 mmol/L为空腹血糖受损;≥7.0 mmol/L应考虑糖尿病。OGTT 2小时血糖<7.7 mmol/L为正常耐量;7.8~11.0 mmol/L为糖耐量减低;≥11.1 mmol/L应考虑糖尿病。故本题选A。

2. 二甲双胍是2型糖尿病患者控制高血糖的一线用药和联合用药中的基础用药。故本题选A。

3. 皮质醇节律是诊断库欣综合征的重要依据。库欣综合征会导致代谢障碍,大量皮质醇促进肝糖异生,并有拮抗胰岛素的作用,减少外周组织对葡萄糖的利用,肝糖输出增加,引起糖耐量减低,部分患者出现类固醇性糖尿病。故本题选B。

4. 咳嗽、咳痰2周以上或痰中带血是肺结核的常见可疑症状。发热是肺结核最常见的症状。患者有低热、咳嗽症状,X线检查示右下叶背段不规则斑片状阴影及纤维索条影,并有薄壁空洞,未见气液平面,考虑最可能为空洞性肺结核。故本题选D。

5. 痰结核分枝杆菌检查是确诊肺结核病的主要方法,也是制订化疗方案和考核治疗效果的主要依据。故本题选B。

6. 口服中毒者,用清水、2%碳酸氢钠溶液(敌百虫忌用)或1:5 000高锰酸钾溶液(对硫磷忌用)反复洗胃。故本题选E。

7. 首次洗胃后保留胃管,间隔3~4小时重复洗胃,直至洗出液清亮为止。故保留胃管是为了防止洗胃不彻底,重置入胃管对患者造成二次痛苦。故本题选A。

8. 血清胆碱酯酶活力是诊断有机磷杀虫药中毒的特异性实验指标,对判断中毒程度、疗效和预后极为重要。以正常人血清胆碱酯酶活力值作为100%,急性有机磷杀虫药中毒时,血清胆碱酯酶活力值在50%~70%为轻度中毒;30%~50%为中度中毒;30%以下为重度中毒。故本题选A。

9. 氯解磷定属于胆碱酯酶复活药,复能作用强,毒性小,水溶性大,可供静脉或肌内注射,是临床上有机磷杀虫药中毒首选的解毒药;首次给药要足量,指征为外周N样症状(如肌颤)消失,血清胆碱酯酶活性恢复到50%~60%或以上。故本题选E。

10. 患者醉酒后急性起病,有高热、寒战、咳嗽、胸痛,咳脓性痰,多种抗生素治疗无效,X线检查表现为肺脓肿征象,今考虑最可能为耐甲氧西林金黄色葡萄球菌感染。故本题选D。

11. 胸腔积液涂片查找细菌及培养,有助于病原诊断。故本题选C。

12. 对于耐甲氧西林金黄色葡萄球菌,应选用万古霉素、替考拉宁和利奈唑胺等。故本题选A。

13. 病毒性心肌炎的心电图表现可出现各型心律失常,特别是室性心律失常和房室传导阻滞等。三度房室传导阻滞因房室分离,第一心音强度经常变化,第二心音可呈正常或反常分裂,间或听到响亮亢进的第一心音(大炮音)。故本题选D。

14. 心电图检查是诊断心律失常最重要的一项无创伤性检查技术。应记录12或18导联心电图,并记录清楚显示P波导联的心电图长条以备分析,通常选择V_1或Ⅱ导联。故本题选A。

15. 二度Ⅱ型与三度房室传导阻滞如心室率显著缓慢,伴有明显症状或血流动力学障碍,应及早给予临时性或永久性起搏治疗。故本题选D。

16. 嗜铬细胞瘤起源于肾上腺髓质、交感神经节或其他部分的嗜铬组织,持续或间断地释放大量儿茶酚胺,引起持续性或阵发性高血压和多个器官功能及代谢紊乱;典型的发作表现为阵发性血压升高伴心动过速、剧烈头痛、大汗淋漓、面色苍白,发作时间一般数分钟,长者可达1~2小时或更久,可自行缓解。故本题选D。

17. 发作期间血或尿儿茶酚胺或其代谢物香草基杏仁酸(VMA)及甲氧基肾上腺素(MN)和甲氧基去甲肾上腺素(NMN)均升高,常在正常高限的两倍以上,其中MN、NMN的敏感性和特异性最高。超声、放射性核素、CT或MRI可作定位诊断。故本题选B。

18. 通过肾上腺增强CT扫描,90%以上的肿瘤可准确定位,由于瘤体出血、坏死,CT显示常呈不均质性,能够进一步确诊。故本题选 A。

19. 患者长期右下腹痛伴不规则发热、腹泻,应行结肠镜检查明确病因。结肠镜用于观察从肛门到回盲瓣的所有结直肠病变,不仅能直视黏膜病变,还能取活检。故本题选 E。

20. 结肠镜作为克罗恩病的常规首选检查,镜检应达末端回肠,镜下一般表现为节段性、非对称性的各种黏膜炎症,其中具有特征性的表现为非连续性病变、纵行溃疡和卵石样外观。非干酪性肉芽肿是本病组织学特点之一。故本题选 A。

21. 糖皮质激素对控制疾病活动有较好疗效,适用于各型中至重度患者以及对氨基水杨酸类无效的轻度患者。氨基水杨酸类(如柳氮磺吡啶)适用于病变局限在回肠末段或结肠的轻症患者,但患者有磺胺药过敏史,不做首选。免疫抑制剂(如硫唑嘌呤)适用于激素治疗无效或对激素依赖的患者。故本题选 D。

22. 克罗恩病的并发症包括肠梗阻、腹腔脓肿、急性穿孔等。患者因便秘诱发腹痛、腹胀,查体有腹膨隆、全腹压痛、叩诊鼓音表现,故考虑并发肠梗阻可能。急性肠穿孔有腹膜刺激征,局部肠痉挛为局部压痛。故本题选 B。

23. 系统性红斑狼疮活动期患者可出现各种热型的发热;80%的患者在病程中会出现皮疹,以鼻梁和双颧颊部呈蝶形分布的红斑最具特征性;常出现对称性多关节疼痛、肿胀;血红蛋白下降、白细胞和(或)血小板减少常见;可有神经系统表现。故本题选 E。

24. 出现在系统性红斑狼疮的自身抗体有抗核抗体(ANA)、抗双链 DNA(dsDNA)抗体、抗可提取核抗原(ENA)抗体。ANA 见于几乎所有的系统性红斑狼疮患者,但单纯的 ANA 阳性不能作为系统性红斑狼疮与其他结缔组织病的鉴别指标。故本题选 C。

25. 在系统性红斑狼疮基础上,有肾脏损害表现,如持续性蛋白尿(>0.5 g/d,或>+++)、血尿或管型尿(可为红细胞或颗粒管型等),则可诊断为狼疮肾炎。故本题选 C。

26. 骨髓象是诊断急性白血病的主要依据和必做检查,FAB 分型将原始细胞≥骨髓有核细胞的 30%定义为急性白血病的诊断标准,WHO 分型则将这一比例下降至≥20%,多数急性白血病骨髓象有核细胞显著增生,以原始细胞为主。故本题选 E。

28. 医患关系物化趋势的形成具体表现为医师对医学设备的依赖性逐步增强;医疗机器隔阂了医患之间的联系,制约了医患之间在感情、思想上的交流;医师只重视疾病本身,将疾病和患者分割开来,自然的人与社会的人、生理的人与有思想和情感的人被割裂开来。故医学高技术手段的大量应用是造成物化关系的主要原因。故本题选 A。

30. 《医疗机构从业人员行为规范》适用于各级各类医疗机构内所有从业人员,包括管理人员、医师、护士、药学技术人员、医技人员、其他如物资、总务、设备、科研、教学等部门工作人员。故本题选 B。

31. 支气管扩张的主要病因是支气管肺组织感染和支气管阻塞,两者相互影响,促使支气管扩张的发生和发展。支气管扩张也可能是先天发育障碍及遗传因素引起,但均较少见。故本题选 D。

32. 肾上腺素属于交感神经兴奋药物,对 β_1、β_2 受体都有兴奋作用,兴奋 β_2 受体可使气管平滑肌舒张,解除支气管痉挛,同时兴奋 β_1 受体可使心率加快,冠心病患者心肌耗氧增加,加重心脏供血不足的症状。故本题选 D。

33. 在正常生理情况下,肾小球滤过膜具有分子屏障及电荷屏障作用,这些屏障作用受损致使原尿中蛋白含量增多,当其增多明显超过近端肾小管回吸收量时,形成大量蛋白尿。故本题选 C。

34. 肝素抗凝治疗的禁忌证:①手术后或损伤创面未经良好止血者。②血小板及凝血因子呈进行性下降,微血管栓塞表现(如器官功能衰竭)明显的患者。③蛇毒所致 DIC。④DIC 晚期,患者有多种凝血因子缺乏及明显纤溶亢进。故本题选 A。

35. 强直性脊柱炎早期首发症状常为下腰背痛伴晨僵。部分患者首发症状可以是下肢大关节如髋、膝或踝关节痛,常为非对称性、反复发作与缓解,较少伴发骨关节破坏。腰椎间盘突出以腰痛、坐骨神经痛和马尾综合征为主要症状,很少累及关节;类风湿关节炎关节痛多呈对称性、持续性;痛风关节炎以单侧第 1 跖趾关节最常见;腰肌劳损以无明显诱因的慢性疼痛为主要症状,腰痛为酸胀痛,休息后可缓解,很少累及关节。故本题选 C。

36. 有机磷杀虫药主要经胃肠、呼吸道及皮肤黏膜吸收,吸收后迅速分布全身各器官,其中以肝内浓度最高,其次为肾、肺、脾等,肌肉和脑含量最少。故本题选 A。

38. 我国慢性肾衰竭的分期:①肾功能不全代偿期,血肌酐维持在正常水平。②肾功能不全失代偿期,血肌酐 133~442 μmol/L。③肾衰竭期,血肌酐 442~707 μmol/L。④尿毒症期,血肌酐≥707 μmol/L。故本题选 C。

39. 泌尿系结石的主要症状是疼痛和血尿。无痛性肉眼血尿常见于泌尿系肿瘤。终末血尿伴膀胱刺激征为泌尿系结核的典型表现。初始血尿不常见,提示病变位于尿道,一般继发于炎症。肾小球肾炎临床常见肾小球源性血尿,约 30%为肉眼血尿,可伴有轻、中度蛋白尿。故本题选 D。

40. 双手、腕关节以及其他受累关节的 X 线片对类风湿关节炎(RA)诊断、关节病变分期、病变演变的监测均很重要。早期可见关节周围软组织肿胀影、关节附近骨质疏松(Ⅰ期);进而关节间隙变窄(Ⅱ期);关节面出现虫蚀样改变(Ⅲ期);晚期可见关节半脱位和关节破坏后的纤维性和骨性强直(Ⅳ期)。故本题选 A。

42. 在标准心电图纸速(25 mm/s)的情况下,根据相邻 R-R 或 P-P 间距之间的大格数可以快速判断心率,R-R 或 P-P 间距为 1 个大格的心率为 300 次/分,故 8 个大格为 37.5 次/分。故本题选 C。

43. 口服铁剂有效的表现是外周血网织红细胞增多,高峰在开始服药后 5~10 天,2 周后血红蛋白浓度上升,一般 2 个月左右恢复正常。铁剂治疗应在血红蛋白恢复正常后至少持续 4~6 个月,待铁蛋白正常后停药。故本题选 E。

44. 肺血栓栓塞症的体征:①呼吸系统体征,以呼吸急促最常见;另有发绀,肺部哮鸣音和(或)细湿啰音,或胸腔积液的相应体征。②循环系统体征,包括心动过速,血压变化,严重时可出现血压下降甚至休克,颈静脉充盈或搏动,肺动脉瓣区第二心音亢进($P_2>A_2$)或分裂,三尖瓣区收缩期杂音。③可伴发热,多为低热,少数患者可有中度(38 ℃)以上的发热。故本题选 E。

45. 疱疹性咽峡炎多发于夏季,多见于儿童,由柯萨奇病毒 A 引起,表现为明显咽痛、发热,病程约 1 周。查体可见咽部充血,软腭、悬雍垂、咽及扁桃体表面有灰白色疱疹及浅表溃疡,周围伴红晕。故本题选 D。

46. 呼吸衰竭的临床表现缺乏特异性,明确诊断有赖于动脉血气分析。在海平面、静息状态、呼吸空气条件下,动脉血氧分压(PaO_2)<60 mmHg,伴或不伴二氧化碳分压($PaCO_2$)>50 mmHg,可诊断为呼吸衰竭。故本题选 E。

47. 根据动脉血气分析和吸入氧浓度可计算肺氧合功能指标,目前在临床上以氧合指数(PaO_2/FiO_2)最为常用,PaO_2/FiO_2 正常值为 400~500 mmHg,≤300 mmHg 是诊断 ARDS 的必要条件。故本题选 D。

48. 大多数血尿是由泌尿系疾病引起的,肾性血尿中 IgA 肾病是血尿最常见的原因。IgA 肾病起病隐匿,常表现为无症状性血尿,伴或不伴蛋白尿,往往体检时发现。故本题选 D。
49. 难治性低钾血症需注意纠正碱中毒和低镁血症。故本题选 A。
50. 骨关节炎一般起病隐匿,进展缓慢。疼痛多发生于活动以后,休息可以缓解。随着病情进展,负重时疼痛加重,甚至休息时也可发生疼痛,夜间可痛醒。晨僵时间较短,一般不超过 30 分钟。故本题选 E。
51. 阵发性睡眠性血红蛋白尿症是一种后天获得性的造血干细胞基因突变所致的红细胞膜缺陷性溶血病,是一种良性克隆性疾病;其特异性血清学试验包括酸溶血试验(Ham 试验)、蔗糖溶血试验、蛇毒因子溶血试验、微量补体敏感试验。故本题选 A。
52. 噻嗪类利尿剂、硫唑嘌呤、糖皮质激素、磺胺类等药物可促发急性胰腺炎,多发生在服药最初 2 个月,与剂量无明确相关。故本题选 C。
53. 超声心动图对诊断心包积液简单易行,迅速可靠,可用于心包积液定量、定位,并引导心包穿刺引流。故本题选 B。
54. 吸气末阻断法是指定容控制通气模式情况下,测定峰压和平台压、流速计算而得,所测的值包含人工气道阻力,会高于真正的阻力数值。故本题选 C。
57. 传染病的预防控制措施:①传染病报告。②针对传染源,对患者应做到早发现、早诊断、早报告、早隔离、早治疗;病原携带者应做好登记、管理和随访至其病原体检查 2~3 次阴性后;凡与传染源有过接触者应留验、医学观察、应急接种和药物预防;对危害大且经济价值不大的动物传染源应予彻底消灭。③针对传播途径,对传染源污染的环境,必须采取有效的措施,去除和杀灭病原体。④针对易感者,可施行免疫预防、药物预防、个人防护。故本题选 A。
58. 人群普遍对钩端螺旋体易感,临床上根据损伤脏器不同,将钩端螺旋体病分为流感伤寒型、肺出血型、黄疸出血型、脑膜脑炎型、肾衰竭型等类型。在我国钩端螺旋体,黄疸出血群的菌群毒力是最强的。故本题选 B。
59. 葡萄球菌肺炎的胸部 X 线检查显示肺段或肺叶实变,可早期形成空洞,或呈小叶状浸润,其中有单个或多发的液气囊腔;另一特征是 X 线影像阴影的易变性,表现为一处的炎性浸润消失而在另一处出现新的病灶,或很小的单一病灶发展为大片阴影。故本题选 E。
63. 胸外按压的部位是胸骨下半部,双乳头连线中点。用一只手掌根部放在胸部正中双乳头之间的胸骨上,另一手平行重叠压在手背上,保证手掌根部横轴与胸骨长轴方向一致,以手掌根部为着力点,保证手掌用力在胸骨上,不要按压剑突。故本题选 C。
65. 双胍类降糖药的不良反应:①消化道反应,是主要副作用,通过进餐时服药,从小剂量开始,逐渐增加剂量,可减少消化道不良反应。②皮肤过敏反应。③乳酸性酸中毒,为最严重的副作用。④单独用药极少引起低血糖,但与胰岛素或促胰岛素分泌剂联合使用时可增加低血糖发生危险。⑤长期使用可能导致维生素 B_{12} 缺乏,应定期监测维生素 B_{12} 水平,必要时补充。故本题选 C。
66. 痛风患者应遵循下述原则:①限酒。②减少高嘌呤食物摄入。③防止剧烈运动或突然受凉。④减少富含果糖饮料摄入。⑤大量饮水(每日 2 000 mL 以上)。⑥控制体重。⑦增加新鲜蔬菜摄入。⑧规律饮食和作息。⑨规律运动。⑩禁烟。痛风时慎用抑制尿酸排泄的药物,如噻嗪类利尿药。故本题选 E。
67. 右心衰竭的患者体静脉压力升高使软组织出现水肿,表现为始于身体低垂部位的对称性凹陷性水肿。也可表现为胸膜积液,以双侧多见,常以右侧为甚,单侧者以右侧多见,主要与体静脉和肺静脉压同时升高、胸膜毛细血管通透性增加有关。故本题选 B。

68. 突发公共卫生事件是指突然发生,造成或者可能造成社会公众健康严重损害的重大传染病疫情、群体性不明原因疾病、重大食物和职业中毒以及其他严重影响公众健康的事件。故本题选 C。
70. 慢性阻塞性肺疾病的体征:①胸廓前后径增大,肋间隙增宽,剑突下胸骨下角增宽,称为桶状胸;部分患者呼吸变浅,频率增快,严重者可有缩唇呼吸等。②双侧语颤减弱。③肺部过清音,心浊音界缩小,肺下界和肝浊音界下降。④两肺呼吸音减弱,呼气期延长,部分患者可闻及湿啰音和(或)干啰音。故本题选 B。
71. 洋地黄中毒最重要的表现为各类心律失常,以室性期前收缩常见,多表现为二联律,也可见非阵发性交界区心动过速,房性期前收缩,心房颤动及房室传导阻滞等。故本题选 A。
72. 1 型糖尿病的发病机制为胰岛 β 细胞破坏,导致胰岛素绝对缺乏;多见于 12~14 岁的青少年;典型表现为三多一少症状,易并发酮症酸中毒;生存依赖外源性胰岛素,对胰岛素敏感。故本题选 B。
75. 原发性肾小球疾病的临床分型:①急性肾小球肾炎。②急进性肾小球肾炎。③慢性肾小球肾炎。④无症状性血尿或(和)蛋白尿。⑤肾病综合征。硬化性肾小球肾炎属于病理分型中的弥漫性肾小球肾炎。故本题选 E。
76. 甲减的治疗主要是左甲状腺素治疗,目标是将血清 TSH 和甲状腺激素水平恢复到正常范围内,若出现甲亢表现时,应停服药物治疗,观察病情。故本题选 E。
77. 溃疡性结肠炎的病变主要限于大肠黏膜与黏膜下层,呈连续性弥漫性分布;病变多自直肠开始,逆行向近段发展,可累及全结肠甚至末段回肠;由于结肠病变一般限于黏膜与黏膜下层,很少深入肌层,并发结肠穿孔、瘘管或腹腔脓肿少见。故本题选 D。
79. 过敏性紫癜典型的皮肤表现为对称性分布的出血点或紫癜,主要分布在四肢,尤其双下肢的伸侧和臀部,足背、膝关节、踝关节最常见;紫癜可高起皮肤,融合成片,可伴痒感。但除过敏性紫癜外,一般紫癜均不高于皮肤表面。故本题选 B。
81. 血友病的筛选试验:出血时间、凝血酶原时间、血小板计数及血小板聚集功能正常,APTT 延长,但 APTT 不能鉴别血友病的类型。故本题选 C。
82. 阵发性睡眠性血红蛋白尿症(PNH)典型的患者有血红蛋白尿发作,易鉴别。不典型者无血红蛋白尿发作,全血细胞减少,骨髓可增生减低,易误诊为再生障碍性贫血。故本题选 D。
83. 分泌性腹泻的发病机制为胃肠分泌过多水分和电解质所致。临床特点为大量水样粪便,每日多达数升,粪便中含有大量电解质而无脓血,禁食后腹泻不停止,一般无腹痛。如炎症性肠病、胃泌素瘤引起的腹泻。故本题选 E。
84. 鳞癌多起源于段或亚段的支气管黏膜,并有向管腔内生长的倾向,早期常引起支气管狭窄,导致肺不张或阻塞性肺炎。癌组织易变性、坏死,形成空洞或癌性肺脓肿。常见于老年男性。一般生长较慢,转移晚,手术切除机会较多,5 年生存率较高,但对化疗和放疗敏感性不如小细胞肺癌。故本题选 C。
85. 胃食管反流病的并发症:①上消化道出血,食管黏膜糜烂及溃疡可导致呕血和(或)黑便。②食管狭窄,食管炎反复发作引起纤维组织增生,最终导致瘢痕狭窄。③Barrett 食管,有恶变为腺癌的倾向。故本题选 A。
86. 亚急性感染性心内膜炎的临床表现:①发热。②心脏杂音。③周围体征,包括瘀点、指和趾甲下线状出血、Roth 斑、Osler 结节、Janeway 损害。④动脉栓塞。⑤脾大、贫血等非特异性症状。环形红斑可见于风湿热及系统性红斑狼疮。故本题选 A。
87. 患者有吸烟史,长期慢性咳嗽、咳痰,近 4 年劳累时可见呼吸困难,查体有两肺呼吸音减弱,肺下界下移,考虑肺气肿的可能性大。胸腔积液可触及胸膜摩擦感及闻及胸膜摩擦音;中至大量积液时,患侧胸廓饱满,触觉语颤减弱,局部叩诊浊音,呼吸音减低或消失,可伴有气管、纵隔向健侧移位。肺癌常见无痰或少痰的刺激性干咳,多为持续性,常见消瘦、肿瘤扩展可见胸痛、吞咽困难等表现。大叶性肺炎急性起病,可见面颊绯红、鼻翼扇动、皮肤干燥、口周疱疹等。气胸多起病急骤,患者突感一侧胸痛,针刺样或刀割样;大量气胸时,气管向健侧移位,患侧胸部隆起,呼吸运动与触觉语颤减弱,叩诊过清音或鼓音,心或肝浊音界缩小或消失,听诊呼吸音减弱或消失。故本题选C。

89. 支气管扩张的主要症状为持续或反复的咳嗽咳痰,50%~70%的病例可发生咯血,大出血常为小动脉被侵蚀或增生的血管被破坏所致。患者以反复咳嗽、咳痰为主要症状,且痰中带血,间有大咯血,无其他体征,X线胸片示左下肺纹理增粗、紊乱,故考虑为支气管扩张。故本题选C。

91. 该患者为Ⅰ期膜性肾病,蛋白尿量较大,单用激素无效,应联合细胞毒药物治疗。一般认为,当血浆白蛋白低于20 g/L时,提示存在高凝状态,即应开始预防性抗凝治疗。故本题选C。

92. 患者有2型糖尿病14年,血压升高5年,尿蛋白定量2.6 g/d,血肌酐132 μmol/L,提示糖尿病肾病。肾小球性蛋白尿见于急性肾炎、肾缺血、糖尿病肾病等。功能性蛋白尿为剧烈运动、发热等导致的一过性蛋白尿,正常青少年可见。肾小管性蛋白尿见于肾盂肾炎、间质性肾炎、重金属中毒等。溢出性蛋白尿见于溶血性贫血、挤压综合征等。组织性蛋白尿见于肾小管受炎症、药物刺激等。故本题选A。

93. β受体拮抗剂通过抑制中枢和周围肾素-血管紧张素-醛固酮系统,抑制心肌收缩力,减慢心率发挥降压作用。β受体拮抗剂对心肌收缩力、窦房结及房室结功能均有抑制作用,并可增加气道阻力,故急性心力衰竭、病态窦房结综合征、房室传导阻滞患者禁用。故本题选A。

95. 急性肾盂肾炎可选用的抗菌药物:①SMZ-TMP,对除铜绿假单胞菌外的革兰阳性及阴性菌有效。②喹诺酮类药物。③青霉素类药物。④头孢菌素类。⑤去甲万古霉素、亚胺培南-西拉司丁钠(泰能)等。故本题选E。

96. 类风湿关节炎的临床表现:①关节疼痛与压痛。②关节肿胀。③晨僵。④关节摩擦音。⑤多关节受累。⑥关节活动受限或畸形。X线表现为早期关节周围软组织肿大,关节间隙增宽,关节周围骨质疏松,随病变发展关节周围骨质疏松更明显,关节面边缘模糊不清,关节间隙逐渐变窄;晚期关节间隙消失,最终出现骨性强直。故本题选E。

97. 心电图显示P波消失,代之以大小、形态、间距不等的f波,QRS波群宽大畸形,心室率极不规则,为心房颤动表现。患者既往心电图检查为A型预激综合征,可表现为宽大畸形的QRS波群。故可能的诊断为预激综合征合并心房颤动。故本题选B。

98. 肾前性肾衰竭由肾脏血流灌注不足所致,见于细胞外液容量减少,或虽细胞外液容量正常,但有效循环容量下降的某些疾病,或某些药物引起的肾小球毛细血管灌注压降低(包括肾前小动脉收缩或肾后小动脉扩张)。全身血管扩张是常见病因,多由药物、脓毒血症、肝硬化失代偿期、变态反应等引起。故本题选B。

99. 肺性脑病是由于呼吸衰竭所致缺氧、二氧化碳潴留而引起的神经精神障碍综合征,常继发于慢性阻塞性肺疾病(简称慢阻肺);主要表现为神志淡漠、肌肉震颤或扑翼样震颤、间歇抽搐、昏睡甚至昏迷等,亦可出现腱反射减弱或消失、锥体束征阳性等。本例为老年患者,有慢阻肺病史、球结膜水肿、双下肺可闻及湿啰音提示右心衰竭,出现精神神经系统症状,最可能的诊断为肺性脑病。故本题选A。

100. 二尖瓣狭窄使左心房压升高,严重狭窄时左心房压需高达20~25 mmHg才能使血流通过狭窄的瓣口,使左心室充盈并维持正常的心排出量。左心房压力升高导致肺静脉和肺毛细血管压力升高,继而导致肺毛细血管扩张和淤血,产生肺间质水肿。左心房大、肺静脉压及肺毛细血管压相继升高为左心房失代偿期表现。故本题选E。

104. 患者突发呕血、黑便,可见腹壁静脉曲张,有脾大,考虑门静脉高压导致的食管胃底静脉曲张破裂出血,药物治疗应尽早给予收缩内脏血管药物(如生长抑素、奥曲肽、特利加压素或垂体加压素),减少门静脉血流量,降低门静脉压,从而止血。故本题选C。

106. 伤寒初期(病程第1周):发热为最早症状,3~7天达39~40℃,可伴寒战,消化系统可有食欲减退、恶心呕吐、腹痛、轻度腹泻或便秘症状,部分患者肝脾肿大。伤寒极期(病程的第2~3周):体温达高热后,多呈稽留热,有神经系统症状(如表情淡漠、呆滞等)。实验室检查外周血象常有白细胞计数、中性粒细胞及嗜酸性粒细胞计数均减少。故本题选A。

107. 患者反复咳嗽、咳痰多年,且有喘憋及下肢水肿体征,考虑为肺源性心脏病。心电图见肺型P波,说明右心房肥大。故本题选A。

109. 加拿大心血管病学会(CCS)把心绞痛严重度分为四级:①Ⅰ级,一般体力活动(如步行和登楼)不受限,仅在强、快或持续用力时发生心绞痛。②Ⅱ级,一般体力活动轻度受限;快步、饭后、寒冷或迎风中、精神激动或醒后数小时内发作心绞痛;一般情况下平地步行200 m以上或登楼一层以上受限。③Ⅲ级,一般体力活动明显受限,一般情况下平地步行200 m内或登楼一层引起心绞痛。④Ⅳ级,轻微活动或休息时即可发生心绞痛。故本题选C。

110. 血性胸腔积液常见于恶性肿瘤、结核及结缔组织疾病。根据患者有呼吸系统症状、右锁骨上淋巴结肿大、血性胸腔积液等,考虑恶性肿瘤的可能性大。行胸腔积液脱落细胞检查,有助于诊断,恶性胸腔积液有40%~90%可查到恶性肿瘤细胞,反复多次检查可提高检出率。故本题选D。

111. 患者多年反复上腹痛,考虑消化性溃疡。胃镜检查是消化性溃疡诊断的首选方法和金标准,①确定有无病变、部位及分期。②鉴别良、恶性溃疡。③治疗效果的评价。④对合并出血者给予止血治疗。⑤对合并狭窄梗阻患者给予扩张或支架治疗。⑥超声内镜检查,评估胃或十二指肠壁、溃疡深度、病变与周围器官的关系、淋巴结数目和大小等。故本题选B。

112. 慢性髓系白血病的自然病程分为慢性期、加速期和急变期。在慢性期,有乏力、低热、多汗或盗汗、体重减轻等代谢亢进的表现,常以脾大为最显著体征,可达脐或脐以下,部分患者肝大,可有胸骨下压痛。加速期或急变期可发生急淋变或急粒变,偶有巨核细胞或红细胞等类型的急性变。故本题选C。

113. 渗出液乳酸脱氢酶(LDH)含量增高,大于200 U/L,且胸腔积液/血清LDH比值>0.6;LDH是反映胸膜炎症程度的指标,其值越高,表明炎症越明显。LDH>500 U/L常提示为恶性肿瘤或并发细菌感染。故本题选C。

114. 考虑患者胃溃疡大出血,有面色苍白、四肢发冷、脉快、血压低等表现,考虑失血性休克,故应快速输入平衡盐溶液补充容量,同时进行输血配型试验。观察生命体征,包括心率、血压、尿量、周围循环等。故本题选C。

117. 肺炎链球菌肺炎可有痰中带血或出现特征性铁锈色痰液。金黄色葡萄球菌肺炎常有大量脓性痰,X线检查示肺段或肺叶实变,可早期形成空洞,或呈小叶状浸润,其中有单个或多发的液气囊腔。厌氧菌肺炎常见恶臭痰。军团菌肺炎一般表现为咳嗽、痰少。克雷伯菌肺炎痰液无臭、黏稠、痰量中等,由血液和痰液混合而成砖红色。故本题选E。

118. 阿托品化指征为口干、皮肤干燥、心率增快(90~100次/分)和肺湿啰音消失。此时,应减

120. 胰头癌病程短、病情迅速恶化、死亡；起病隐匿、早期无特殊症状，出现明显症状时，多已进入晚期。腹痛常为首发症状；约90%患者病程中出现黄疸；血清胆红素升高，以结合胆红素为主，重度黄疸时尿胆红素阳性。多数患者可触及肿大的胆囊，表面光滑、无压痛、可移动。故本题选C。

121. 感染性休克经补充血容量、纠正酸中毒而休克未见好转时，应采用血管扩张药物治疗。故本题选D。

124. 患者为消化性溃疡，且Hp检测阳性，目前倡导的联合方案为含有铋剂的四联方案，即1种PPI＋2种抗生素和1种铋剂，疗程10～14天。故本题选E。

125. 急性肺脓肿起病急，开始可表现为肺炎症状，即发热、畏寒、咳嗽、咳痰，痰液为黏液痰或黏液脓痰，1～2周后，咳嗽加剧，脓肿破溃于支气管，咳出大量脓臭痰，每日可达300～500 mL，体温骤即下降。故本题选D。

126. 急性肾盂肾炎是肾盂和肾实质的急性细菌性炎症，致病菌主要为大肠埃希菌和其他肠杆菌及革兰阴性细菌。表现为突然发生寒战、高热，体温上升至39℃以上，伴有头痛、全身痛以及恶心、呕吐、单侧或双侧腰痛，有明显的肾区压痛、肋脊角叩痛；膀胱刺激症状。第二、三代头孢菌素对严重革兰阴性杆菌感染作用显著，可作为该患者的首选药物。故本题选D。

127. 血友病甲型，即血友病A，又称FⅧ缺乏症，是临床上最常见的遗传性出血性疾病。血友病B又称遗传性FⅨ缺乏症。故本题选A。

130. 正细胞正色素性贫血是类风湿关节炎最常见的血液系统表现，贫血程度与关节的炎症程度相关，在患者的炎症得以控制后，贫血也可得以改善。正细胞正色素性贫血的检查为血清铁降低，总铁结合力降低，血清铁蛋白正常或增高。故本题选B。

132. 结核性胸膜炎时，因细胞免疫受刺激，淋巴细胞明显增多，故胸腔积液中ADA多高于45 U/L。故本题选B。

133. 患者HBsAg阳性多年，近期有乏力、纳差、尿黄，查体有黄疸、肝大表现，考虑患者可能为慢性乙肝。化验提示ALT高于正常上限值的2倍，HBV DNA拷贝数增高，符合抗病毒治疗的指征，主要有核苷（酸）类似物（如替诺福韦、恩替卡韦、替比夫定、拉米夫定等）。故本题选A。

135. 糖皮质激素治疗是治疗肾病综合征的主要药物，糖皮质激素是通过抑制免疫炎症抑制醛固酮和抗利尿激素分泌，影响肾小球基底膜通透性等综合作用而发挥其利尿、消除尿蛋白的疗效。故本题选D。

136. 肺小细胞癌与吸烟关系密切，老年男性、中央型多见；小细胞癌为神经内分泌起源，恶性程度高，生长快，很早可出现淋巴和血行转移；其对放射和化学治疗虽较敏感，但可迅速耐药，预后差。TNM分期、免疫功能、身体状态、癌细胞组织病理学类型均可判断预后，但患者丈夫是否戒烟与判断预后关系不大。故本题选E。

137. 洗涤红细胞内含少量血浆、无功能白细胞及血小板，去除了肝炎病毒和抗A、B抗体；适用于对白细胞凝集素有发热反应者及肾功能不全不能耐受库存血中之高钾者。故本题选B。

138. IgA肾病是指肾小球系膜区以IgA或IgA沉积为主的肾小球疾病；其确诊有赖于肾活检免疫病理检查，免疫荧光可见系膜区IgA为主的颗粒样或团块样沉积，伴或不伴毛细血管袢分布，常伴C3的沉积，但C1q少见。故本题选D。

140. 患者血常规白细胞、血小板计数均未见异常，血红蛋白明显降低，考虑存在贫血，骨髓象示红细胞增生活跃，中晚幼红细胞比例高，体积小，胞质偏蓝，即核老浆幼，为典型缺铁性贫血的表现，治疗应首选口服铁剂。故本题选B。

141. 患者突发呼吸困难，伴喘息、大汗，心电图示左心室肥厚劳损，考虑心源性哮喘。心源性哮喘见于左心衰竭，重症患者肺部有干、湿性啰音。支气管哮喘发作时双肺可闻及典型哮鸣音，咳出白色黏痰后呼吸困难常可缓解。故本题选C。

143. 患者为59岁男性，双侧颈部和腹股沟淋巴结肿大，无压痛，肝脾不大，考虑淋巴瘤可能。按全身症状分为A、B两组，无以下症状者为A组，有以下症状之一者为B组：①不明原因发热大于38℃。②盗汗。③半年内体重下降10%以上。其临床Ⅳ期：弥漫性（多灶性）单个或多个结外器官受侵犯，伴或不伴相关淋巴结肿大，或孤立性结外器官受侵犯伴远处（非区域性）淋巴结肿大；如肝或骨髓受累，即使局限也属Ⅳ期。故本题选B。

146. 原发性血小板增多症的治疗：①抗血小板，防治血栓并发症。②降低血小板计数：血小板单采术可迅速减少血小板量，常用于妊娠、手术前准备以及骨髓抑制药不能奏效时。故本题选E。

147. 慢性胰腺炎表现为反复发作的上腹痛，初为间歇性，以后转为持续性上腹痛，平卧位时加重，前倾坐位、弯腰、侧卧蜷曲时疼痛可减轻；部分患者X线腹部平片可见胰腺区域的钙化灶、结石影。故本题选E。

148. 溢出性蛋白尿为中小分子量蛋白质，如本周蛋白、血红蛋白、肌红蛋白等异常增多，呈单株峰。见于溶血性贫血、挤压综合征、多发性骨髓瘤、浆细胞病等。故本题选B。

150. 流行性乙型脑炎的意识障碍及脑膜刺激征明显，患儿颈无抵抗，故A项排除。流行性脑脊髓膜炎患者可出现脑膜刺激征，脐周一般无压痛，故B项排除。疟疾典型表现为间歇性发作性寒战、高热，继而大汗淋漓而缓解；反复者伴有贫血、肝脾大等，故排除C项。中毒型菌痢可出现热性惊厥、球结膜水肿、脐周压痛、白细胞升高等，故D项正确。败血症可出现热性惊厥、血白细胞升高，伴发胃肠道症状时可出现腹泻，但发病急骤、脐周较少出现压痛，患者多有感染史等，故排除E项。故本题选D。

152. 患者行射频消融术中，突发胸痛、呼吸困难、血压下降、心脏扩大、奇脉等，应首先考虑射频消融导致心脏破裂造成血性心包积液，迅速或大量心包积液引起心脏压塞。故本题选A。

153. 正常人空腹血糖值为3.9～6.1 mmol/L，口服葡萄糖耐量试验（OGTT）空腹血糖在6.1～7.0 mmol/L，2小时血糖＜7.8 mmol/L属于空腹血糖调节受损；空腹血糖＜7.0 mmol/L，2小时血糖在7.8～11.1 mmol/L属于糖耐量减低；空腹血糖≥7.0 mmol/L，2小时血糖≥11.1 mmol/L属于糖尿病。故本题选B。

156. 患者面色苍白半年，贫血貌，血常规示Hb 78 g/L，考虑为中度贫血。活动性系统性红斑狼疮可有贫血，其中10%属于Coombs试验（抗人球蛋白试验）阳性的溶血性贫血。Ham试验阳性见于阵发性睡眠性血红蛋白尿。尿Rous试验常用于鉴别真性血尿和含铁血黄素尿。红细胞渗透脆性试验阳性见于遗传性球形红细胞增多症。故本题选C。

157. 患者为有机磷中毒，出现昏迷、呼吸困难等症状，应立即机械通气，用清水、2%碳酸氢钠溶液（美曲膦酯即敌百虫忌用）反复洗胃，然后用硫酸钠20～40 g溶于20 mL水导泻。故本题选E。

159. 对于既往无糖尿病史的患者，妊娠期若空腹及服糖后1小时、2小时的血糖分别≥5.1 mmol/L、10.0 mmol/L、8.5 mmol/L，即可诊断为妊娠期糖尿病。故本题选B。

160. 肝脏是否肿大取决于不同类型的肝硬化,肝炎后肝硬化肝脏缩小,表面凸凹不平,原发性肝癌、酒精性肝硬化、淤血性肝硬化、原发性胆汁性肝硬化肝脏常增大。故本题选 A。

163. 重度或严重哮喘发作时应持续雾化吸入 SABA,联合雾化吸入短效抗胆碱药、激素混悬液以及静脉茶碱类药物,吸氧,及早静脉给予激素。静脉给予激素可选择琥珀酸氢化可的松,常用量 100~400 mg/d,或甲泼尼龙,常用量 80~160 mg/d,地塞米松因在体内半衰期较长,不良反应较多,宜慎用。故本题选 C。

164. 心搏骤停的药物治疗中,阿托品适用于治疗自主心律恢复后的心动过缓。患者经心肺复苏后血压 70/40 mmHg,低于正常水平,心率 34 次/分,为心动过缓,故选用阿托品。故本题选 C。

165. 亚急性甲状腺炎分期:①甲状腺毒症期,血清 T_3、T_4 升高,TSH 降低,^{131}I 摄取率减低,血沉加快,可>100 mm/h。②甲减期,血清 T_3、T_4 逐渐下降至正常水平,TSH 回升至高于正常值,^{131}I 摄取率逐渐恢复。③恢复期,血清 T_3、T_4、TSH 和^{131}I 摄取率恢复至正常。TSAb 是诊断 Graves 病的指标之一。故本题选 D。

166. 腹泻和黏液脓血便是溃疡性结肠炎活动期最重要的临床表现,肠外表现可有外周关节炎、结节性红斑、坏疽性脓皮病、巩膜外层炎、前葡萄膜炎、口腔复发性溃疡等。主要 X 线征:①黏膜粗乱和(或)颗粒样改变。②多发性浅溃疡,表现为管壁边缘毛糙呈毛刺状或锯齿状以及见小龛影,亦可有炎症性息肉而表现为多个小的圆形或卵圆形充盈缺损。③肠管缩短,结肠袋消失,肠壁变硬,可呈铅管状。故本题选 D。

167. 感染后伤口有稀薄脓液,淡红色,量多,无异味,考虑为溶血性链球菌感染。大肠埃希菌感染后脓液稠厚。铜绿假单胞菌感染时伤口形成绿色脓液,脓液有甜腥臭味。金黄色葡萄球菌感染后脓液稠厚、黄色、不臭。厌氧菌感染后多有恶臭。故本题选 C。

168. 静脉石是指长久的血栓未能软化又未能机化,可发生在静脉内有大量钙盐沉积的血栓。患者术中见静脉腔有多个褐色物堵塞管腔,考虑为静脉石。故本题选 E。

170. 急性炎症性脱髓鞘性多发神经病常急性起病,半数患者病前 1~3 周有呼吸道或胃肠道感染病史;首发症状多为肢体对称性迟缓性肌无力(即四肢对称性弛缓性瘫痪),自远端向近端发展,或自近端向远端加重,常由双下肢开始,逐渐累及躯干、脑神经;感觉障碍表现为肢体感觉异常,如烧灼感、麻木感、刺痛、不适感等,呈手套袜套样分布,少数患者有腓肠肌压痛。故本题选 E。

171. 患者经青霉素治疗后出现面色苍白、大汗、血压低、脉快等休克表现,考虑最可能为过敏性休克。故本题选 D。

172. 心动过缓-心动过速综合征简称慢-快综合征,是指心动过缓与房性快速型心律失常(心房扑动、心房颤动或房性心动过速)交替发作。该患者有缓慢性心律失常基础,24 小时总心率仅为 5 万余次,最长 RR 间期为 3.2 秒,同时伴有快速性心律失常,故考虑为病态窦房结综合征中的慢-快综合征。故本题选 B。

174. 左心衰竭以肺循环淤血及心排血量降低为主要表现,主要为不同程度的呼吸困难。患者心肌梗死后出现活动后气短,夜间憋醒,双下肺可闻及细湿啰音,可诊断为左心衰竭。右心衰竭以体循环淤血为主要表现,患者有双下肢水肿、少尿、颈静脉怒张、肝大等表现,可诊断为右心衰竭。综上,患者可能的诊断为全心衰竭。故本题选 B。

176. 溺水是急性呼吸窘迫综合征(ARDS)的常见病因。患者溺水后缺氧发绀,双肺湿啰音,面罩吸氧不能改善其低氧血症,考虑为 ARDS,应尽早进行机械通气,轻度 ARDS 患者可试用无创正压通气,无效或病情加重时尽快气管插管行有创机械通气。故本题选 B。

178. 《突发公共卫生事件应急条例》规定,医疗卫生机构拒绝接诊患者的,由卫生行政主管部门责令改正、通报批评、给予警告;情节严重的,吊销《医疗机构执业许可证》;对主要负责人、负有责任的主管人员和其他直接责任人依法给予降级或撤职的纪律处分;造成传染病传播、流行或者对社会公众健康造成其他严重危害后果,构成犯罪的,依法追究刑事责任。故本题选 B。

179. 房性期前收缩的病因:①心脏结构与功能异常,如心脏瓣膜病、冠心病、肺心病等。②部分见于心脏正常者,易发生于紧张、焦虑、饮酒后。对于房性期前收缩患者应寻找并去除病因;若无器质性病变,无明显症状,通常无需治疗,定期随诊即可。故本题选 D。

181. 患者有乏力、心悸、嗜睡、睑结膜苍白等表现,血红蛋白 48 g/L,考虑重度贫血。患者有黄疸表现,白血病、缺铁性贫血、再生障碍性贫血一般无黄疸表现,排除 A、E、F。海洋性贫血一般存在全身水肿表现,排除 G。结合患者临床表现及实验室检查,考虑巨幼细胞贫血、骨髓增生异常综合征(MDS)、自身免疫性溶血性贫血可能。故本题选 BCD。

182. 温抗体型自身免疫性溶血性贫血(AIHA)时,外周血涂片可见数量不等的球形红细胞及幼红细胞;骨髓呈代偿性增生,以幼红细胞增生为主,可达 80%,检查骨髓象可辅助诊断。抗人球蛋白试验(Coombs 试验)阳性是温抗体型 AIHA 最具诊断意义的实验室检查。故本题选 BD。

183. 阵发性睡眠性血红蛋白尿症(PNH)的诊断性试验:①流式细胞术检测 CD55 和 CD59。②流式细胞术检测嗜水气单胞菌溶素变异体。③特异性血清学试验,如酸溶血试验(Ham 试验)。故本题选 ABF。

184. 约 50% 的自身免疫性溶血性贫血(AIHA)原因不明,常见的继发性病因:①淋巴细胞增殖性疾病,如慢性淋巴细胞白血病、淋巴瘤、骨髓瘤等。②自身免疫性疾病,如系统性红斑狼疮、类风湿关节炎、溃疡性结肠炎等。③感染,特别是病毒感染。④药物,如青霉素、头孢菌素等。故本题选 CFG。

185. 温抗体型自身免疫性溶血性贫血的治疗包括病因治疗、控制溶血发作和输血。控制溶血发作的方法:①糖皮质激素,是首选治疗。②脾切除。③利妥昔单抗。④免疫抑制剂,常用环磷酰胺、硫唑嘌呤、吗替麦考酚酯或环孢素等,多与激素同用。⑤达那唑联合糖皮质激素对部分患者有效;大剂量免疫球蛋白静脉注射,用于严重溶血、输血依赖、激素治疗反应不佳时。故本题选 ACD。

186. 应用免疫抑制剂的指征:①糖皮质激素和脾切除均不缓解者。②有脾切除禁忌证。③泼尼松维持量>10 mg/d。故本题选 AFGH。

187. 患者有吸烟史,近期反复劳动后胸痛,休息后可缓解,考虑稳定型心绞痛;现患者出现持续性胸痛,且疼痛进行性加剧,CK-MB 明显升高,有心律增快、低血压、心尖区出现粗糙的收缩期杂音,考虑最可能为急性心肌梗死。患者伴有呼吸困难,不能平卧,双肺可闻及干鸣音及湿啰音,考虑合并左心衰竭。故本题选 E。

188. 急性心肌梗死 24 小时禁用洋地黄。患者有左心衰竭,为 β 受体阻滞剂禁忌证。患者无应用抗生素指征。ACEI 有助于改善恢复期心肌的重构,减少急性心肌梗死的病死率和充血性心力衰竭的发生。吗啡可解除疼痛,减轻患者交感神经过度兴奋和濒死感。利尿剂可治疗急性左心衰竭。故本题选 ABF。

189. 可引起心绞痛的疾病除冠心病外,还包括主动脉瓣狭窄或关闭不全、风湿性冠脉炎、梅毒性主动脉炎引起冠脉口狭窄或闭塞、肥厚型心肌病、X 综合征等。故本题选 BCD。

190. 银屑病关节炎起病较缓慢,以近端指(趾)间关节、掌指关节、跖关节及膝和腕关节等四肢

191. 银屑病关节炎的X线检查可见关节面的侵蚀破坏及囊性变,病情严重患者出现关节融合和强直,部分患者由于骨质破坏和增生并存,出现远端指间关节的近端指骨变尖和远端指骨骨性膨大,即所谓的"笔帽样"畸形。可伴有病理性新骨形成。故本题选E。

192. 银屑病关节炎尚无特异性的实验室检查,病情活动时有血沉增快,C反应蛋白升高,IgA、IgE增高,补体增高等。关节滑液为非特异性反应,仅有白细胞轻度增加,主要以中性粒细胞为主。类风湿因子、抗核抗体常呈阴性。HLA-B27可为阳性。故本题选EF。

193. 患者甲状腺肿大伴突眼,有心悸、多汗症状,查体可闻及血管杂音,有心房颤动体征,考虑为甲状腺功能亢进症。甲亢的诊断检查包括促甲状腺激素(TSH)、甲状腺激素(T_3、T_4)、^{131}I摄取率、TSH受体抗体(TRAb)、甲状腺刺激抗体(TSAb)等。甲状腺球蛋白抗体、甲状腺微粒体抗体为甲状腺自身抗体,是诊断自身免疫性甲状腺炎的主要指标也见于Graves病。故本题选ABCDEF。

194. 抗甲状腺药物适用于甲状腺轻、中度肿大,中至重度活动的Graves眼病患者。美托洛尔为β受体阻滞剂,与小剂量洋地黄联合应用,可控制心室率,有利于房颤的治疗。甲状腺功能异常为胺碘酮的禁忌证。^{131}I治疗会加重活动性Graves眼病。故本题选ABC。

195. 进行抗甲状腺药物(ATD)治疗需监测甲状腺功能,包括促甲状腺激素(TSH)、甲状腺激素(T_3、T_4)、TSH受体抗体(TRAb)、甲状腺刺激抗体(TSAb)。患者伴有心房颤动,应监测心率。测定基础代谢率,有助于确定甲亢的分度。故本题选ABCDEF。

196. 患者有进食海鲜史,急性起病,表现为腹痛、腹泻、便血,有双下肢对称性的皮肤出血点,肉眼血尿,应首先急查血尿便常规,了解一般情况,肾脏彩超有助于了解有无结石等病变。故本题选BC。

198. 混合型过敏性紫癜病变累及消化道可有呕血表现;还可累及关节,出现关节肿胀、疼痛、压痛及功能障碍等表现。骨痛、脱发、盘状红斑、口腔溃疡为系统性红斑狼疮的常见表现。故本题选AE。

199. 当血糖高于正常范围而又未达到糖尿病诊断标准时,须进行葡萄糖耐量试验(OGTT)。OGTT 2小时血糖<7.7 mmol/L为正常糖耐量,7.8～11.0 mmol/L为糖耐量减低,≥11.1 mmol/L应考虑糖尿病。故本题选F。

200. 无论1型糖尿病(T1DM)还是2型糖尿病(T2DM),男女均可发病;血糖升高是诊断糖尿病的主要依据,也是判断糖尿病病情和控制情况的主要指标,但不是糖尿病分型的标准。故本题选BF。

201. 糖尿病管理须遵循早期和长期、积极而理性、综合治疗和全面达标、治疗措施个体化等原则。故本题选BF。

204. 洋地黄中毒引起的房颤是电复律的禁忌证;房颤新发体循环栓塞者在心房内可能存在血栓,不适宜电复律。A、B、C、D均可考虑电复律。故本题选ABCD。

205. 房颤发生栓塞的危险因素:①充血性心力衰竭、左心室功能障碍。②高血压。③年龄≥65岁。④糖尿病。⑤脑卒中、短暂性脑缺血发作、血栓栓塞病史。⑥血管疾病,如既往心肌梗死、外周动脉疾病、主动脉斑块。⑦性别(女性)。⑧瓣膜置换术后。故本题选BDEFG。

206. 华法林是房颤抗凝治疗的有效药物,口服华法林,使凝血酶原时间国际标准化比值(INR)维持在2.0～3.0,能安全有效地预防脑卒中发生。故本题选C。

冲刺模拟卷二
答案

1. A	2. C	3. B	4. B	5. A	6. E	7. C	8. C	9. D	10. A
11. E	12. C	13. E	14. B	15. C	16. B	17. C	18. B	19. D	20. A
21. C	22. A	23. E	24. B	25. C	26. A	27. C	28. D	29. B	30. D
31. A	32. B	33. B	34. C	35. B	36. D	37. B	38. D	39. B	40. D
41. C	42. B	43. B	44. A	45. C	46. D	47. C	48. B	49. C	50. A
51. B	52. D	53. E	54. A	55. B	56. D	57. C	58. C	59. B	60. D
61. A	62. B	63. A	64. D	65. A	66. D	67. C	68. B	69. B	70. E
71. D	72. E	73. D	74. D	75. B	76. D	77. D	78. E	79. A	80. A
81. B	82. A	83. C	84. B	85. B	86. A	87. B	88. B	89. B	90. A
91. B	92. B	93. B	94. B	95. B	96. B	97. D	98. E	99. A	100. A
101. B	102. C	103. A	104. B	105. E	106. D	107. D	108. A	109. C	110. D
111. A	112. B	113. B	114. B	115. B	116. A	117. D	118. D	119. C	120. D
121. D	122. C	123. B	124. B	125. D	126. A	127. C	128. B	129. D	130. E
131. D	132. B	133. C	134. C	135. D	136. C	137. D	138. B	139. D	140. B
141. B	142. B	143. D	144. C	145. C	146. C	147. C	148. B	149. C	150. A
151. B	152. D	153. C	154. B	155. D	156. D	157. C	158. B	159. E	160. A
161. D	162. C	163. A	164. D	165. D	166. D	167. C	168. D	169. D	170. D
171. E	172. D	173. C	174. D	175. A	176. E	177. D	178. A	179. C	180. A
181. CEFG		182. E		183. ACG		184. BEF		185. DEF	
186. AB		187. ACF		188. F		189. AF		190. BD	
191. EF		192. A		193. D		194. AF		195. C	
196. BCDF		197. D		198. CE		199. ABCDEFGH		200. ABCDE	
201. CE		202. F		203. B		204. D		205. C	
206. C		207. CEF							

解析

1. 高渗高血糖综合征是糖尿病急性代谢紊乱的一种临床类型,以严重高血糖、高血浆渗透压、脱水为特点,无明显酮症,患者可有不同程度的意识障碍或昏迷;以急性感染、外伤、脑血管意外等因素为诱因。表现为渐渐出现严重脱水和神经精神症状,患者反应迟钝、烦躁或淡漠、嗜睡,逐渐陷入昏迷。实验室检查血糖达或超过33.3 mmol/L,尿酮体阴性或弱阳性。临床上凡遇原因不明的脱水、休克、意识障碍及昏迷,尤其是血压低而尿量多者,无论有无糖尿病病史,均应考虑高渗高血糖综合征可能。故本题选A。

2. 高渗高血糖综合征目前多主张治疗开始时用等渗溶液(如0.9%氯化钠溶液),有利于恢复血容量,纠正休克,改善肾血流量,恢复肾脏调节功能。故本题选C。

3. 严重失水,血容量减少和微循环障碍可导致低血容量性休克,肾灌注量减少引起少尿或无尿,严重者发生急性肾衰竭。故容易出现BUN(尿素氮)、Cr(肌酐)异常。故本题选B。

4. 患者有长期低热、痰中带血表现,且X线胸片示左肺尖密度不均阴影,考虑肺结核可能。痰结核分枝杆菌检查是确诊肺结核病的主要方法,抗酸染色是鉴别结核分枝杆菌和其他细菌的方法之一。故本题选B。

5. 患者有胸膜炎病史,可能为结核性,可根据胸膜炎治疗用药情况判断是否耐药,也可作为此

6. 若高度怀疑结核但不能确诊，可采用异烟肼（INH）+利福平（RFP）+乙胺丁醇（EMB）进行抗结核诊断性治疗。故本题选 E。
10. 经验性抗生素治疗是主要根据本地区、本单位的肺炎病原体流行病学资料，选择可能覆盖病原体的抗菌药物。故本题选 A。
11. 抗病原体治疗是根据病原学的培养结果或肺组织标本的培养或病理结果以及药物敏感试验结果，选择体外试验敏感的抗菌药物，故在选择抗生素时，首要考虑因素为抗菌谱、抗菌活性和耐药率。故本题选 E。
12. 患者术后突然出现发热、咳嗽、咳脓痰的症状，结合胸片显示叶间隙下坠，考虑肺炎克雷伯菌感染的可能性大。针对肺炎克雷伯菌的经验性治疗，选择第三代头孢菌素联合氨基糖苷类抗生素。故本题选 C。
13. 窦性停搏的心电图表现为在较正常 PP 间期显著长的间期内无 P 波发生，或 P 波与 QRS 波均不出现，长的 PP 间期与基本的窦性 PP 间期无倍数关系。过长时间的窦性停搏（>3 秒）且无逸搏发生时，患者可出现黑矇、短暂意识障碍或晕厥，严重者可发生 Adams-Stokes 综合征，甚至死亡。故本题选 E。
14. 食管心电生理检查：解剖上左心房后壁毗邻食管，将食管电极经鼻腔送入食管的心房水平，可记录心房和心室电活动（食管心电图），并能进行心房快速起搏或程序刺激，常用于鉴别室上性心动过速的类型，如是否存在房室结双径路。故本题选 B。
15. 若患者无心动过缓相关的症状，不必治疗，仅定期随诊观察。对于有症状的窦性停搏患者，应接受起搏器治疗。故本题选 C。
16. 肾血管性高血压是单侧或双侧肾动脉主干或分支狭窄引起的高血压，部分肾动脉狭窄患者腹部或腰部可闻及血管杂音（高调、粗糙收缩期或双期杂音）。故本题选 B。
17. 继发性高血压的病因：①肾脏疾病，肾小球肾炎、慢性肾盂肾炎、先天性肾脏病变（多囊肾）、肾动脉狭窄等。②内分泌疾病，皮质醇增多症、嗜铬细胞瘤、原发性醛固酮增多症、甲亢等。③心血管病变，主动脉瓣关闭不全、完全性房室传导阻滞、主动脉缩窄等。④颅脑病变，脑肿瘤、脑外伤等。⑤睡眠呼吸暂停综合征。⑥其他，如妊娠高血压综合征等。下泌尿道感染不是继发性高血压的病因。故本题选 C。
18. 嗜铬细胞瘤可采用 α 受体拮抗药（酚妥拉明、酚苄明等），该类药物使血压下降，减轻心脏的负担，并使原来缩减的血管容量扩大。故本题选 B。
19. 克罗恩病起病大多隐匿、缓慢，腹痛是最常见的症状，多位于右下腹；有腹泻，粪便多为糊状；可有腹部包块，多位于右下腹与脐周；间歇性低热或中度热常见。故本题选 D。
20. 结肠镜作为克罗恩病的常规首选检查，镜检应达末端回肠。镜下一般表现为节段性、非对称性的各种黏膜炎症，其中具有特征性的表现为非连续性病变、纵行溃疡和鹅卵石样外观。故本题选 A。
21. 患者近 1 周腹痛、腹泻加重，结合大便次数、体温，考虑克罗恩病处于活动期。糖皮质激素对控制疾病活动有较好疗效，适用于对 5-氨基水杨酸（5-ASA）疗效不佳的中度及重度患者。故本题选 C。
22. 部分克罗恩病患者表现为激素治疗无效或依赖（减量或停药短期内复发），对这些患者应考虑加用免疫抑制剂。故本题选 A。
23. 患者为 24 岁女性，有关节痛、水肿、精神淡漠、血尿表现，血红蛋白减少、白蛋白减少及血肌酐升高提示关节、血液系统、肾脏受累，均支持系统性红斑狼疮（SLE）诊断。患者补体 C3 低下（正常值 0.8~1.2 g/L），提示 SLE 活动。故本题选 E。
24. ANA 见于几乎所有的 SLE 患者。抗 Sm 抗体是诊断 SLE 的标记抗体，特异性 99%，但敏感性仅 25%，有助于早期和不典型患者的诊断或回顾性诊断。抗 dsDNA 抗体是诊断 SLE 的特异性抗体，为 SLE 的标记抗体，多出现在 SLE 的活动期。抗 SSA 抗体与 SLE 中出现光过敏、血管炎、皮损、白细胞减少、平滑肌受累、新生儿狼疮等相关。血沉变化对诊断 SLE 不具有特异性。故本题选 B。
25. 糖皮质激素为目前治疗系统性红斑狼疮的首选药物。患者病变已累及肾脏，血肌酐升高，持续少尿应行血液透析治疗。故本题选 B。
29. 肺组织弹性减弱，肺泡持续扩大，回缩障碍，则残气量及残气量占肺总量的百分比增加，产生呼气性呼吸困难。故本题选 B。
30. 保持一定的收缩压主要是为了保证一定水平的平均压，这样在颅内压升高时也能保证脑的灌注，一般要求保持脑灌注压 60 mmHg 以上，收缩压为 110～120 mmHg。故本题选 D。
32. 支气管扩张主要致病因素为支气管的感染阻塞和牵拉，多数患者在童年有麻疹、百日咳或支气管肺炎迁延不愈的病史，并非所有患者都有此类病史。故本题选 B。
35. 做核素心肌显像，^{201}Tl（铊）随冠状动脉血流很快被正常心肌细胞所摄取，静息时铊显像所示灌注缺损主要见于心肌梗死后瘢痕部位；运动后冠状动脉供血不足时，可见明显的灌注缺损心肌缺血区。运动核素心肌显像对冠心病心绞痛的确诊准确性可达 95% 以上，不仅可确定有无心肌缺血，还可确定心肌缺血部位。故本题选 E。
36. 原发性肾小球疾病的病理分型：①肾小球轻微病变，包括微小病变型肾病。②局灶节段性肾小球病变，包括局灶节段性肾小球硬化和局灶性肾小球肾炎。③弥漫性肾小球肾炎，包括膜性肾病、增生性肾炎（系膜增生性肾小球肾炎、毛细血管内增生性肾小球肾炎、系膜毛细血管性肾小球肾炎、膜增生性肾小球肾炎、致密物沉积性肾小球肾炎、新月体性肾小球肾炎）、硬化性肾小球肾炎。④未分类的肾小球肾炎。故本题选 D。
37. Ⅰ型呼吸衰竭的原因为肺换气功能障碍（通气/血流比例失调、弥散障碍、肺动静脉分流）。ARDS 主要病理生理改变是肺容量减少、肺顺应性降低和严重通气/血流比例失调，引起肺弥散功能障碍，产生Ⅰ型呼吸衰竭。故本题选 E。
39. 肠易激综合征最主要的临床表现是腹痛、排便习惯和粪便性状的改变。几乎所有患者都有不同程度的腹痛，部位不定，以下腹和左下腹多见，排便或排气后缓解。故本题选 A。
40. 生理性蛋白尿是由于高热、剧烈运动、直立体位等原因，使肾小球毛细血管壁通透性出现轻度的、暂时的增加，一般<1 g/d。其中"直立体位"导致的是体位性蛋白尿。故本题选 D。
41. 凝血因子 FⅧ 是由肝间质组织的单核巨噬细胞系统合成的，严重肝病时，尽管大多数凝血因子合成减少，活性降低，但由于肝库普弗细胞功能亢进，血浆 FⅧ 活性增强，而 DIC 时凝血因子消耗过多，导致包括 FⅧ 在内的所有凝血因子活性均降低，故血浆 FⅧ 活性是两者鉴别最有价值的实验室检查项目。故本题选 C。
43. 年龄是独立的危险因素，随着年龄的增长，深静脉血栓形成和肺血栓栓塞症的发病率逐渐增高。故本题选 B。
47. 慢性肺脓肿患者呈消耗病容，面色苍白、消瘦，患侧胸廓略塌陷，叩诊浊音，呼吸音减低，可有杵状指（趾）。杵状指为慢性疾病缺氧所引起，故慢性肺脓肿更易出现杵状指。故本题选 E。
48. 氯解磷定作用于外周 N_2 受体，对抗外周 N 胆碱受体活性，能有效解除烟碱样毒性作用，对骨骼肌痉挛的抑制作用最为明显，能迅速抑制肌束颤动。对 M 样症状和中枢性呼吸抑制作用无明显影响。故本题选 C。
49. 肺癌的胸外表现指肺癌非转移性的胸外表现,可出现在肺癌发现的前、后,称为副癌综合征,如杵状指。吞咽困难、声音嘶哑、心包积液由肿瘤局部扩展引起。锁骨上淋巴结肿大由肿瘤远处转移引起。故本题选 A。
51. ARDS 最早出现的症状是呼吸增快,并呈进行性加重的呼吸困难,其呼吸困难的特点是呼吸深快、费力,不能用通常的吸氧疗法改善,亦不能用其他原发心肺疾病(如气胸、肺气肿等)解释;早期体征可无异常,或仅在双肺闻及少量细湿啰音;后期多可闻及水泡音,可有管状呼吸音。病理过程分为渗出期、增生期和纤维化期。故本题选 A。
54. 血尿根据来源分为肾小球源性与非肾小球源性。肾小球源性血尿可见红细胞管型和变形红细胞,原因是红细胞通过肾小球滤过膜时被挤压变形;而肾小管、肾盂、输尿管、膀胱等部位出血时,红细胞不会受到挤压变形。故本题选 A。
55. 抗人球蛋白试验(Coombs 试验)阳性是自身免疫性溶血性贫血最具诊断意义的实验室检查。故本题选 A。
56. 结石在十二指肠乳头部嵌顿的急性化脓性胆管炎,胆管内压力很高,感染容易经胆小管门静脉瘘进入体循环,引起多脏器功能损害,为外科急症,需要紧急胆道减压。故本题选 D。
57. 反复肺部感染通过多种机制使细支气管管腔狭窄形成不完全阻塞,使气体吸入相对容易,但呼出困难,则造成肺气肿。故本题选 C。
58. 急性心包炎的患者随着病程发展,症状可由纤维素期的胸痛为主转变为渗出期的呼吸困难为主,部分患者可因中、大量心包积液造成心脏压塞,从而出现呼吸困难、水肿等一系列相关症状。故本题选 C。
59. 内源性呼吸末正压(PEEPi)是指呼吸末肺泡与气道口之间的压力差。对于有自主呼吸的患者,采用食管气囊测定技术监测 PEEPi,从吸气开始至吸气流速产生之前的食管压下降为动态 PEEPi。故本题选 D。
60. 知情权是指患者有权了解和认识自己所患疾病,包括检查、诊断、治疗、处理及预后等方面的情况,并有权要求医师做出通俗易懂的解释;有权知道所有为其提供医疗服务的医务人员的身份、专业特长、医疗水平等;有权核查医疗费用,并有权要求医方逐项做出详细的解释;有权核查医疗记录,知悉病历中的信息并复印有关病历等。故本题选 D。
63. 鼠类和猪是钩端螺旋体病的主要传染源,鼠类是南方钩体病的主要传染源,猪是北方钩体病的主要传染源。故本题选 A。
65. 人在睡眠状态时,迷走神经兴奋,糖皮质激素浓度减低,引起支气管痉挛,易导致哮喘发作。故本题选 A。
68. 成人发生心搏骤停,无论是单人还是双人进行心肺复苏时,胸外按压与人工呼吸通气的比例为 30:2。如有双人抢救儿童时按压通气比由 30:2 改为 15:2。故本题选 B。
69. 由下丘脑和垂体病变引起的促甲状腺激素释放激素(TRH)或者促甲状腺激素(TSH)产生和分泌减少所致的甲减,称为中枢性甲减。故本题选 B。
71. 过度肥胖的糖尿病患者一般不建议使用胰岛素,肥胖的患者容易出现胰岛素抵抗,并且胰岛素可促进脂肪的合成,患者容易出现体重增加,此时更不易控制。故本题选 D。
72. 如血钾仅中度升高,应首先治疗引起高血钾的原因和停用一切含钾药物和(或)食物。如血钾>6.5mmol/L,必须紧急处理,应及时给予血液透析治疗,血液透析是最有效的治疗方法。故本题选 E。
73. 慢性肺源性心脏病的治疗原则为积极控制感染,通畅呼吸道,改善呼吸功能,纠正缺氧和二氧化碳潴留,控制呼吸衰竭和心力衰竭,防治并发症。呼吸系统感染是引起慢性肺源性心脏病急性加重致肺、心功能失代偿的常见原因,需积极控制感染。故本题选 D。
75. 支气管哮喘的典型症状是典型症状为发作性伴有哮鸣音的呼气性呼吸困难,可伴有气促、胸闷或咳嗽。不典型哮喘可表现为发作性咳嗽、胸闷或其他症状。对以咳嗽为唯一症状的不典型哮喘称为咳嗽变异性哮喘;对以胸闷为唯一症状的不典型哮喘,有人称为胸闷变异性哮喘。支气管异物常表现为吸气性呼吸困难。故本题选 B。
76. 洋地黄中毒时心脏毒性最常见的临床表现是各类心律失常,包括室性期前收缩、非阵发性交界区心动过速、房性期前收缩、心房颤动及房室传导阻滞等。故本题选 A。
77. 胰岛素抵抗和 β 细胞功能缺陷是 2 型糖尿病发病的两个主要环节。胰岛素抵抗指胰岛素作用的靶器官(主要是肝脏、肌肉和脂肪组织)对胰岛素作用的敏感性降低。在存在胰岛素抵抗的情况下,如果 β 细胞能代偿性增加胰岛素分泌,则可维持血糖正常;当 β 细胞功能无法代偿胰岛素抵抗时,就会发生 2 型糖尿病。故本题选 D。
80. 实验室检查血清 TSH 增高,T_4 减低,原发性甲减即可以成立。实验室检查血清 TSH 减低或者正常,TT_4、FT_4 减低,考虑中枢性甲减。故本题选 A。
81. 溃疡性结肠炎病变主要局限于大肠黏膜与黏膜下层,呈连续性弥漫性分布。病变多自直肠开始,逆行向近段发展,可累及全结肠甚至末回肠。故本题选 B。
83. 腹型过敏性紫癜的表现为除皮肤紫癜外,因消化道黏膜及腹膜脏层毛细血管受累,患者出现腹痛、呕吐、腹泻及便血等症状。故本题选 C。
84. HBeAg 的存在表示病毒复制活跃且有较强的传染性。HBsAg 阳性表示 HBV 感染;抗-HBs 为保护性抗体,其阳性表示对 HBV 有免疫力,见于乙肝康复及接种乙肝疫苗者;抗-HBc IgM 阳性多见于急性乙肝及慢性乙肝急性发作;血清中很难检测到 HBcAg,但可检出抗-HBc,只要感染过 HBV,无论病毒是否被清除,此抗体多为阳性。故本题选 B。
85. 反流和烧心是胃食管反流病最常见和典型的症状。反流是指胃十二指肠内容物在无恶心和不用力的情况下涌入咽部或口腔的感觉,含酸味时称反酸。烧心是指胸骨后或剑突下烧灼感,常由胸骨下段向上延伸。故本题选 A。
86. 患者膝、踝、腕、双手关节疼痛,且有蛋白尿表现,考虑系统性红斑狼疮。应行抗核抗体谱检查,出现在系统性红斑狼疮的有抗核抗体(ANA)、抗双链 DNA(dsDNA)抗体、抗可提取核抗原(ENA)抗体。ANA 见于几乎所有的系统性红斑狼疮患者,抗 dsDNA 抗体是诊断系统性红斑狼疮的特异性抗体。故本题选 A。
88. 患者有长期吸烟史,有咳嗽、咳痰、气短表现,胸部 X 线片无异常,初步考虑为 COPD,确诊检查为肺功能。肺功能是判断气流受限的主要客观指标,对 COPD 诊断、严重程度评价、疾病进展、预后及治疗反应等有重要意义。故本题选 A。
89. 确定贫血的病因有助于贫血的治疗。对症治疗目的是减轻重度血细胞减少对患者的致命影响,为对因治疗发挥作用赢得时间。对因治疗为针对贫血发病机制的治疗,如缺铁性贫血补铁及治疗导致缺铁的原发病等。故本题选 A。
92. 患者无低热、盗汗等明显结核中毒症状,不考虑肺结核。支气管扩张的主要症状为持续或反复的咳嗽、咳痰或咳脓痰。50%~70%的病例可发生咯血,气道内有较多分泌物时,体检可闻及湿啰音和干啰音。患者幼年起反复咳嗽、咳痰,现有咯血表现,左肺可闻及湿啰音,考虑支气管扩张可能。故本题选 B。
95. 破伤风除了可能发生在各种创伤后,还可能发生在不洁条件下分娩的产妇和新生儿;典型症状是在肌紧张性收缩(肌强直、发硬)的基础上,阵发性强烈痉挛,通常最先受影响的肌群是咀嚼肌,随后为面部表情肌、颈、背、腹、四肢肌,最后为膈肌。结合患儿临床表现,考虑诊断为破伤风。故本题选 E。

98. 心电图特点为窦性心律,PR 间期为 0.10 秒,QRS 波群时限为 0.12 秒,各导联 QRS 波群起始部可见 δ 波,终末部分正常,诊断为预激综合征。故本题选 E。

99. 《传染病防治法》规定,医疗机构的职责:①防止传染病的医源性感染和医院感染。②承担责任区域内传染病预防工作。医疗机构应当确定专门的部门或者人员承担传染病疫情报告、本单位的传染病预防、控制以及责任区域内的传染病预防工作;承担医疗活动中与医院感染有关的危险因素监测、安全防护、消毒、隔离和医疗废弃物处置工作。开展流行病学调查属于疾病预防控制机构的职责。故本题选 A。

100. 患者住院期间出现肺部感染症状,考虑为医院获得性肺炎,致病菌主要为金黄色葡萄球菌。金黄色葡萄球菌肺炎多急骤起病,寒战、高热,体温多高达 39~40℃,胸痛、痰脓性,量多、带血丝或呈脓血状。可出现双肺散在湿啰音。外周血白细胞计数明显升高,中性粒细胞比例增加,核左移。胸部 X 线显示肺段或肺叶实变,可形成空洞,或呈小叶状浸润,其中有单个或多发的液气囊腔。故本题选 A。

102. 患者上唇部出现红肿、脓头,考虑唇痈。颌面部疖痈位于鼻、上唇及周围"危险三角区",称为面疖和唇痈,临床症状明显、病情严重。特别是由于处理不当,如被挤碰时,细菌可经内眦静脉、眼静脉进入颅内海绵状静脉窦,引起颅内化脓性海绵状静脉窦炎,出现颜面部进行性肿胀、寒战、高热、头痛、呕吐、昏迷甚至死亡。故本题选 C。

103. 患者小肠标本见肠黏膜表面呈铺路石状,考虑为克罗恩病。本病的组织学特点:①非干酪性肉芽肿,由类上皮细胞和多核巨细胞构成,可发生在肠壁各层和局部淋巴结。②裂隙溃疡,呈缝隙状,可深达黏膜下层、肌层甚至浆膜层。③肠壁各层炎症,伴固有膜底部和黏膜下层淋巴细胞聚集、黏膜下层增宽、淋巴管扩张及神经节炎等。大体形态特点:①病变呈节段性。②病变黏膜呈纵行溃疡及鹅卵石样外观,早期可呈鹅口疮溃疡。③病变累及肠壁全层,肠壁增厚变硬,肠腔狭窄。故本题选 A。

105. 克罗恩病的 X 线钡剂灌肠检查可见肠黏膜皱襞粗乱,纵行性溃疡或裂沟、鹅卵石征、假息肉、多发性狭窄或肠壁僵硬、瘘管形成、肠管假憩室样扩张等征象,病变呈节段性分布。故本题选 E。

106. 结核菌素试验广泛应用于检出结核分枝杆菌的感染,而非检出结核病。该患者无结核症状、体征及 X 线发现,结核菌素试验 1:2000 弱阳性,提示既往有过感染。故本题选 E。

108. 伤寒的基本特征是持续的菌血症与毒血症,因此是一种全身性疾病,并非仅局限于肠道,典型临床表现为持续发热、全身及消化道中毒症状、神经系统中毒症状、相对脉缓、玫瑰疹、肝脾大、白细胞减少、嗜酸性粒细胞减少或消失等。故本题选 A。

111. 胆囊结石的治疗主要是手术切除胆囊。无症状胆囊结石多采取观察的策略,待患者出现症状时,采取相应的治疗措施。故本题选 A。

112. 患者有膝关节痛伴血尿、蛋白尿,考虑系统性红斑狼疮(SLE)可能。活动性 SLE 常见血红蛋白下降、白细胞和(或)血小板减少。患者出现双下肢紫癜,考虑继发血小板减少性紫癜。故本题选 B。

118. Killip 分级:①Ⅰ级,尚无明显心力衰竭。②Ⅱ级,有左心衰竭,肺部啰音<50%肺野。③Ⅲ级,有急性肺水肿,全肺大、小、干、湿啰音。④Ⅳ级,有心源性休克等不同程度或阶段的血流动力学变化。NYHA 分级:①Ⅰ级,患者日常活动量不受限制,一般活动不引起乏力、呼吸困难等心衰症状。②Ⅱ级,患者体力活动轻度受限,休息时无自觉症状,一般活动下可出现心衰症状。③Ⅲ级,患者体力活动明显受限,低于平时一般活动即引起心衰症状。④Ⅳ级,患者不能从事任何体力活动,休息状态下也存在心衰症状,活动后加重。患者诊断为急性心肌梗死,心功能分级用 Killip 分级法。故本题选 D。

119. 患者上腹灼痛数月,近期排柏油样便,初步考虑为消化性溃疡所致出血,首选检查为胃镜。故本题选 D。

121. 患者不明原因发热伴出血,有牙龈增生、胸骨压痛表现,且血红蛋白下降(提示贫血),白细胞异常升高,血小板明显降低,考虑急性白血病。急性淋巴细胞白血病细胞化学表现为糖原染色(PAS)阳性且成块或粗颗粒状,非特异性酯酶(NSE)阴性。故本题选 D。

122. 患者为金黄色葡萄球菌肺炎,药物敏感测定对苯唑西林耐药,故为耐甲氧西林(目前多代以苯唑西林)金黄色葡萄球菌(MRSA)感染,此种耐药菌株对几乎所有 β-内酰胺类、氨基糖苷类等常用抗生素耐药。对于 MRSA,则应选用万古霉素、替考拉宁、利奈唑胺、利福平等抗生素。头孢他啶属于 β-内酰胺类抗生素。故本题选 A。

123. 患者为老年男性,常年咳嗽、咳痰、气喘,提示 COPD,近来出现下肢水肿、发绀、双下肺散在湿啰音和哮鸣音、肝大、肝颈静脉回流征阳性等体循环淤血的临床表现,提示为 COPD 进展为肺源性心脏病,并有急性右心衰竭。故本题选 B。

124. 咳黄痰,双肺散在干、湿啰音,提示有肺部感染。患者既往有季节性咳嗽、咳痰史,考虑患者为慢性支气管炎急性发作。慢性支气管炎在急性发作时首要控制感染,并进行祛痰治疗,伴发喘息的患者,应行解痉平喘治疗。故本题选 E。

126. 常见抗结核药物的不良反应:①异烟肼,偶可发生药物性肝炎,可发生周围神经炎。②利福平,流感样症状、皮肤综合征、血小板减少。③吡嗪酰胺,高尿酸血症、肝损害、食欲缺乏、关节痛和恶心。④乙胺丁醇,不良反应为视神经炎。⑤链霉素,不良反应主要为耳毒性、前庭功能损害和肾毒性等。故本题选 E。

128. 根据感染性心内膜炎的 Duke 诊断标准,确诊需满足 2 项主要标准,或 1 项主要标准+3 项次要标准,或 5 项次要标准。主要标准:①血培养阳性。②影像学阳性证据。次要标准:①易患因素。②发热。③血管征象。④免疫性征象。⑤致病微生物感染证据。故本题选 E。

129. 患者咳砖红色胶冻痰,胸片示右肺呈多发性蜂窝状阴影,考虑诊断为肺炎克雷伯菌肺炎。应选择针对革兰阴性杆菌的抗菌药物,可用第二、三代头孢菌素+氨基糖苷类抗生素。头孢曲松钠为第三代头孢菌素,庆大霉素为氨基糖苷类抗生素。故本题选 D。

130. 原发性慢性肾上腺皮质功能减退症的糖皮质激素替代治疗方案:一般成人,每日剂量开始时氢化可的松 20~30 mg 或可的松 25~37.5 mg,以后可逐渐减量,氢化可的松 15~20 mg 或相应量可的松。在有发热等并发症时适当加量。故本题选 E。

131. 中心静脉压(CVP)的正常值为 5~10 cmH$_2$O,当 CVP<5 cmH$_2$O 时,表示血容量不足;当 CVP>15 cmH$_2$O,提示心功能不全、静脉血管床过度收缩或肺循环阻力增高;当 CVP>20 cmH$_2$O 时,表示存在充血性心力衰竭。患者中心静脉压低,血压低为血容量严重不足。故本题选 D。

134. 患者起病较急,有尿频、尿痛、发热,尿常规发现血尿、脓尿,考虑为泌尿系感染,妊娠期间首选青霉素,以减少对胎儿的毒副作用。故本题选 E。

135. 患者长期四肢关节肿痛,X 线检查示双手指关节及腕关节有多处骨质破坏,且血沉加快,考虑为类风湿关节炎。Felty 综合征是指类风湿关节炎患者伴有脾大、中性粒细胞减少,甚至有贫血和血小板减少。故本题选 C。

136. 疼痛是主动脉夹层最主要和常见的表现,超过80%的患者有突发前胸或胸背部持续性、撕裂样或刀割样剧痛,疼痛剧烈难以忍受;常合并高血压;可有神经系统缺血症状。患者劳累后突发剧烈胸痛伴有高血压200/100 mmHg,疼痛向背部放射,伴左侧肢体偏瘫,首先考虑主动脉夹层的可能。故本题选A。

137. 类风湿因子(RF)是类风湿关节炎(RA)患者血清中针对IgG Fc片段上抗原表位的一类自身抗体,可分为IgM、IgG和IgA型。常规工作中主要检测IgM型RF,RA患者中阳性率为75%～80%。但RF并非RA的特异性抗体,其他慢性感染、自身免疫性疾病及1%～5%的健康人群也可出现RF阳性,RF阴性亦不能排除RA的诊断。故本题选C。

138. ITP即原发免疫性血小板减少症,临床上分为急性型和慢性型。急性型多见于儿童,慢性型多见于成人。急性型发病前常有1～3周感染史,出血症状严重,常有黏膜及内脏出血,查体可发现皮肤紫癜或瘀斑,以四肢远侧端多见,黏膜出血以鼻出血、牙龈出血或口腔黏膜血疱多见;一般无肝、脾、淋巴结肿大。血常规可见血小板计数减少,血小板平均体积偏大,凝血功能正常,出血时间延长,血块收缩不良,束臂试验阳性;骨髓象检查有骨髓巨核细胞数正常或增加,巨核细胞发育成熟障碍,表现为体积变小,胞质内颗粒减少,幼稚巨核细胞增多,产血小板型巨核细胞显著减少。故本题选B。

141. 1级高血压为收缩压140～159 mmHg和(或)舒张压90～99 mmHg;2级高血压为收缩压160～179 mmHg和(或)舒张压100～109 mmHg;3级高血压为收缩压≥180 mmHg和(或)舒张压≥110 mmHg。患者为2级高血压,年龄≥65岁,有心血管病家族史,血清总胆固醇(TC)≥5.7 mmol/L,尿蛋白240 mg/24 h,判断为高危。故本题选B。

147. HBsAg阳性表示HBV感染;抗-HBs为保护性抗体,其阳性表示对HBV有免疫力,见于乙肝康复及接种乙肝疫苗者;抗-HBc IgM阳性多见于急性乙肝及慢性乙肝急性发作;血清中很难检测到HBcAg,但可检出抗-HBc,只要感染过HBV,无论病毒是否被清除,此抗体多为阳性;HBeAg阳性提示病毒复制活跃,传染性大。患者ALT升高,提示肝损害。故本题选E。

148. 《药品管理法》规定,药品上市许可持有人、药品生产企业、药品经营企业或医疗机构在药品购销中给予、收受回扣或者其他不正当利益的,药品上市许可持有人、药品生产企业、药品经营企业或者代理人给予使用其药品的医疗机构的负责人、药品采购人员、医师、药师等有关人员财物或者其他不正当利益的,由市场监督管理部门没收违法所得,并处30万元以上300万元以下的罚款;情节严重的,吊销药品上市许可持有人、药品生产企业、药品经营企业营业执照,并由药品监督管理部门吊销药品批准证明文件、药品生产许可证、药品经营许可证。故本题选A。

149. 患者突发寒战、高热、腰痛,伴膀胱刺激症状,查体有肾区叩痛,尿液检查有白细胞、白细胞管型,考虑为急性肾盂肾炎。故本题选B。

151. 《医师法》规定,有下列情形之一的,不予注册:①无民事行为能力或者限制民事行为能力;②受刑事处罚,刑罚执行完毕不满2年或者依从法禁止从事医师职业的期限未满;③被吊销医师执业证书不满2年;④因医师定期考核不合格被注销注册不满1年;⑤法律、行政法规规定不得从事医疗卫生服务的其他情形。故本题选B。

152. 患者低热伴下腹痛,大便次数增多且性状改变,无脓血,B超示右下腹肠壁增厚,考虑肠结核可能,选择结肠镜检查明确诊断。故本题选D。

153. 支气管哮喘胸部X线表现为两肺透亮度增加,呈过度通气状态,缓解期多无明显异常;其典型症状为发作性伴有哮鸣音的呼气性呼吸困难。结合患者症状及查体,考虑支气管哮喘。故本题选A。

154. 弥漫性大B细胞淋巴瘤是非霍奇金淋巴瘤(NHL)中最常见的一种类型。临床分期:①Ⅰ期,单个淋巴结区域或局灶性单个结外器官受侵犯。②Ⅱ期,在膈肌同侧的两组或多组淋巴结受侵犯或局灶性单个结外器官及其区域淋巴结受侵犯,伴或不伴横膈同侧其他淋巴结区域受侵犯。③Ⅲ期,横膈上下淋巴结区域同时受侵犯,可伴有局灶性相关结外器官、脾受侵犯或两者均有。④Ⅳ期,弥漫性(多灶性)单个或多个结外器官受侵犯,伴或不伴相关淋巴结肿大,或孤立性结外器官受侵犯伴远处(非区域性)淋巴结肿大;如肝或骨髓受累,即使局限也属Ⅳ期。患者无不明原因发热(>38℃)、无盗汗、无半年内体重下降10%以上,为A组。故本题选B。

156. 患者全程肉眼血尿,提示病变部位为膀胱和上尿路,但无其他明显膀胱及上尿路症状,应先判断血尿来源,首选尿相差显微镜检查。膀胱镜检查主要是易患膀胱癌(年龄范围50～70岁)血尿患者的检查手段。清洁中段尿培养主要用于尿路感染诊断,该患者无尿感染症状。静脉肾盂造影主要用于慢性尿路感染反复发作。同位素肾动脉扫描主要用于检查分侧肾功能。故本题选D。

157. 患者血糖正常,排除A。结肠镜检查正常,排除C、D。患者长期上腹痛,且促胰酶素即CCK-PZ(作用于胰脏的腺泡细胞,能促进淀粉酶和胰蛋白酶的分泌)显著升高,考虑慢性胰腺炎可能。故本题选B。

158. 本周蛋白尿阳性多见于多发性骨髓瘤、血管内溶血性等疾病。血清中出现M蛋白是多发性骨髓瘤的突出特点,血白蛋白电泳可见一染色浓而密集、单峰突起的M蛋白,正常免疫球蛋白减少,故检查意义最大的是血白蛋白电泳。故本题选E。

159. 患者有急性肾炎病史,此次有蛋白尿、血尿、血压高、血肌酐高、补体C3下降(超过8周),应考虑肾穿刺。肾脏活体组织检查可发现原发病的病理改变,对于指导治疗和估计预后具有重要价值。故本题选E。

160. 普通型表现为起病急,有畏寒、发热,伴头痛、乏力、食欲减退,并出现腹痛、腹泻。腹泻初为稀水样便,1～2天后转为黏液脓血便,每天十余次至数十次。腹痛多呈阵发性,伴里急后重。左下腹可有压痛,肠鸣音亢进。轻型无发热或低热,腹泻每日10次以内,稀便黏液无脓血。重型每日腹泻数十次甚至大便失禁,稀水脓血便,偶排出片状假膜。中毒型全身中毒症状严重,迅速发生呼吸循环衰竭,肠道症状轻微。慢性细菌性痢疾病程迁延或反复发作。故本题选A。

161. COPD患者PaCO$_2$明显升高提示存在呼吸性酸中毒,同时HCO$_3^-$值升高,结合pH明显降低,考虑可能为呼吸性酸中毒合并代谢性碱中毒。故本题选C。

163. 亚急性甲状腺炎常见于40～50岁女性,表现为食欲减退、肌肉疼痛、发热、心动过速、多汗等,查体有甲状腺肿大、结节、压痛等;甲状腺毒症期可有血沉增快,血FT$_4$及FT$_3$升高,甲状腺摄碘功能下降。自主性功能亢进性甲状腺腺瘤、Graves病、桥本甲状腺炎均无甲状腺压痛,甲状腺内出血无甲亢表现。故本题选D。

164. 血栓闭塞性脉管炎的临床诊断要点:①大多数患者为青壮年男性,多数有吸烟嗜好。②病肢有不同程度的缺血性症状。③有游走性浅静脉炎病史。④病肢足背动脉或胫后动脉搏动减弱或消失。⑤一般无高血压、高脂血症、糖尿病等易致动脉硬化的因素。故本题选E。

165. 肾结核对侧肾积水,如果积水肾功能代偿不良,应先引流肾积水,保护肾功能,待肾功能好转后再切除无功能的患肾。患者宜先行右肾造瘘术。故本题选C。

166. 对于既往无糖尿病史的孕妇，妊娠24～28周行75 g OGTT，达到或超过下列至少一项指标可诊断妊娠期糖尿病（GDM）：空腹血糖（FPG）≥5.1 mmol/L，1小时PG≥10.0 mmol/L和（或）2小时PG≥8.5 mmol/L。故本题选B。

167. 患者左胸可触及骨擦音，为肋骨骨折表现。患者胸部有外伤史，呼吸困难吸氧后无好转，发绀，左胸饱满叩诊为鼓音，听诊呼吸音消失，气管右移，有皮下气肿，为张力性气胸典型表现。闭合性气胸一般不发生皮下气肿。故本题选C。

168. 原发性胆汁性肝硬化（PBC）是肝内小胆管慢性进行性非化脓性炎症而导致的慢性胆汁淤积性疾病。具备以下三项诊断标准中的两项即可诊断PBC：①存在胆汁淤积的生化证据，以ALP、γ-GT明显升高为主。②抗线粒体抗体（AMA）、AMA-M_2、GP210、SP100之一出现阳性。③肝组织学检查符合PBC改变。故本题选C。

171. 患儿有咳嗽、气急、眼睑及双下肢肿胀表现，考虑急性肾小球肾炎。端坐呼吸、心率加快、肺部湿啰音、肝脏增大，提示有严重循环充血。故本题选E。

173. 结合患者病史及症状，考虑为支气管哮喘，本病是一种以慢性气道炎症和气道高反应性为特征的异质性疾病。支气管哮喘无致病菌感染，抗生素治疗无效。故本题选C。

175. 依据患者临床表现和有机磷杀虫药接触史，提示有机磷中毒，出现腹痛、腹泻、视力模糊等M样（毒蕈碱样）症状，应选用M胆碱受体阻断剂。阿托品和山莨菪碱等主要作用于外周M受体，能缓解M症状。解磷定则用于缓解N样（烟碱样）症状。故本题选A。

179. 溺水窒息产生呼吸功能障碍，导致血$PaCO_2$增高（>45 mmHg），pH下降（<7.35），发生呼吸性酸中毒。故本题选C。

180. ARDS机械通气的关键在于复张萎陷的肺泡并使其维持开放状态，以增加肺容积和改善氧合，同时避免肺泡过度扩张和反复开闭所造成的损伤。应用PEEP时应注意：①对血容量不足的患者，应补充足够的血容量以代偿回心血量的不足；同时不能过量，以免加重肺水肿。②从低水平开始，先用5 cmH_2O，逐渐增加至合适的水平，争取维持PaO_2>60 mmHg（8 kPa）而FiO_2<0.6。一般PEEP水平为8～18 cmH_2O。故本题选A。

181. 腹部血管杂音是肾动脉狭窄或主动脉缩窄的重要体征之一，患者高血压可能继发于肾动脉狭窄或主动脉缩窄。患者空腹血糖7.0 mmol/L，考虑糖尿病。故本题选CEFG。

182. 主动脉缩窄的辅助检查包括上下肢血压测量、心电图、X线检查、超声心动图、磁共振检查、心导管检查和主动脉造影术。冠脉造影是诊断冠状动脉粥样硬化性心脏病的一种常用且有效的方法。双侧肾脏CT和CTA检查、肾动脉造影和血肾素检查可用于诊断肾动脉狭窄。患者空腹血糖7.0 mmol/L，考虑糖尿病可能，但患者无"三多一少"症状，应行OGTT试验。患者血压高，可行血管紧张素、醛固酮测定。故本题选E。

183. 硝酸甘油及二氢吡啶类钙拮抗剂（如硝苯地平、尼卡地平、尼群地平等）均可引起反射性心率增快。故本题选ACG。

184. 肾脏CT和CTA示左侧肾动脉开口处狭窄90％支持肾动脉狭窄诊断，肾动脉狭窄常引起肾血管性高血压。OGTT试验2小时血糖<7.8 mmol/L为正常糖耐量，7.8～<11.0 mmol/L为糖耐量减低，≥11.1 mmol/L考虑糖尿病。故本题选BEF。

185. 双侧肾动脉狭窄是ACEI/ARB类药物使用的绝对禁忌证。ACEI包括卡托普利、贝那普利、福辛普利等。ARB包括氯沙坦、缬沙坦、替米沙坦等。故本题选DEF。

186. 患者有胸闷、气短、心率增快等症状，颈静脉怒张，心界扩大，提示心包积液。急性心包炎常以心包积液为特征。故本题选AB。

187. 心电图、胸片及超声心动图是心脏疾病的常规检查，心包积液可凭超声心动图确诊，心电图及胸片有助于心包积液的病因诊断。故本题选ACF。

188. 大量心包积液时，可出现奇脉，表现为桡动脉搏动呈吸气性显著减弱或消失，呼气时恢复。故本题选F。

189. 心包积液时，心脏叩诊浊音界向两侧增大，均为绝对浊音区，可与体位变化有关。大量心包积液时，可出现奇脉。故本题选AF。

190. 心包积液包括病因治疗、解除心脏压塞及对症支持治疗。超声心动图发现液性暗区，可行心包穿刺抽液，解除心脏压塞并对穿刺液行常规、生化、细菌培养及查找抗酸杆菌及细胞学检查，有助于了解心包积液的性质，明确病因。患者有盗汗、乏力症状，考虑积液为结核性，可给予抗结核药物。故本题选BD。

191. 心包穿刺应在心电监测血压下，严格无菌操作，穿刺部位消毒，铺无菌巾单，首次抽液应不超过100～200 mL。故本题选EF。

192. 反应性关节炎是一种由于身体其他部位感染引起的关节疼痛和肿胀，最常见的感染部位是肠道和泌尿生殖道；常见于膝关节、踝关节等下肢关节；表现为关节发热、肿胀、疼痛及大量关节积液。故本题选A。

193. 研究发现，反应性关节炎的发病与遗传标记HLA-B27密切相关，HLA-B27携带者发生反应性关节炎的概率增加50倍。反应性关节炎患者的HLA-B27阳性率达65％～96％。故本题选D。

194. 应用抗生素的目的在于控制感染，而不是治疗反应性关节炎本身，患者目前不处于感染状态，故暂不需抗生素治疗。如无特殊，不需反复关节腔穿刺抽液。故本题选AF。

195. 亚急性甲状腺炎又称为肉芽肿性甲状腺炎，临床表现可有全身不适、食欲减退、肌肉疼痛、发热、心动过速、多汗等；体格检查甲状腺轻至中度肿大，呈结节样，质地中等或偏硬，触痛明显。故本题选C。

196. 患者诊断为亚急性（肉芽肿性）甲状腺炎，甲状腺毒症期血清T_3、T_4升高，TSH降低，^{131}I摄取率减低，血沉加快，可>100 mm/h。故进一步做的实验室检查是血沉、甲状腺激素、TSH和甲状腺^{131}I摄取率测定。故本题选BCDF。

197. 甲状腺毒症期血清T_3、T_4升高，TSH降低，^{131}I摄取率减低，是亚急性（肉芽肿性）甲状腺炎特征性的血清甲状腺激素水平和甲状腺摄碘能力的"分离现象"；出现的原因是甲状腺滤泡被炎症破坏，其内储存的甲状腺激素释放进入循环，形成"破坏性甲状腺毒症"。故本题选D。

198. 亚急性（肉芽肿性）甲状腺炎为自限性病程，预后良好。轻型患者仅需应用非甾体抗炎药；中、重型患者可给予糖皮质激素；针对甲状腺毒症表现可给予β受体阻断剂（如普萘洛尔）；针对一过性甲减者，可适当给予左甲状腺素替代。故本题选CE。

199. 患者为青年女性，突然出现逐渐加重的剧烈腹痛，应考虑包括妇科疾患在内的所有急腹症的可能。患者查体有全腹的压痛、反跳痛肌紧张，考虑为弥漫性腹膜炎。故本题选ABCDEFGH。

200. 立位腹平片有助于消化性溃疡穿孔、泌尿系结石的诊断；血、尿常规及淀粉酶有助于胰腺炎的诊断；腹部及盆腔超声有助于妇科疾病、急性阑尾炎和胆囊穿孔的诊断；对于诊断不明者，可进行腹腔诊断性穿刺；女性急腹症患者应行全腹CT、直肠、阴道指检；患者无胸部症状，不需行肺部CT检查；患者存在弥漫性腹膜炎，故不宜行胃镜检查。故本题选ABCDE。

201. 患者立位腹平片检查提示膈下存在游离气体，其余检查未见异常，结合患者反复发作的中上腹疼痛及反酸、胃灼热史，且服用胃药可缓解，诊断为消化性溃疡穿孔。故本题选CE。
202. 患者一般状况差，出现血压降低、心率增快表现，考虑休克，应在积极抗休克的同时剖腹探查。故本题选F。
203. 急性肾盂肾炎表现为突发寒战、高热，单侧或双侧腰痛，有尿急、尿频、尿痛，即膀胱刺激症状；尿液检查有白细胞、红细胞、蛋白质、管型和细菌。故本题选B。
204. 急性肾盂肾炎多由尿道进入膀胱，上行感染经输尿管达肾，或由血行感染播散到肾。由上行感染所致的急性肾盂肾炎起病时即出现尿频、尿急、尿痛、血尿，以后出现全身症状；血行感染者常由高热开始，而膀胱刺激症状随后出现，有时不明显。故本题选D。
205. 尿细菌培养可取清洁中段尿、导尿、膀胱穿刺尿，膀胱穿刺尿最可靠，其次为清洁中段尿。故本题选C。
206. 急性肾盂肾炎致病菌主要为大肠埃希菌和其他肠杆菌及革兰阳性细菌，如大肠埃希菌、变形杆菌、粪链球菌、葡萄球菌等。极少数为真菌、病毒等病原体。故本题选C。
207. 全身感染症状消退，体温平稳3天后改为口服抗生素；应在停药后第2、6周再行细菌培养，如果2次均为阴性，才可视为临床治愈。长期抑菌疗法用于反复发作的慢性肾盂肾炎患者。故本题选CEF。

冲刺模拟卷三
答案

1. A	2. E	3. E	4. E	5. B	6. B	7. C	8. C	9. B	10. A
11. D	12. B	13. B	14. D	15. C	16. C	17. C	18. B	19. C	20. B
21. B	22. D	23. D	24. A	25. B	26. E	27. B	28. C	29. C	30. D
31. C	32. C	33. E	34. D	35. E	36. D	37. D	38. E	39. D	40. B
41. E	42. A	43. D	44. C	45. D	46. D	47. D	48. C	49. D	50. D
51. C	52. C	53. C	54. E	55. D	56. E	57. C	58. A	59. D	60. D
61. C	62. E	63. E	64. C	65. D	66. C	67. C	68. E	69. D	70. D
71. D	72. A	73. B	74. E	75. D	76. C	77. D	78. B	79. D	80. B
81. B	82. A	83. B	84. E	85. D	86. C	87. C	88. C	89. C	90. A
91. D	92. B	93. C	94. B	95. A	96. B	97. D	98. B	99. C	100. D
101. C	102. E	103. D	104. B	105. D	106. C	107. B	108. C	109. C	110. B
111. B	112. C	113. B	114. A	115. B	116. C	117. C	118. D	119. C	120. D
121. B	122. D	123. C	124. D	125. D	126. C	127. A	128. C	129. C	130. D
131. D	132. E	133. C	134. C	135. A	136. D	137. C	138. C	139. A	140. A
141. D	142. C	143. C	144. C	145. A	146. D	147. C	148. D	149. C	150. D
151. C	152. C	153. C	154. C	155. C	156. D	157. C	158. C	159. C	160. C
161. A	162. C	163. C	164. C	165. D	166. A	167. C	168. D	169. C	170. E
171. B	172. E	173. C	174. C	175. C	176. B	177. D	178. E	179. A	180. E
181. B		182. B		183. CF		184. B		185. DF	
186. B		187. B		188. D		189. E		190. BCD	
191. B		192. AB		193. E		194. A		195. B	
196. C		197. E		198. B		199. EF		200. AE	
201. CE		202. BCDE		203. ACEF		204. ABCH		205. G	

206. ABCH

解析

1. 患儿有咳嗽、咳痰、乏力、低热表现，且抗生素治疗无效，考虑为肺结核。原发性肺结核多见于少年儿童，无症状或症状轻微，多有结核病家庭接触史，结核菌素试验多为强阳性，X线胸片表现为哑铃型阴影，即原发病灶、引流淋巴管炎和肿大的肺门淋巴结，形成典型的原发综合征。故本题选A。
2. 痰结核分枝杆菌检查是确诊肺结核病的主要方法，也是制订化疗方案和考核治疗效果的主要依据。每一个有肺结核可疑症状或肺部有异常阴影的患者都必须查痰。故本题选E。
3. 肺结核化学治疗的原则是早期、规律、全程、适量、联合。整个治疗方案分强化和巩固两个阶段。故本题选E。
4. 中间型综合征多发生在重度有机磷中毒后24～96小时及胆碱酯酶复能药用量不足患者，经治疗胆碱能危象消失、意识清醒或未恢复和迟发性多发神经病发生前，突然出现屈颈肌和四肢近端肌无力及第Ⅲ、Ⅶ、Ⅸ、Ⅹ对脑神经支配的肌肉无力，出现上睑下垂、眼外展障碍、面瘫和呼吸肌麻痹，引起通气障碍性呼吸困难或衰竭，可导致死亡。故本题选E。
5. 中间型综合征治疗为立即给予人工机械通气；同时应用氯解磷定，每次1.0 g，肌注，酌情选择给药间隔时间，连用2～3天；积极对症治疗。故本题选B。
6. 急性重度和中度有机磷中毒患者症状消失后2～3周出现迟发性多发神经病，表现为感觉、运动型多发性神经病变，主要累及肢体末端，发生下肢瘫痪、四肢肌肉萎缩等。故本题选B。
7. 患者存在食欲亢进、心悸、多汗、烦躁等高代谢症状，不能排除甲状腺功能亢进。故本题选C。
8. VMA（香草扁桃酸）是儿茶酚胺的代谢产物，24小时尿VMA测定可以了解肾上腺髓质的分泌功能，是诊断嗜铬细胞瘤的指标。故本题选C。
9. 正常人HbA1c（糖化血红蛋白）占血红蛋白总量的3%～6%。血糖控制不良者HbA1c升高，并与血糖升高的程度和持续时间相关。由于红细胞在血液循环中的寿命约为120天，因此HbA1c反映患者近8～12周平均血糖水平。故本题选B。
11. 患者考虑诊断为支原体肺炎。起病2周后，约2/3的患者冷凝集试验阳性，滴度≥1∶32，如果滴度逐步升高，更有诊断价值。如血清支原体IgM抗体≥1∶64，或恢复期抗体滴度有4倍增高，可进一步确诊。故本题选D。
12. 支原体肺炎治疗首选大环内酯类抗生素，如红霉素、罗红霉素和阿奇霉素。青霉素多用于肺炎链球菌肺炎的治疗。氟康唑多用于肺部真菌病的治疗。雷米封＋利福平多用于结核病的治疗。病毒唑多用于病毒性肺炎的治疗。故本题选B。
13. 患者胸闷不适，有黑曚症状，考虑可能有心律失常。动态心电图又称Holter监测，可连续记录24～72小时心电信号，这样可以提高对非持续性心律失常及短暂心肌缺血发作的检出率。故本题选B。
14. 病态窦房结综合征的主要心电图表现：①非药物引起的持续而显著的窦性心动过缓（50次/分以下）。②窦性停搏或窦性静止与窦房阻滞。③窦房阻滞与房室阻滞并存。④心动过缓-心动过速综合征，简称慢-快综合征，是指窦缓与房性快速型心律失常（心房扑动、心房颤动或房性心动过速）交替发作。故本题选D。
15. 病态窦房结综合征的患者无心动过缓相关的症状，不必治疗，仅定期随诊观察。对于有症状的病态窦房结综合征患者，应接受起搏器治疗。故本题选C。
16. QT间期延长者易出现尖端扭转型室性心动过速。尖端扭转型室速是多形性室速的一种特殊类型,因发作时 QRS 波群的振幅与波峰呈周期性改变,宛如围绕等电位线连续扭转而得名,频率 200~250 次/分。当室性期前收缩发生在舒张晚期,落在前面 T 波的终末部时可诱发室速;此外在长-短周期序列之后亦易引发尖端扭转型室速。故本题选 C。

17. 高血压急症是指原发性或继发性高血压患者,在某些诱因作用下,血压突然和明显升高(一般超过 180/120 mmHg),伴有进行性心、脑、肾等重要靶器官功能不全的表现。患者有高血压病史,未规律服药治疗,晨起突发头痛、烦躁、面色苍白、视力模糊症状,且测血压为 230/130 mmHg,故考虑高血压危象。故本题选 C。

18. 处理高血压急症的药物,要求起效迅速,短时间内达到最大作用;作用持续时间短,停药后作用消失较快,不良反应较小。另外,最好在降压过程中不明显影响心率、心输出量和脑血流量。常用药物有硝普钠、硝酸甘油、尼卡地平和拉贝洛尔。硝普钠同时直接扩张静脉和动脉,降低前、后负荷,在通常剂量下不良反应轻微,可用于各种高血压急症。硝酸甘油主要用于高血压急症伴急性心力衰竭或急性冠状动脉综合征。故本题选 B。

19. 高血压急症时短时间内血压急骤下降,有可能使重要器官的血流灌注明显减少,应采取逐步控制性降压。一般情况下,初始阶段(数分钟到 1 小时内)血压控制的目标为平均动脉压的降低幅度不超过治疗前水平的 25%;在随后的 2~6 小时内将血压降至较安全水平,一般为 160/100 mmHg 左右;如果可耐受,临床情况稳定,在随后 24~48 小时逐步降至正常水平。如果降压后发现有重要器官缺血表现,血压降低幅度应更小。在随后的 1~2 周内,再将血压逐步降到正常水平。故本题选 C。

20. 克罗恩病以腹痛为最常见症状,有腹泻,粪便多为糊状,可有腹部包块等表现。溃疡性结肠炎以脓血便最常见。结核菌素试验阴性排除肠结核。结肠癌多以排便习惯改变与血便常见。阿米巴肉芽肿常见的症状是局限性腰痛,体重减轻与肠梗阻症状。故本题选 B。

21. 克罗恩病是一种慢性炎性肉芽肿性疾病,多见于末段回肠和邻近结肠,以腹痛为最常见症状,多位于右下腹或脐周,间歇性发作。故本题选 B。

22. 克罗恩病的药物治疗:①氨基水杨酸制剂,其中柳氮磺吡啶(SASP)是治疗本病的常用药物。②糖皮质激素,对控制疾病活动有较好疗效,适用于各型中至重型患者。③免疫制剂。④抗菌药物。⑤生物制剂。故本题选 D。

23. 患者有颊部蝶形红斑、发热、肌痛、关节痛表现,且伴血尿、蛋白尿,考虑系统性红斑狼疮可能。故本题选 D。

24. 患者考虑为系统性红斑狼疮,免疫学检查最可能出现的抗体是抗核抗体。故本题选 A。

25. 系统性红斑狼疮目前尚不能根治,治疗要个体化,但经合理治疗后可以达到长期缓解。治疗首选糖皮质激素,糖皮质激素加免疫抑制剂是病情严重者主要的治疗方案。故本题选 B。

26. 急性白血病淋巴结肿大较多见,肝脾大多为轻至中度,巨脾罕见。故本题选 E。

27. 支气管扩张的临床表现有慢性咳嗽、咳大量脓痰、反复咯血、反复肺部感染及慢性感染中毒症状;病变或继发感染时常可闻及下胸部、背部固定而持久的局限性湿啰音,有时可闻及哮鸣音,部分慢性患者伴有杵状指。故本题选 B。

28. ICU 的设立应根据医院的规模、病种、技术力量和设备条件而定。在综合性医院,ICU 的床位数一般为医院总床位数的 2%~8%。每个 ICU 病房床数为 8~12 张,床位使用率以 65%~75% 为宜。故本题选 C。

30. 肾病性水肿主要由于长期、大量蛋白尿造成血浆蛋白过低,血浆胶体渗透压降低,液体从血管内渗入组织间隙,产生水肿;同时,由于有效血容量减少,刺激肾素-血管紧张素-醛固酮系统激活、抗利尿激素分泌增加,肾小管重吸收水、钠增多,进一步加重水肿。肾小球滤过率下降是肾炎性水肿的主要机制。故本题选 D。

31. 急性心肌梗死并发栓塞发生率 1%~6%,见于起病后 1~2 周,可为左心室附壁血栓脱落所致,引起脑、肾、脾或四肢等动脉栓塞;也可因下肢静脉血栓形成部分脱落所致,产生肺动脉栓塞,大块肺栓塞可导致猝死。故本题选 B。

32. 单纯性甲状腺肿又称弥漫性非毒性甲状腺肿,是指甲状腺弥漫性肿大,不伴结节及甲状腺功能异常。故本题选 D。

33. 感染是病原体入侵机体引起的局部或者全身炎症反应,是病原体和人体之间相互作用的过程。故本题选 E。

34. 抗凝治疗是终止 DIC 病理过程、减轻器官损伤、重建凝血-抗凝平衡的重要措施。临床上常用的抗凝药物为肝素,主要包括普通肝素和低分子量肝素。故本题选 D。

35. 抗风湿药物主要包括非甾体抗炎药(如布洛芬)、糖皮质激素(如泼尼松)、改善病情的抗风湿药(如环磷酰胺、青霉胺)及生物制剂。故本题选 E。

37. 痛风是嘌呤代谢紊乱和(或)尿酸排泄障碍所致的一组异质性疾病,其临床特征为血清尿酸升高、反复发作性急性关节炎、痛风石及关节畸形、尿酸性肾结石、肾小球、肾小管、肾间质及血管性肾脏病变等。故本题选 D。

38. 肾活检的绝对禁忌证:①孤立肾。②明显的出血倾向者。③精神疾病或精神状态改变不能配合者。④严重高血压无法控制者。故本题选 E。

42. 急性心包炎的心电图表现:①除 aVR 和 V_1 导联以外的所有常规导联可能出现 ST 段呈弓背向下型抬高,aVR 及 V_1 导联 ST 段压低。②一至数日后,随着 ST 段回到基线,逐渐出现 T 波低平及倒置,此改变可于数周至数月后恢复正常,也可长期存在。③常有窦性心动过速。故本题选 A。

46. 肺脓肿的抗生素疗程为 6~8 周,或直至胸片示脓腔和炎症消失,仅有少量的残留纤维化。故本题选 B。

49. 肺结核病变多发生在上叶的尖后段、下叶的背段和后基底段,故因肺结核引起的支气管扩张,湿啰音最常见的部位是肩胛间区。故本题选 D。

50. 由于肺泡膜通透性增加与肺表面活性物质减少,引起肺间质和肺泡水肿以及小气道陷闭和肺泡萎陷不张,使功能残气量和有效参与气体交换的肺泡数量减少,引起肺顺应性降低、肺内分流增加,造成顽固性(难治性)低氧血症和呼吸窘迫。故本题选 D。

52. 吸入性肺脓肿是病原体经口、鼻、咽腔吸入致病,由于右主支气管较陡直,且管径较粗大,吸入物易进入右肺。仰卧位时,好发于上叶后段或下叶背段;坐位时好发于下叶后基底段;右侧卧位时,则好发于右上叶前段或后段。故本题选 C。

54. 肺动脉造影是肺栓塞诊断的"金标准"。其敏感性约为 98%,特异性为 95%~98%。直接征象有肺动脉内造影剂充盈缺损,伴或不伴轨道征的血流阻断;间接征象有肺动脉造影剂流动缓慢,局部低灌注,静脉回流延迟或消失等。肺动脉造影是一种有创性检查,发生致命性或严重并发症的可能性分别为 0.1% 和 1.5%,应严格掌握适应证。故本题选 E。

55. 胰头癌起病缓慢,黄疸的特点是进行性加重,由于癌肿压迫或浸润胆总管所致。胆总管结石常表现为波动黄疸,当胆道完全阻塞时,黄疸较深,不呈进行性加重,颜色甚深呈黄绿色,皮肤瘙痒显著,粪便呈陶土色。故本题选 B。

56. 心包穿刺的主要指征:①心脏压塞。②需要心包内注入药物进行治疗。③虽经特殊治疗,心包积液仍进行性增长或持续不缓解。④化脓性心包炎。⑤原因不明的心包积液,需要获取积液进行诊断。证实心包积液的存在,可以用超声心动图,简单易行,迅速可靠。故本题选C。

59. 医院获得性肺炎相比于社区获得性肺炎,致病菌耐药的比率较高。故本题选D。
60. 医疗机构施行手术、特殊检查或者特殊治疗时,必须征得患者同意并应当取得其家属或者关系人同意并签字。无法取得患者意见时,应当取得家属或者关系人同意并签字,无法取得患者意见又无家属或者关系人在场或者遇到其他特殊情况时,经治医师应当提出医疗处置方案,在取得医疗机构负责人或者被授权负责人员的批准后实施。故本题选D。
63. 肺结核预防性化学治疗常用异烟肼 300 mg/d,顿服 6～9 个月,儿童用量为 4～8 mg/kg;或利福平和异烟肼,顿服 3 个月;或利福喷丁和异烟肼,每周 3 次,3 个月。故本题选E。
64. 呕血和黑便是上消化道出血的特征性表现。急性大量失血由于循环血容量迅速减少而导致周围循环衰竭。消化道大量出血后,部分患者在 24 小时内出现低热,可能与循环衰竭影响体温调节中枢功能有关。故本题选A。
65. 胸外心脏按压是 CPR 的首要措施,在心脏恢复自主搏动之前,全身的组织灌注主要依赖心脏按压。心肺复苏的顺序为胸外按压(C)→开放气道(A)→人工呼吸(B)。故本题选E。
66. 无显著血流动力学障碍的室速,可选用利多卡因、β受体阻滞剂或胺碘酮静脉推注,但经中心静脉用药会引起低血压,因此用药时要严密监测生命体征。如患者已发生低血压、休克、心绞痛、充血性心力衰竭或脑血流灌注不足等症状,应迅速施行电复律。故本题选C。
67. 糖尿病综合管理的五个要点为糖尿病教育、医学营养治疗、运动治疗、血糖监测和药物治疗,其中医学营养治疗是糖尿病最基础的治疗措施。故本题选A。
68. 再生障碍性贫血基本治愈的标准为贫血和出血症状消失,血红蛋白男性达 120 g/L,女性达 110 g/L,中性粒细胞达 $1.5×10^9$/L,血小板达 $100×10^9$/L,随访 1 年以上未复发。故本题选E。
70. 《突发公共卫生事件应急条例》规定,国家建立突发事件应急报告制度。突发事件监测机构、医疗卫生机构和有关单位发现下列需要报告情形之一的,应当在 2 小时内向所在地县级人民政府卫生行政主管部门报告:①发生或者可能发生传染病暴发、流行。②发生或者发现不明原因的群体性疾病。③发生传染病菌种、毒种丢失。④发生或者可能发生重大食物和职业中毒事件。故本题选B。
71. 病态窦房结综合征患者出现与心动过缓有关的心、脑等脏器供血不足的症状,如发作性头晕、黑矇、心悸、乏力和运动耐力下降等;严重者可出现心绞痛、心力衰竭、少尿、短暂意识障碍或晕厥,甚至猝死。故本题选D。
72. 伴有快速心房颤动/心房扑动的收缩性心力衰竭是应用洋地黄的最佳指征,包括扩张型心肌病、二尖瓣或主动脉瓣病变、陈旧性心肌梗死及高血压性心脏病所致慢性心力衰竭。故本题选A。
73. 95%以上的原发性胆汁性肝硬化患者抗线粒体抗体(AMA)阳性,滴度>1:40 有诊断意义,是原发性胆汁性肝硬化的特异性指标。故本题选B。
76. 原发性肾病综合征表现为不同类型的病理改变,常见的有微小病变型肾病、系膜增生性肾小球肾炎、局灶节段性肾小球硬化、膜性肾病、系膜毛细血管性肾小球肾炎。故本题选C。
77. 甲状腺功能减退症患者血清 TSH 增高,TT_4、FT_4 减低,血清 TT_3、FT_3 早期正常,晚期减低。故本题选D。
78. 溃疡性结肠炎病变主要限于大肠黏膜与黏膜下层,呈连续性弥漫性分布。活动期时结肠黏膜固有层内弥漫性中性粒细胞、淋巴细胞、浆细胞、嗜酸性粒细胞浸润,可见黏膜糜烂、溃疡

及隐窝炎、隐窝脓肿。慢性期时隐窝结构紊乱,腺体萎缩变形、排列紊乱及数目减少,杯状细胞减少,出现潘氏细胞化生及炎性息肉。内镜下可见弥漫性糜烂和多发性浅溃疡。故本题选B。
80. 胃镜是诊断反流性食管炎(RE)最准确的方法,并能判断反流性食管炎的严重程度和有无并发症,结合活检可与其他原因引起的食管炎和其他食管病变(如食管癌等)相鉴别。胃镜发现食管下段黏膜破损是可确诊反流性食管炎的依据。故本题选B。
82. 患者有甲状腺功能减退的症状和体征,实验室检查血清 TSH 增高,FT_4 减低,即可诊断为原发性甲状腺功能减退。若实验室检查血清 TSH 减低或者正常,TT_4、FT_4 减低,则考虑中枢性甲减,做 TRH 刺激试验证实。进一步寻找垂体和下丘脑的病变。故本题选A。
83. 严重哮喘发作时可出现缺氧。由于过度通气可使 $PaCO_2$ 下降、pH 上升,表现为呼吸性碱中毒。若病情进一步恶化,可同时出现缺氧和 CO_2 滞留,表现为呼吸性酸中毒。当 $PaCO_2$ 较前增高,即使在正常范围内也要警惕严重气道阻塞的发生。故本题选E。
84. 稽留热是指体温恒定地维持在 39～40 ℃以上的高水平,达数天或数周,24 小时内体温波动范围不超过 1 ℃。常见于大叶性肺炎、斑疹伤寒及伤寒高热期。故本题选B。
85. 肺炎链球菌的抗菌药物治疗首选青霉素。轻症患者,可用 240 万 U/d,分 3 次肌内注射,或用普鲁卡因青霉素每 12 小时肌内注射 60 万 U;病情稍重者,宜用青霉素 240 万～480 万 U/d,分次静脉滴注,每 6～8 小时 1 次;重症及并发脑膜炎者,可增至 1000 万～3000 万 U/d,分 4 次静脉滴注。故本题选D。
86. 亚急性感染性心内膜炎患者几乎均有发热,多发生于器质性心脏病,首先为心脏瓣膜病,其次为先天性心血管病(如室间隔缺损等),以草绿色链球菌感染最常见。各种感染或细菌寄居的皮肤黏膜的创伤(如手术、器械操作等)常导致暂时性菌血症;口腔组织创伤常致草绿色链球菌菌血症。本例亚急性感染性心内膜炎最有价值的检查是经食管超声心动图,其可检出小于 5 mm 的赘生物,敏感性高达 95%以上。故本题选C。
88. 结核菌素试验广泛应用于检出结核分枝杆菌的感染,但不能区分是结核分枝杆菌的自然感染还是卡介苗接种的免疫反应。腺苷脱氨酶(ADA)在淋巴细胞内含量较高,结核性胸膜炎时,因细胞免疫受激,淋巴细胞明显增多,故胸腔积液中 ADA 多高于 45 U/L,其诊断结核性胸膜炎的敏感度较高。故本题选D。
90. 患者有寒战发热、肾区疼痛和膀胱刺激征,考虑可能为急性肾盂肾炎,其常见致病菌为革兰阴性杆菌。所以取中段尿作培养后,立即给予对革兰阴性杆菌有效药物。故本题选A。
93. 患者有风湿性心脏瓣膜病史,心前区未触及震颤,胸骨左缘第 3 肋间及舒张期叹气样杂音,考虑最可能的诊断是主动脉瓣关闭不全。由于主动脉瓣关闭不全,舒张期主动脉血液反流,左心室血容量增多及压力增高,将二尖瓣前侧叶推送处于较高位置,引起二尖瓣相对性狭窄,可在心尖区闻及柔和低调的隆隆样舒张期杂音。故本题选C。
94. 患者急性起病,脑脊液检查示压力高、外观混浊、WBC 计数高、蛋白质增高,糖降低、氯化物降低,表现为头痛、烦躁、精神差,全身散在瘀点、瘀斑,脑膜刺激征阳性,考虑为流行性脑脊髓膜炎。脑膜炎期镜下观:蛛网膜血管高度扩张充血,蛛网膜下腔增宽,其中可见大量中性粒细胞、浆细胞及纤维素渗出。故本题选C。
96. 患者发生化脓性感染后出现血压下降、脉细速等表现,提示感染性休克。感染性休克的治疗首先以输注平衡盐溶液为主,配合适当的胶体液、血浆或全血,恢复足够的循环血量。故本题选B。
97. 对高度怀疑或确诊肺血栓栓塞症的患者,应严密监测呼吸、血压、心率、心电图及血气变化。

积极纠正低氧血症。对于出现右心功能不全并血压下降者,可应用多巴胺、去甲肾上腺素等。故本题选D。

103. 患儿急性起病,血ALT显著升高,伴有食欲减退,恶心,呕吐,尿黄等肝脏功能损害症状,且出生时已接种过乙肝疫苗,可排除乙肝,符合甲型病毒性肝炎的临床表现。戊型病毒性肝炎多见于成年人。故本题选D。

104. 口服中毒者,用清水、2%碳酸氢钠溶液(敌百虫忌用)或1:5000高锰酸钾溶液(对硫磷忌用)反复洗胃,即首次洗胃后保留胃管,间隔3~4小时重复洗胃,直至洗出液清亮为止。患者神志不清,不可催吐。故本题选B。

105. 病原菌经由尿道上行至膀胱,甚至输尿管、肾盂引起的感染称为上行感染,约占尿路感染的95%。故本题选D。

106. 尿相差显微镜检查用于判别尿中红细胞的来源,如尿红细胞形态发生改变,棘形红细胞≥5%或尿中红细胞以变异型红细胞为主,可判断为肾小球源性血尿。如尿中出现红细胞管型,可帮助判断为肾小球源性血尿。故本题选C。

108. 患者既往十二指肠溃疡病史,突发上腹痛,逐渐波及全腹,伴恶心、发热,查体有典型的腹膜刺激征,考虑消化性溃疡穿孔致继发性腹膜炎。急性化脓性腹膜炎常合并代谢性酸中毒。故本题选C。

109. 为诊治的需要,患者有义务将自己与疾病有关的隐私如实地告知医务人员,但患者也有权维护自己的隐私不受侵害,对于医务人员已经了解的患者隐私,患者享有不被擅自公开的权利。故本题选C。

111. 系统性红斑狼疮的部分临床表现:①全身症状,发热、疲倦、乏力、体重下降等。②皮肤黏膜皮疹,包括颊部呈蝶形的红斑、盘状红斑、指掌部和甲周红斑、指端缺血、面部及躯干皮疹,其中以鼻梁和双颧颊部蝶形红斑最具特征性。肾脏受累可表现为血尿、蛋白尿等。ANA见于几乎所有的系统性红斑狼疮患者。故本题选B。

112. 该患者以血尿为主要表现,尿红细胞形态检测在血尿的定位诊断上具有重要临床意义。应首先鉴别血尿是肾小球源性血尿,还是非肾小球源性血尿。肾小球源性血尿常见于各种原发性或继发性肾小球肾炎,非肾小球源性血尿则常见于肾结石、肾肿瘤等。故本题选C。

114. 患者持续发热、腹泻10天,有腹痛、恶心、食欲减退、脓血便、表情淡漠等表现,考虑为伤寒,血液培养病程1~2周阳性率最高,达80%~90%。故本题选A。

116. CO中毒俗称煤气中毒,应迅速将患者转移到空气新鲜处,终止CO继续吸入。卧床休息,保暖、保持呼吸道畅通。故本题选E。

119. 患者有头昏、心悸、颜面苍白等贫血表现,结合检查结果示典型的小细胞低色素性贫血,综合考虑诊断为缺铁性贫血,治疗首选口服铁剂。故本题选C。

120. 患者有对称性多关节肿痛伴晨僵表现,类风湿因子(RF)阳性,血沉明显增快,考虑最可能为类风湿关节炎。经内科治疗不能控制及严重关节功能障碍的类风湿关节炎患者,外科手术是有效的治疗手段。故本题选E。

124. 在国家确认的自然疫源地计划兴建水利、交通、旅游、能源等大型建设项目的,应当事先由省级以上疾病预防控制机构对施工环境进行卫生调查。建设单位应当根据疾病预防控制机构的意见,采取必要的传染病预防、控制措施。施工期间,建设单位应当设专人负责工地上的卫生防疫工作。工程竣工后,疾病预防控制机构应当对可能发生的传染病进行监测。故本题选B。

125. 中老年男性患者,持续胸痛10小时,心电图示V_1~V_4导联ST段抬高0.2~0.4mV,考虑最可能为急性ST段抬高型心肌梗死。心功能分级应按照Killip分级法。①Ⅰ级:尚无明显心力衰竭。②Ⅱ级:有左心衰竭,肺部啰音<50%肺野。③Ⅲ级:有急性肺水肿,全肺大、小、干、湿啰音。④Ⅳ级:有心源性休克等不同程度或阶段的血流动力学变化。故本题选E。

126. 患者长期上腹疼痛,为饥饿痛,伴反酸,钡餐示十二指肠球部变形,考虑最可能为十二指肠溃疡。十二指肠或胃后壁的溃疡深至浆膜层时已与邻近的组织或器官发生粘连,穿孔时胃肠内容物不流入腹腔,称为穿透性溃疡,此时腹痛变得顽固而持续,常放射至背部。故本题选D。

127. 患者有发热、贫血、出血、肝脾肿大、全血细胞减少表现,且骨髓原始细胞占90%,考虑急性白血病。髓过氧化物酶(POX)阴性、非特异性酯酶(NSE)阴性,考虑急淋白血病。故本题选A。

128. 中年女性患者,劳力性心慌、气短,肝颈静脉回流征阳性,考虑右心功能不全、右心衰竭。右心衰竭以体循环淤血为主要表现,有肝大体征,即肝淤血肿大常伴压痛,持续慢性右心衰竭可至心源性肝硬化。故本题选C。

129. 咳嗽、咳痰两周以上或痰中带血是肺结核的常见可疑症状,发热为最常见症状。浸润性肺结核胸片表现为小片状或斑点状阴影,可融合和形成空洞。患者胸片示右上肺云雾状阴影,最可能为浸润性肺结核。故本题选C。

134. 如果在心室肌的有效不应期后,下一次窦性兴奋冲动达到前,心室受到一次外来刺激,则可提前产生一次兴奋和收缩,分别称为期前兴奋和期前收缩。期前兴奋也有自身的有效不应期,当紧接在期前兴奋后的一次窦房结兴奋传到心室时,如果正好落在期前兴奋的有效不应期内,则此次正常下传的窦房结兴奋不能引起心室的兴奋和收缩,即形成一次兴奋和收缩的脱失。这样,在一次期前收缩之后往往出现一段较长的心室舒张期,称为代偿间歇,然后恢复窦性心律。即心肌有效不应期长导致出现代偿间期。故本题选E。

135. 患者血压低,面色苍白,四肢湿冷,考虑为休克,根据患者有腹痛、发热表现,有全腹肌紧张的腹膜炎体征,考虑为感染性休克。故本题选A。

137. 饮食疗法是糖尿病最基础的治疗手段。胰岛素是控制高血糖的重要和有效手段,其适应证:①1型糖尿病。②各种严重的糖尿病急性或慢性并发症。③手术、妊娠和分娩。④新发病其与1型糖尿病鉴别困难的消瘦糖尿病患者。⑤新诊断的2型糖尿病伴有明显高血糖,或在糖尿病病程中无明显诱因出现体重显著下降者。⑥2型糖尿病β细胞功能明显减退者。⑦某些特殊类型糖尿病。故本题选B。

139. 风湿性心脏病中,二尖瓣受累者占70%,二尖瓣合并主动脉瓣病变者占20%~30%,单纯主动脉瓣病变为2%~5%,三尖瓣和肺动脉瓣病变者少见。超声心动图是确诊二尖瓣狭窄最敏感可靠的方法,M型超声心动图示二尖瓣前叶"城墙样"改变(EF斜率降低,A峰消失),后叶与前叶同向运动,瓣叶回声增强。故本题选A。

140. 反流和烧心是胃食管反流病最常见和典型的症状。食管下段黏膜多发条形破损,相互融合,考虑可能为反流性食管炎。本病常见直接损伤因素为胃酸及胃蛋白酶,抑制胃酸成为基础治疗药物,首选质子泵抑制剂(如奥美拉唑)。故本题选A。

142. 患者胃镜提示慢性非萎缩性胃炎,且Hp(幽门螺杆菌)阳性,应行根除Hp治疗,目前倡导的联合方案为含有铋剂的四联方案,即1种PPI+2种抗生素+1种铋剂。故本题选A。

144. 慢性萎缩性胃炎常伴有不同类型的胃黏膜上皮和腺体的化生,甚至出现胃癌前病变(上皮内瘤变)。中老年患者,有慢性萎缩性胃炎病史,突然出现不明原因的消瘦,应警惕胃癌的发生。故本题选B。

146. 患者尿少,有水肿、大量蛋白尿,考虑可能有肾病综合征,易并发血栓栓塞。激素治疗会促使血液处于高凝状态,结合右下肢不对称性肿胀伴胀痛,最可能为右下肢静脉血栓形成。故本题选C。

147. 急性膀胱炎主要表现为尿频、尿急、尿痛(尿路刺激症);可有白细胞尿,尿蛋白阴性或微量。急性尿道炎多有排尿结束时尿道内或尿道口疼痛。急性肾盂肾炎多有发热、头痛、恶心等全身症状,有腰痛、肾区叩击痛。慢性肾盂肾炎多有急性肾盂肾炎病史,急性发作时症状明显,类似急性肾盂肾炎。反复发作性膀胱炎指膀胱炎一年发作至少3次以上或6个月发作2次以上。故本题选B。

148. 患者仅有间断干咳多年,无其他阳性体征,且抗感染治疗效果差,考虑可能为咳嗽变异性哮喘。支原体肺炎X线检查显示肺部多种形态的浸润影,呈节段性分布,大环内酯类抗生素有效。支气管结核表现为刺激性咳嗽,可有局限性哮鸣音。支气管扩张有咳痰或咳脓痰表现,胸部X线检查可见显著扩张的囊腔。慢性支气管炎主要症状为咳嗽、咳痰或伴有喘息。故本题选B。

150. 病理检查为大细胞性淋巴瘤,考虑为非霍奇金淋巴瘤,治疗上主要采用以化疗为主的化、放疗结合的综合治疗。故本题选D。

151. 大量胸腔积液者,首次胸穿抽液量不应超过700mL,以后每次不应超过1000mL。过多过快抽液可使胸腔压力骤降,发生复张后肺水肿或循环衰竭。复张后肺水肿表现为大量抽液时,剧烈咳嗽、气促、咳大量泡沫状痰、双肺满布湿啰音。故本题选C。

152. 急性胰腺炎是一种常见的急腹症,饮酒是其常见的病因之一,乙醇能直接损伤胰腺,还可刺激胰液分泌,引起十二指肠乳头水肿和Oddi括约肌痉挛,其结果造成胰管内压力增高,胰管破裂。结核性腹膜炎和病毒性肝炎为慢性腹痛。脾破裂一般有腹部外伤史。细菌性痢疾主要表现为下腹痛和腹泻等。故本题选A。

154. 患者便培养痢疾杆菌阳性,结合临床表现,考虑可能为细菌性痢疾。本病目前常用的抗菌药物有喹诺酮类(如诺氟沙星)、氨基糖苷类、头孢菌素类。故本题选C。

155. 患者突发心悸,将面部沉浸在冰水中心悸突然好转,考虑为阵发性室上速。冷刺激使阵发性室上速缓解的机制是刺激迷走神经释放递质Ach,增加外向钾电流而降低内向电流,使房室交界区细胞4期自动去极化减弱。由于迷走神经对心脏有抑制作用,不会使窦房结细胞自律性增强、房室延搁时间缩短。故本题选E。

157. 患者长期慢性咳嗽、咳痰,有桶状胸、双下肢水肿、肝颈静脉回流征阳性等表现,考虑为慢阻肺所致肺源性心脏病,目前为右心衰竭,处于肺、心功能失代偿期,治疗原则为积极控制感染、通畅呼吸道、改善呼吸功能、纠正缺氧和二氧化碳潴留、控制呼吸衰竭和心力衰竭、防治并发症。故本题选A。

159. 患者有吸烟史,出现右下肢疼痛,足趾呈紫黑色、干冷,考虑血栓闭塞性脉管炎。血栓闭塞性脉管炎的一般治疗为严格戒烟、防止受冷、受潮和外伤,但不应使用热疗,以免组织需氧量增加而加重症状;疼痛严重者,可用止痛剂及镇静剂,慎用易成瘾的药物;病肢应进行适度锻炼,以利促使侧支循环建立。故本题选D。

162. 以刺激性咳嗽为主要表现,首先考虑支原体肺炎。支原体肺炎的X线胸片表现:①支气管肺炎改变。②间质性肺炎改变。③均一的片状阴影似大叶性肺炎改变。④肺门阴影增浓。故本题选C。

163. 患者长期反复咳嗽、咳痰,长期夜间家庭氧疗,提示慢性阻塞性肺疾病(COPD)。艾司唑仑具有镇静催眠作用,可加重缺氧和CO_2潴留,引起肺性脑病,可出现烦躁不安、昏迷、抽搐和呼吸抑制等表现。结合患者有自行提高氧流量史,考虑并发肺性脑病。故本题选C。

165. 特发性肺动脉高压(IPAH)是一种不明原因的肺动脉高压,早期通常无症状,仅在剧烈活动时感到不适;随着肺动脉压力的升高,可逐渐出现全身症状(如呼吸困难、胸痛、头晕或晕厥、咯血等);体征有肺动脉高压和右心功能不全的体征,如①不同程度的发绀和肺气肿体征,偶有干、湿啰音。②心脏体征:$P_2 > A_2$,三尖瓣区可出现收缩期杂音或剑突下搏动增强。③部分患者因肺气肿使胸腔内压升高,阻碍腔静脉回流,可有颈静脉充盈。故本题选A。

167. 溃疡性结肠炎的结肠镜表现:①黏膜血管纹理模糊、紊乱或消失、充血、水肿、易脆、出血及脓性分泌物附着。②病变明显处见弥漫性糜烂和多发性浅溃疡。③慢性病变常见黏膜粗糙,呈细颗粒状、炎性息肉及桥状黏膜,在反复溃疡愈合、瘢痕形成过程中结肠变形缩短、结肠袋变浅、变钝或消失。故本题选D。

173. 患者有四肢广泛挤压伤,呼吸困难,双肺闻及湿啰音,血气分析示PaO_2和$PaCO_2$均降低,应诊断为急性呼吸窘迫综合征(ARDS);其临床主要表现为呼吸窘迫和难治性低氧血症。除抗休克治疗外,最重要的治疗是采取有效措施尽快提高PaO_2,一般需高浓度给氧,使$PaO_2 \geq 60$ mmHg或$SaO_2 \geq 90\%$。轻症者可使用面罩给氧,但多数患者需使用机械通气。故本题选C。

175. 有利原则要求医务人员的诊治行为应尽力保护患者的利益,努力促进并维护患者的生命健康,首先考虑对患者有益的事,该患者由于不理智的观点使自己生命健康受到损害,医师应遵循有利原则,首先考虑患者的生命健康和知情同意权,应争取向患者进行耐心解析,规劝其接受相应诊治,从而努力促进和维护患者的生命健康。故本题选C。

176. 不稳定型心绞痛(UA)患者胸部不适的性质与典型的稳定型心绞痛相似,通常程度更重,持续时间更长,可达数十分钟,胸痛在休息时也可发生。如下临床表现有助于诊断UA:①诱发心绞痛的体力活动阈值突然或持久降低;②心绞痛发生频率、严重程度和持续时间增加;③出现静息或夜间心绞痛;④胸痛放射至附近的或新的部位;⑤发作时伴有新的相关症状,如出汗、恶心、呕吐、心悸或呼吸困难。故本题选B。

180. 功能性蛋白尿见于剧烈运动、发热等导致的一过性蛋白尿,多见于青少年。故本题选E。

182. 患者左心房扩大,心尖区有舒张期杂音,考虑二尖瓣狭窄可能,超声心动图是诊断心脏瓣膜病的可靠方法。故本题选B。

183. 心脏瓣膜病的常见病因包括炎症、黏液样变性、先天性畸形、缺血性坏死、创伤性等原因,其中风湿炎症导致的瓣膜损害称为风湿性心脏病,简称风心病。故本题选CF。

184. 强直性脊柱炎的首发症状常为下腰背痛伴晨僵,也可表现为单侧、双侧或交替性臀部、腹股沟向下肢放射的酸痛等;症状在夜间休息或久坐时较重,活动后可以减轻。故本题选B。

185. 强直性脊柱炎发病年龄多在20~30岁。附着点病(炎)指肌腱、韧带和关节囊等附着于骨关节部位的非特异性炎症、纤维化乃至骨化,为本病基本病变。最典型和常见的表现为炎性腰背痛,常为非对称性,在夜间休息或久坐时较重,活动后可以减轻。关节外症状包括反复发作的葡萄膜炎或虹膜炎,升主动脉根部扩张和主动脉瓣病变以及心传导系统异常等。第1跖趾关节红肿热痛多见于痛风。故本题选DF。

186. 附着点病(炎)指肌腱、韧带和关节囊等附着于骨关节部位的非特异性炎症、纤维化乃至骨化,为强直性脊柱炎的基本病变;骶髂关节是最早累及的部位,病理表现为滑膜炎,软骨变性、破坏，软骨下骨板破坏以及炎症细胞浸润等；反复的炎症可导致附着点侵蚀、附近骨髓炎症、水肿乃至受累部位新骨形成、关节间隙消失；典型晚期表现为椎体方形变、韧带钙化、脊柱呈"竹节样"变等。故本题选B。

188. 强直性脊柱炎的关节外表现包括眼葡萄膜炎、虹膜炎、上肺间质性肺炎、升主动脉根扩张和主动脉瓣膜病变以及心传导系统失常、IgA肾病、下肢麻木、感觉异常及肌肉萎缩和淀粉样变等，晚期病例易发生脆性骨折。故本题选D。

189. 丙硫氧嘧啶属于抗甲状腺药物，副作用包括粒细胞缺乏症，主要表现为发热、咽痛、全身不适等。治疗中出现发热、咽痛均要立即检查白细胞，以及时发现粒细胞缺乏的发生。若中性粒细胞<1.5×10⁹/L时应当停药。故本题选E。

190. 抗甲状腺药物的不良反应：①粒细胞缺乏症。②皮疹。③中毒性肝病。④血管炎。⑤丙硫氧嘧啶和甲巯咪唑致胎儿皮肤发育不良等畸形。故本题选BCD。

192. 抗甲状腺药物的最佳停药指标是甲状腺功能正常和TRAb阴性。血中T_3、T_4降至正常范围，可逐渐减量。TSH的变化滞后于甲状腺激素水平，不能作为治疗目标。粒细胞减少、肝功能损害是抗甲状腺药物治疗的不良反应。故本题选AB。

193. 患者突发上腹疼痛，伴恶心呕吐，白细胞计数升高，尿淀粉酶显著升高，最可能为急性胰腺炎。故本题选E。

194. 急性胰腺炎的病因：①胆道疾病。②酒精。③胰管阻塞。④十二指肠降段疾病。⑤手术与创伤。⑥代谢障碍。⑦药物。⑧感染及全身炎症反应。⑨过度进食。⑩其他，如自身免疫性的血管炎等。患者半个月前患结膜炎，可能是病毒感染引起胰腺炎。故本题选A。

195. 患者为轻症急性胰腺炎，一般情况尚可，暂无剖腹探查的指征。现提倡早期足量应用生长抑素类药物抑制胰液分泌和胰酶活性。故本题选D。

196. 急性间质性肾炎以药物和感染为最常见的病因。患者突然出现急性肾衰竭症状及体征，有嗜酸性粒细胞尿，B超提示双肾大，结合用药史，最可能为急性过敏性间质性肾炎。故本题选C。

197. 急性间质性肾炎的确诊依靠肾活检。故本题选E。

198. 急性间质性肾炎病理主要表现为肾间质中灶状或弥漫分布的单个核细胞（淋巴及单核细胞）浸润，尤其是皮质部，还可见嗜酸性粒细胞（尤其在药物引起者中）和少量中性粒细胞存在；有时可见肾间质的上皮细胞性肉芽肿。间质常有水肿，急性期并无纤维化。故本题选B。

199. 急性间质性肾炎的治疗：①去除病因，停用可疑药物；合理应用抗生素治疗感染性急性间质性肾炎。②支持疗法，对症治疗；若急性肾衰竭，合并高钾血症、肺水肿等肾脏替代治疗指征时，应行血液净化支持。③糖皮质激素。患者为用药后出现的过敏性急性间质性肾炎，无需用抗生素。故本题选EF。

200. 患者有系统性红斑狼疮病史，出现黄疸、贫血、脾大的体征，实验室检查网织红细胞比例升高、白细胞减少，骨髓增生活跃，以幼红细胞增生为主，故考虑自身免疫性溶血性贫血，故明确诊断可行红细胞脆性试验、直接抗人球蛋白试验。故本题选AE。

201. 直接抗人球蛋白试验阳性支持自身免疫性溶血性贫血诊断。患者存在自身免疫性溶血性贫血，伴有血小板减少，考虑为Evans综合征。故本题选CE。

203. 患者出血原因主要为血小板减少，可输注新鲜血浆补充血小板和相关凝血因子，通过血浆置换去除抗体或相关致病因素，继续应用糖皮质激素治疗原发病，输注低分子右旋糖酐治疗血栓，防治DIC。故本题选ACEF。

冲刺模拟卷四

答案

1. A	2. E	3. B	4. C	5. A	6. B	7. B	8. D	9. E	10. C
11. D	12. E	13. B	14. A	15. E	16. B	17. A	18. D	19. E	20. D
21. B	22. C	23. C	24. D	25. E	26. E	27. C	28. D	29. A	30. A
31. A	32. A	33. C	34. D	35. D	36. D	37. D	38. D	39. E	40. C
41. B	42. D	43. E	44. E	45. D	46. D	47. B	48. E	49. A	50. D
51. D	52. D	53. D	54. D	55. D	56. D	57. D	58. D	59. C	60. C
61. D	62. D	63. B	64. D	65. D	66. A	67. D	68. C	69. D	70. D
71. D	72. D	73. C	74. D	75. D	76. D	77. D	78. A	79. D	80. C
81. C	82. D	83. D	84. D	85. D	86. D	87. D	88. D	89. D	90. D
91. E	92. D	93. C	94. C	95. D	96. D	97. C	98. B	99. D	100. B
101. E	102. C	103. D	104. E	105. E	106. C	107. D	108. C	109. C	110. E
111. A	112. D	113. C	114. D	115. D	116. D	117. D	118. C	119. D	120. D
121. B	122. A	123. C	124. D	125. D	126. D	127. C	128. D	129. D	130. B
131. D	132. D	133. D	134. D	135. D	136. D	137. A	138. D	139. A	140. A
141. D	142. D	143. D	144. D	145. D	146. D	147. D	148. D	149. D	150. A
151. C	152. D	153. D	154. D	155. D	156. D	157. D	158. D	159. E	160. C
161. D	162. D	163. D	164. D	165. D	166. D	167. E	168. A	169. D	170. D
171. C	172. C	173. D	174. D	175. D	176. D	177. A	178. B	179. C	180. C

181. ACDEG	182. BCDE	183. DE	184. CDEFH	185. A
186. D	187. C	188. B	189. BE	190. ACE
191. DE	192. A	193. B	194. E	195. A
196. AC	197. ABCDEF	198. C	199. B	200. D
201. ABCDFGHI	202. ACFGH	203. BCDEFGHI	204. A	205. ABCE
206. AD				

解析

1. 患者有肺结核接触史，午后发热、咳嗽、咳痰、痰中带血，食欲下降，乏力，血沉增快，X线胸片示双上肺斑点状阴影，痰结核分枝杆菌阳性，考虑诊断为肺结核。故本题选A。

2. 肺结核化学治疗的原则是早期、规律、全程、适量、联合。整个治疗方案分强化和巩固两个阶段。初治涂阳肺结核强化期为2个月，巩固期为4个月。故本题选E。

3. 初治涂阳肺结核，强化期用药首选异烟肼、利福平、吡嗪酰胺和乙胺丁醇，巩固期首选异烟肼、利福平。故本题选B。

4. 瞳孔缩小见于有机磷、氨基甲酸酯类杀虫药中毒；呼出大蒜样气味见于有机磷、黄磷、二甲亚砜、铊或砷中毒。结合患者表现，最可能为有机磷杀虫药中毒。故本题选C。

5. 该患者可能为有机磷杀虫药中毒，首先应进行呕吐物鉴定。故本题选A。

6. 催吐用于意外中毒不能洗胃者，对清醒、合作的经口摄入中毒者，可考虑催吐法。昏迷、惊厥、休克、腐蚀性毒物摄入、无呕吐反射、近期上消化道出血或食管胃底静脉曲张者和孕妇禁用。故本题选B。

7. 患者干咳无痰，有低热，双下肺可闻及少量湿啰音，X线胸片示双下肺片状阴影，考虑支原体肺炎的可能；其治疗首选大环内酯类抗生素，如红霉素、罗红霉素和阿奇霉素，对大环内酯不敏感者可选用呼吸氟喹诺酮类，如左氧氟沙星、莫西沙星等，四环素类也用于肺炎支原体肺炎的治疗。肺炎支原体无细胞壁，青霉素或头孢菌素类等抗生素无效。故本题选B。

8. 血气分析用于判断机体是否存在酸碱平衡失调以及缺氧和缺氧程度等，对肺炎病因的诊断意义不大。故本题选D。

10. 室上性心动过速的心电图特点：①心率150～250次/分，节律规则。②QRS波形态与时限均正常，但发生室内差异性传导阻滞时，QRS波形态异常。③逆行P'波（非窦性P波称为P'波）常埋藏于QRS内或位于其终末部分，P'波与QRS波保持固定关系。④起始突然，通常由一个房早触发，其下传的P'R间期显著延长，随之引起心动过速发作。故本题选C。

11. 当室上性心动过速患者出现严重心绞痛、低血压、充血性心力衰竭表现或者急性发作药物治疗无效时，应立即直流电复律。故本题选D。

12. 预激综合征的心电图表现：①窦性心搏的PR间期短于0.12秒。②某些导联之QRS波群时限超过0.12秒，QRS波群起始部分粗钝（称δ波），终末部分正常。③ST-T波呈继发性改变，与QRS波群主波方向相反。根据胸导联QRS波群的形态，将预激综合征分成两型，A型为胸导联QRS波群主波均向上，预激发生在左室或右室后底部；B型为QRS波群在V_1导联主波向下，V_5、V_6导联主波向上，预激发生在右室前侧壁。故本题选E。

13. 导管消融旁路可根治预激综合征，对于心动过速发作频繁或伴发心房颤动或扑动的预激综合征患者，应尽早行导管消融治疗。故本题选B。

14. 患者既往服用磺脲类药物控制血糖3年，效果尚可，近期突然血糖控制欠佳，考虑为磺脲类药物继发性治疗失效。初用磺脲类药物，在1个月时间内虽然已经用到最大剂量，血糖控制仍未达标，称为磺脲类药物原发性治疗失效。故本题选A。

15. α-葡萄糖苷酶抑制剂适用于以碳水化合物为主要食物成分，或空腹血糖正常（或不太高）而餐后血糖明显升高者。故本题选E。

16. 双胍类药物的禁忌证：①肾功能不全（肾小球滤过率<45 mL/min）、肝功能不全、缺氧及高热患者禁忌，慢性胃肠病、慢性营养不良不宜使用。②1型糖尿病不宜单独使用本药。③2型糖尿病合并急性严重代谢紊乱、严重感染、缺氧、外伤、大手术、孕妇和哺乳期妇女等。④对药物过敏或有严重不良反应者。⑤酗酒者。故本题选B。

17. 对怀疑为继发性高血压患者，根据需要可以分别选择以下检查项目：血钠和血钾等、血浆肾素活性、血和尿醛固酮、血和尿皮质醇、血儿茶酚胺和去甲肾上腺素、血和尿儿茶酚胺、动脉造影、肾和肾上腺超声、CT或MRI、睡眠呼吸监测等。故本题选A。

18. 性别年龄、是否吸烟、血脂是否异常、是否有心血管病家族史均为心血管的危险因素，可用于判断高血压患者的心血管危险分层。饮食习惯与高血压的危险分层无关。故本题选D。

19. 维拉帕米和地尔硫䓬为非二氢吡啶类钙通道阻滞剂，抑制心肌收缩和传导功能，不宜在心力衰竭、窦房结功能低下或心脏传导阻滞患者中应用，A、B错误。卡托普利为ACEI类药物，高钾血症患者禁用，且血肌酐超过265.2 μmol/L的患者使用时需谨慎，C、D错误。故本题选E。

20. 反复发作、病程持续时间长的胃溃疡癌变风险高。胃镜结合活检有助于明确良、恶性溃疡及是否发生癌变。故本题选D。

21. 患者胃溃疡病史多年，近期疼痛加重，且失去规律，药物治疗无效，结合上腹扪及肿块，考虑胃溃疡癌变可能。故本题选B。

22. 若胃癌诊断明确，治疗策略是以外科手术为主要方式的综合治疗。部分早期胃癌可内镜下切除，进展期胃癌强调足够的胃切除和淋巴结清扫术。故本题选C。

23. 系统性红斑狼疮可表现为发热等全身症状，常出现对称性多关节肿痛，累及肾脏可有蛋白尿、血尿、管型尿等表现；抗双链DNA抗体是诊断系统性红斑狼疮的特异性抗体，为系统性红斑狼疮的标记抗体。故本题选C。

25. 糖皮质激素为目前治疗系统性红斑狼疮的首选药物，一般选用泼尼松或甲泼尼龙。大多数系统性红斑狼疮患者，尤其在病情活动时，需选用免疫抑制剂联合治疗。加用免疫抑制剂有利于更好地控制系统性红斑狼疮活动，保护重要脏器功能，减少复发，以及减少长期激素的需要量和副作用。免疫抑制剂首选环磷酰胺或吗替麦考酚酯。故本题选E。

26. 急性白血病起病急缓不一，早期以贫血、发热、出血为主要表现。大多数患者白细胞增多，也有白细胞计数正常或减少，称为白细胞不增多性白血病。血涂片分类检查可见数量不等的原始和幼稚细胞。患者常有不同程度的正常细胞性贫血。约50%的患者血小板<$60×10^9$/L，晚期血小板往往极度减少。故本题选E。

27. 心房扑动时，窦性P波消失，代之以振幅、间距相同的有规律的锯齿状扑动波，称为F波，扑动波之间的等电线消失，频率常为250～350次/分；若室传导比例固定为4∶1，则心室率处在正常范围，节律规则。故本题选C。

28. 支气管扩张患者出现痰量增加等急性感染征象时需应用抗生素，特别要注意铜绿假单胞菌，一旦出现很难清除，并可导致症状加重和肺功能下降。可选择具有抗假单胞菌活性的β-内酰胺类抗生素（如头孢他啶、头孢吡肟、哌拉西林/他唑巴坦、头孢哌酮/舒巴坦），碳青霉烯类（如亚胺培南、美罗培南），氨基糖苷类，喹诺酮类（环丙沙星或左氧氟沙星），可单独应用或联合应用。故本题选D。

29. 女性尿道较男性短且直，且尿道口距肛门近，易被粪便污染，故更易患尿路感染。女性因尿道较短尤其容易招致上行感染，特别是经期、更年期、性交时更易发生。故本题选A。

31. 感染性休克常继发于革兰阴性杆菌为主的感染。治疗时，首先是病因治疗，休克未纠正以前，应着重治疗休克，同时治疗感染；在休克纠正后，则应重治疗感染。故本题选A。

33. 食管静脉曲张破裂大出血可导致休克，并可诱发腹水和肝性脑病，有效血容量不足会诱发肝肾综合征，BUN增高，出血后原来的脾脏可减小，甚至不能触及。故本题选C。

35. 溶栓治疗主要适用于高危肺血栓栓塞病例（有明显呼吸困难、胸痛、低氧血症等）。对于部分中危肺血栓栓塞症，若无禁忌证可考虑溶栓。对于血压和右心室运动功能均正常的低危病例，不宜溶栓。故本题选D。

36. 严重感染是诱发DIC的主要病因之一。感染可导致组织因子或组织因子类物质释放入血，激活外源性凝血系统。感染也可引起血管内皮损伤，导致组织因子释放，进而启动内源性凝血系统。故本题选E。

37. 对诊断为慢性肾脏病的患者，要采取各种措施延缓慢性肾衰竭发生，防止进展至终末期肾病。基本对策：①坚持病因治疗，如对高血压、糖尿病肾病、肾小球肾炎等，坚持长期合理治疗。②避免和消除肾功能急剧恶化的危险因素。③阻断或抑制肾单位损害渐进性发展的各种途径，保护健存肾单位。对患者血压、血糖、尿蛋白定量、血肌酐上升幅度、GFR下降幅度等指标，都应当控制在"理想范围"。消除水肿属于对症治疗，对控制肾脏慢性病变无明确作用。故本题选D。

38. 急性ITP（原发免疫性血小板减少症）的男女发病率相近，育龄期女性发病率高于男性；骨髓巨核细胞数正常或增加，巨核细胞发育成熟障碍，表现为体积变小，胞质内颗粒减少，幼稚巨核细胞增加，产板型巨核细胞显著减少（<30%）；红系、粒系及单核系正常。故本题

选 B。
39. 低氧血症和高碳酸血症可引起呼吸性酸中毒及电解质紊乱。慢性呼吸衰竭时因 CO_2 潴留发展缓慢，肾脏可通过减少 HCO_3^- 排出来维持 pH 的恒定。但当体内 CO_2 长期增高时，HCO_3^- 也持续维持在较高水平，导致呼吸性酸中毒合并代谢性碱中毒，此时 pH 可处于正常范围，称为代偿性呼吸性酸中毒合并代谢性碱中毒。因血中主要阴离子 HCO_3^- 和 Cl^- 之和相对恒定（电中性原理），HCO_3^- 持续增加时血中 Cl^- 相应降低，产生低氯血症。故本题选 E。
41. 阵发性室上性心动过速的临床特点：①心动过速突发突止，持续时间长短不一。②听诊心尖区第一心音强度恒定，心律绝对规则。心电图特点：①心率 150～250 次/分，节律规则。②QRS 波形态与时限均正常，但发生室内差异性传导阻滞时，QRS 波形态异常。③可见逆行 P 波，与 QRS 波保持固定关系。④起始突然。故本题选 B。
44. 风湿性疾病的关节畸形见于较晚期患者，关节周围肌肉的萎缩、痉挛则使畸形更为加重。最为常见的关节畸形是掌指关节的半脱位、手指向尺侧偏斜和呈"天鹅颈"样及"纽扣花样"表现及腕和肘关节强直。故本题选 E。
46. 口服铁剂有效的表现先是外周血网织红细胞增多，高峰在开始服药后 5～10 天，2 周后血红蛋白浓度上升，一般 2 个月左右恢复正常。故本题选 A。
47. 异常血红蛋白病是一组遗传性珠蛋白链结构异常的血红蛋白病，结构异常可发生于任何一种珠蛋白链，但以 β 珠蛋白链受累为常见；肽链结构改变可导致血红蛋白功能和理化性质的变化或异常，表现为溶解度降低形成聚集体（如血红蛋白 S）、氧亲和力变化，形成不稳定血红蛋白或高铁血红蛋白等。故本题选 B。
48. 有机磷杀虫药急性中毒后立即将患者撤离中毒现场，彻底清除未被机体吸收入血的毒物。氯解磷定是临床上首选的解毒药，可缓解外周 N 样症状。阿托品为 M 胆碱受体阻断剂，主要作用于外周 M 受体，能缓解 M 样症状。故本题选 E。
49. 在原有疾病基础上，如冠心病、肝硬化、慢性肾病、系统性红斑狼疮、糖尿病以及应用免疫抑制剂治疗与营养不良等，遭受急性损伤后更易发生 MODS。风湿性关节炎主要是关节局部的疾病，对整个机体的影响不大，不易进展为 MODS。故本题选 A。
51. 高血压急症和亚急症降压治疗的紧迫程度不同，前者需要迅速降低血压，采用静脉途径给药，后者需要在 24～48 小时内降低血压，可使用快速起效的口服降压药。降压药物应用基本原则：①小剂量。②优先选择长效制剂。③联合用药。④个体化。故本题选 B。
52. 急性呼吸窘迫综合征是指有各种肺内和肺外致病因素所导致的急性弥漫性肺损伤和进而发展的急性呼吸衰竭，主要病理生理改变为肺容积减少、肺顺应性降低和严重通气/血流比例失调，临床表现为呼吸窘迫及难治性低氧血症。故本题选 D。
55. 胸腔穿刺的指征：①原因未明的胸腔积液，可作诊断性穿刺，作胸腔积液涂片、培养、细胞学和生化学检查以明确病因，并可检查肺部情况。②通过抽液、抽气或胸腔减压治疗单侧或双侧胸腔大量积液、积气产生的压迫、呼吸困难等症状；向胸腔内注射药物（抗肿瘤药或促进胸膜粘连药物等）。胸腔穿刺常在 B 超引导下进行。故本题选 E。
56. 黄疸是胰腺癌的主要症状，约 90% 的患者病程中出现黄疸。当胰头癌伴梗阻性黄疸时，肝和胆囊因胆汁淤积而肿大，胆囊常可触及，无压痛、光滑，可推动。故本题选 E。
57. 心包穿刺术的绝对禁忌证为主动脉夹层，穿刺引流可能导致心包内出血增加和夹层扩展，危及生命。心包穿刺术的适应证：①心脏压塞。②需心包内注入药物进行治疗。③虽经特殊治疗，心包积液仍进行性长或不缓解。④化脓性心包炎。⑤原因不明的心包积

液，需要获取积液进行诊断。故本题选 E。
58. 肺脓肿是由化脓性病原体感染引起肺组织坏死和化脓，导致肺实质局部区域破坏的化脓性感染；病原体包括各种化脓性细菌、分枝杆菌、真菌或寄生虫感染，最常见的病原菌为厌氧菌。故本题选 B。
59. 医学伦理基本原则包括不伤害原则、有利原则、尊重原则、公正原则。医疗公正系指社会上的每一个人都具有平等合理享受卫生资源或享受公平分配的权利，享有参与卫生资源的分配和使用的权利。故本题选 C。
60. 慢性肺源性心脏病行 X 线检查，除肺、胸基础疾病及急性肺部感染的特征外，尚有肺动脉高压征象。提示肺动脉高压的 X 线征象：①右下肺动脉干扩张，其横径≥15 mm 或右下肺动脉横径与气管横径比值≥1.07，或动态观察右下肺动脉干增宽>2 mm。②肺动脉段明显突出或其高度≥3 mm。③中心肺动脉扩张和外周分支纤细，形成"残根"征。④圆锥部显著凸出（右前斜位 45°）或其高度≥7 mm。⑤右心室增大。故本题选 C。
61. 传染病的基本特征：①病原体。②传染性。③流行病学特征。④感染后免疫。传染病流行的基本条件：①传染源。②传播途径。③人群易感性。故本题选 C。
62. 钩端螺旋体病流行于夏秋季，6～10 月份发病最多，好发于青壮年，男性多于女性，主要流行类型为稻田型、雨水型和洪水型。故本题选 D。
63. 支气管哮喘可变气流受限的客观检查：①支气管舒张试验阳性。②支气管激发试验阳性。③平均每日 PEF 昼夜变异率>10% 或 PEF 周变异率>20%。故本题选 B。
65. 成人心脏按压 30 次后即进行 2 次通气，若有双人抢救儿童时按压通气比由 30∶2 改为 15∶2。故本题选 A。
66. 甲状旁腺功能亢进症因甲状旁腺激素（PTH）合成与分泌过多，导致血钙增高和血磷降低；在骨骼，PTH 分泌增多使骨钙溶解释放入血，引起高钙血症；在肾脏，从肾小球滤过的钙增多，尿钙排出增加。故本题选 A。
67. 绝大多数室上性心动过速不需要首选电复律。如果其他处理不能纠正室上性心动过速，且因发作持续时间长使血流动力学受到影响，例如出现低血压时，应立即电复律。故本题选 C。
68. 胰岛素的主要不良反应是低血糖，与剂量过大和（或）饮食失调有关。胰岛素过敏反应通常表现为注射部位瘙痒或荨麻疹样皮疹，罕见严重过敏反应。故本题选 C。
69. 大多数 Graves 病患者有程度不等的甲状腺肿大，甲状腺肿为弥漫性，质地中等（病史较久或食用含碘食物较多者可坚韧），无压痛。故本题选 D。
71. 痛风是嘌呤代谢紊乱和（或）尿酸排泄障碍所致的一组异质性疾病，其临床特征为血清尿酸升高、反复发作性急性关节炎、痛风石及关节畸形、尿酸性肾结石、肾小球、肾小管、肾间质及血管性肾脏病变等。故本题选 D。
72. 突发事件发生后，突发事件发生地的省、自治区、直辖市人民政府卫生行政主管部门，应当及时向毗邻省、自治区、直辖市人民政府卫生行政主管部门通报。故本题选 D。
74. 洋地黄中毒后立即停药，单发性室性期前收缩、一度房室传导阻滞等停药后常自行消失；对快速型心律失常者，如血钾浓度低可静脉补钾，如血钾不低可用利多卡因或苯妥英钠，电复律因易致心室颤动，一般禁用；有传导阻滞及缓慢型心律失常者可予阿托品静脉注射；异丙肾上腺素易诱发室性心律失常，故不宜应用。故本题选 E。
75. 1 型糖尿病绝大多数是自身免疫性疾病，遗传因素和环境因素共同参与其发病；发病机制主要为胰岛 β 细胞破坏，导致胰岛素绝对缺乏。2 型糖尿病也是由遗传因素及环境因素共同

作用而引起的多基因遗传性复杂病,是一组异质性疾病;发病机制主要为胰岛素抵抗,胰岛β细胞功能缺陷。故本题选 A。

76. 慢性支气管炎时,杯状细胞和黏液腺肥大增生,分泌旺盛,大量黏液潴留,表现为咳嗽、咳痰症状。故本题选 E。

77. 膜性肾病易发生血栓栓塞并发症,肾静脉血栓发生率可高达 40%~50%。膜性肾病患者如有突发性腰痛或肋腹痛,伴血尿、蛋白尿加重,肾功能损害,应注意肾静脉血栓形成。如有突发性胸痛,呼吸困难,应注意肺栓塞。故本题选 D。

78. 甲状腺功能减退症的治疗目标是症状和体征消失,血清 TSH 和甲状腺激素水平恢复到正常范围内,需要终身服药。治疗达标后,需要每 6~12 个月复查一次激素指标。故本题选 A。

79. 溃疡性结肠炎时肠镜下常见黏膜改变:①黏膜血管纹理模糊、紊乱或消失、充血、水肿、易脆、出血及脓性分泌物附着。②病变明显处见弥漫性糜烂和多发性浅溃疡。③慢性病变常见黏膜粗糙,呈细颗粒状、炎性息肉及桥状黏膜,在反复溃疡愈合、瘢痕形成过程中结肠变形缩短,结肠袋变浅、变钝或消失。故本题选 C。

80. 结肠癌的主要临床表现:①排便习惯和粪便性状的改变,常为结肠癌最早出现的症状。②腹痛,多见于右侧结直肠癌。③直肠及腹部肿块。④贫血、低热等全身症状。故本题选 D。

81. 关节型过敏性紫癜除皮肤紫癜外,因关节部位血管受累而出现关节肿胀、疼痛、压痛及功能障碍为表现。多发生于膝、踝、肘、腕等大关节,呈游走性、反复性发作,经数日而愈,不遗留关节畸形,多发生在紫癜之后。故本题选 C。

82. 干扰素的不良反应:①流感样综合征,发热、寒战、头痛、肌肉酸痛和乏力等。②一过性外周血细胞减少。③精神异常,抑郁、妄想、重度焦虑等。④自身免疫性疾病,甲状腺疾病、糖尿病、血小板减少、银屑病等。⑤其他少见的不良反应:肾脏损害、心血管并发症、视网膜病变等。故本题选 D。

83. 对于有典型反流和烧心症状的患者,可拟诊为胃食管反流病,用质子泵抑制剂试验性治疗(如奥美拉唑每次 20 mg,每天 2 次,连用 7~14 天),症状明显缓解,初步诊断为胃食管反流病。故本题选 C。

85. 大叶性肺炎的并发症包括肺肉质变(机化性肺炎)、胸膜肥厚和粘连、肺脓肿和脓胸、败血症或脓毒败血症、感染性休克。故本题选 B。

86. 消化性溃疡穿孔的临床表现为突发上腹部剧痛,呈"刀割样",腹痛迅速波及全腹,常伴恶心、呕吐;查体有腹式呼吸减弱或消失,全腹压痛,腹肌紧张呈"板状腹",反跳痛明显;肠鸣音减弱或消失,叩诊肝浊音界缩小或消失。故本题选 B。

87. 患者有发热症状,伴心脏杂音,肝脾肿大,考虑为感染性心内膜炎。血培养是诊断菌血症和感染性心内膜炎的最重要方法。故本题选 C。

88. 患者有服用非甾体抗炎药病史,胃镜示胃窦部黏膜严重出血、水肿,小弯处有多处糜烂及黏膜下出血点,病理切片下有中性粒细胞、淋巴细胞浸润,血管破坏及出血,考虑药物所致急性糜烂性胃炎。故本题选 A。

89. 血源性肺脓肿是因皮肤外伤感染、疖、痈、中耳炎或骨髓炎等所致的脓毒症,菌栓经血行播散到肺,引起小血管栓塞、炎症和坏死而形成肺脓肿,致病菌以金黄色葡萄球菌、表皮葡萄球菌及链球菌为常见。胸部 X 线片表现为在一肺或两肺边缘部有多发的散在小片状炎症阴影或边缘较整齐的球形病灶,其中可见脓腔及液平面。故本题选 D。

91. 峰流率测定用于反映有无气道阻塞及其阻塞程度,常用于哮喘患者的管理。故本题选 E。

93. 患者在感染症状 8 天后出现血尿、蛋白尿、管型尿、水肿、高血压等表现,考虑急性肾小球肾炎可能。急性肾小球肾炎患者,绝大多数于 1~4 周内出现利尿、消肿、降压,尿化验也随之好转,血清 C3 在 8 周内恢复正常,病理检查也恢复正常或仅遗留系膜细胞增生,但少量镜下血尿及微量蛋白尿有时可迁延至半年至一年才消失。故本题选 E。

95. 肺脓肿发生的因素为细菌感染、支气管堵塞、全身抵抗力降低等。支气管扩张、支气管囊肿、支气管肺癌、肺结核空洞等继发感染可导致继发性肺脓肿。患者有长期吸烟史,有咳嗽、间断咯血 3 个月,支持支气管扩张的诊断。故本题选 D。

97. ANA 由于特异性低,不能作为系统性红斑狼疮与其他结缔组织病的鉴别指标。类风湿因子(RF)在类风湿关节炎患者中阳性率为 75%~80%,但缺乏特异性。患者有发热、晨僵,对称性多关节肿痛表现,系统性红斑狼疮一般无晨僵表现,可能为类风湿关节炎。故本题选 C。

98. 肾病综合征一般尿蛋白大于 3.5 g/d,排除 A。尿路感染常有膀胱刺激征,排除 B。尿路结石一般不出现下肢水肿和蛋白尿,排除 C。急性肾炎常有前驱感染病史,排除 D。肾静脉血栓形成表现为患侧腰肋痛或腹痛,尿检异常出现肉眼血尿、蛋白尿,肾功能异常,病肾增大等。故本题选 E。

99. 顺向型房室折返性心动过速系冲动经房室结前传激动心室,经房室旁路逆传激动心房,QRS 波群形态正常,心室率可达 150~250 次/分(通常比房室结折返快),占房室折返性心动过速的 90%。心电图显示为窄 QRS 波群心动过速,RP'间期<P'R 间期,食管导联 RP'间期为 140 ms,应诊断为顺向型房室折返性心动过速。故本题选 B。

100. 女性患者,有血尿、大量蛋白尿、管型尿等肾脏损害表现,血清白蛋白减少,ANA 阳性,有贫血表现,且 C3 低下,考虑系统性红斑狼疮的肾脏损害,即狼疮肾炎。故本题选 B。

101. 双胍类降糖药的禁忌证:①肾功能不全、肝功能不全、缺氧及高热患者禁忌,慢性胃肠病、慢性营养不良不宜使用。②1 型糖尿病不宜单独使用。③2 型糖尿病合并急性严重代谢紊乱、严重感染、缺氧、外伤、大手术、孕妇和哺乳期妇女等。④对药物过敏或有严重不良反应者。⑤酗酒者。患者血肌酐 146 μmol/L,故不宜使用二甲双胍。故本题选 E。

102. 对于肝性脑病患者不宜用碱性物质灌肠,不利于氨的排泄,酸性的肠道环境可减少氨的吸收,并促进血液中的氨渗入肠道排出体外。故本题选 C。

103. 患者有贫血、发热、出血的症状,血常规检查示白细胞计数异常性升高,血小板明显降低,骨髓象检查示原核细胞显著增生,考虑为急性白血病。骨髓象检查示过氧化物酶(POX)阴性,糖原染色(PAS)阳性且呈粗颗粒状,非特异性酯酶(NES)阴性,故考虑急性淋巴细胞白血病。故本题选 D。

104. CT 显示右肺上叶后段斑片状阴影,其中有空洞,结合低热、咯血症状,最可能为肺结核。故本题选 E。

105. 患者有颈静脉怒张,双肺干湿啰音,双下肢水肿体循环淤血表现,考虑右心功能不全,且患者血钾升高,应给予速效排钾利尿剂呋塞米。氢氯噻嗪为中效利尿剂。螺内酯和氨苯蝶啶为保钾利尿剂。患者 PaCO$_2$>50 mmHg,pH 低为呼吸性酸中毒,呼吸性酸中毒以通畅气道,纠正缺氧和解除 CO$_2$ 潴留为主。呼吸性酸中毒并代谢性酸中毒通常需要补碱治疗,尤其当 pH<7.2 时,先补充 5% 碳酸氢钠 100 mL。故本题选 E。

106. 患者有不明原因稽留热,查体见胸腹部数个鲜红色皮疹,考虑为伤寒。玫瑰疹为伤寒的特异性体征,常见于胸腹部,压之褪色,为淡红色斑丘疹,直径 2~4 mm,一般在 0 个以下。故本题选 C。

108. 肾上腺素是心肺复苏中的首选药物,可用于电击无效的室颤及无脉室速、心脏停搏或无脉性电生理活动。常规用法是 1 mg 静脉推注,每 3~5 分钟重复 1 次,每次经周围静脉给药后应使用 20 mL 生理盐水冲管,以保证其能够到达心脏发挥作用。故本题选 C。

109. 亚急性甲状腺炎起病前常有感染症状,甲状腺呈轻、中度肿大,质地较硬,触痛显著;可有全身不适、食欲减退、肌肉疼痛、发热、心动过速、多汗。血清 T_3、T_4 升高,TSH 降低,^{131}I 摄取率减低,是亚急性甲状腺炎特征性的血清甲状腺激素水平和甲状腺摄碘能力的"分离现象"。故本题选 C。

110. 70%~90% 真性红细胞增多症患者有肝大,是本病的重要体征,多为中、重度肿大,表面平坦,质硬,引起腹胀、食欲缺乏、便秘。40%~50% 患者有肝大。可见皮肤和黏膜红紫,球结膜显著充血。故本题选 E。

111. 患者风湿性心脏病多年,双侧颊部皮肤呈紫红色即"二尖瓣面容",且心尖部可闻及开瓣音,考虑可能为二尖瓣狭窄。二尖瓣狭窄→左心房增大→右心室增大→肺动脉高压→肺动脉扩张→相对性肺动脉瓣关闭不全,可在胸骨左缘第 2 肋间及肺动脉听诊区可闻及舒张早期杂音。故本题选 A。

113. 消化性溃疡的典型症状为上腹痛,呈慢性病程,可达数年或 10 余年,反复或周期性发作。餐后痛多见于胃溃疡。十二指肠溃疡多为餐前痛。胃癌的腹痛无节律性。胃黏膜脱垂的腹痛多与体位相关。故本题选 A。

115. Rous 试验阳性提示慢性血管内溶血。Ham 试验即酸化血清溶血试验,为阵发性睡眠性血红蛋白尿症的诊断性试验。Ham 试验、蔗糖溶血试验、蛇毒因子溶血试验、尿潜血(或尿含铁血黄素)等项试验中,两项以上阳性可诊断阵发性睡眠性血红蛋白尿症。故本题选 D。

117. $PaO_2 < 60$ mmHg 提示有低氧血症,$PaCO_2 > 45$ mmHg,判定存在呼吸性酸中毒。HCO_3^- 升高(正常值平均为 24 mmol/L),血 K^+ 降低,血 Cl^- 降低(正常值 95~105 mmol/L),提示存在低氯低钾性碱中毒,故酸碱失衡类型为呼吸性酸中毒合并代谢性碱中毒。故本题选 E。

119. 急性淋巴细胞白血病的细胞化学染色为过氧化物酶(一)、糖原染色(PAS)(+)成块或粗颗粒状、非特异性酯酶(一)。故本题选 E。

121. 脾大提示可能有肝硬化、门静脉高压,患者在搬重物后腹压增加,可造成食管静脉曲张破裂出血。故本题选 B。

122. 霍奇金淋巴瘤的首发症状常是无痛性颈部淋巴结肿大,伴有发热等全身症状,病理组织涂片找到 R-S 细胞即"镜影状"细胞对霍奇金淋巴瘤的诊断有重要价值。故本题选 A。

123. 血糖升高是诊断糖尿病的主要依据,当血糖高于正常范围而又未达到糖尿病诊断标准时,须进行 OGTT(口服葡萄糖耐量试验)。胰岛素释放试验反映基础和葡萄糖介导的胰岛素释放功能。故本题选 C。

127. 患者有发热、关节肿痛、皮疹表现,有水肿、血尿、蛋白尿等肾脏受累表现,血沉增快,有贫血、血小板减少、Coombs 试验(+)等血液系统受累表现,最可能为活动性系统性红斑狼疮。故本题选 C。

128. 由于心脏功能极度减退,排血功能衰竭,导致心输出量显著减少,不能维持最低限度的心输出量,导致血压下降,重要脏器和组织供血严重不足,并引起严重的急性周围循环衰竭,引起全身性微循环功能障碍的综合征,发生心源性休克。故本题选 D。

130. $PaCO_2 > 50$ mmHg、$PaO_2 < 60$ mmHg,提示合并有 Ⅱ 型呼吸衰竭(即低氧伴 CO_2 潴留)。通气/血流比例失衡、弥散功能障碍、肺内分流和肺换气功能障碍常表现为低氧血症,但没有 CO_2 潴留。肺泡通气量下降,常导致肺泡氧分压下降和 CO_2 分压升高,引起 CO_2 潴留。故本题选 B。

131. 患者有腰痛伴尿频、尿急等尿路感染症状,肾盂造影示肾脏缩小及肾盏变形,考虑慢性肾盂肾炎。慢性肾炎即慢性肾小球肾炎,以蛋白尿、血尿、高血压、水肿为基本临床表现。故本题选 B。

133. 血管性血友病是临床上常见的一种常染色体遗传性出血性疾病,多为显性遗传;以自幼发生的出血倾向、出血时间延长、血小板黏附性降低、瑞斯托霉素诱导的血小板聚集缺陷,及血浆 vWF 抗原缺乏或结构异常为特点。故本题选 B。

135. 高血压的分级标准:①1 级高血压(轻度),收缩压 140~159 mmHg 和(或)舒张压 90~99 mmHg。②2 级高血压(中度),收缩压 160~179 mmHg 和(或)舒张压 100~109 mmHg。③3 级高血压(重度),收缩压≥180 mmHg 和(或)舒张压≥110 mmHg。依据高血压危险分层标准,有临床合并症或合并糖尿病为很高危。故本题选 D。

136. 患者有头晕乏力症状,血红蛋白明显降低,可诊断为贫血。患者月经量多,提示铁丢失多,且血清铁蛋白减少,低于 12 μg/L,最可能为缺铁性贫血。故本题选 C。

137. 患者有糖尿病,尿白蛋白排泄率为 240 mg/d,且双下肢轻度可凹性水肿,提示有肾损害。氢氯噻嗪是主要抑制髓袢升支皮质部对 Na^+ 和 Cl^- 的重吸收,使肾脏对氯化钠的排泄增加而产生利尿作用,加重肾脏负担,并干扰糖、脂代谢。故本题选 A。

139. 抗-HAV IgM(一),排除甲型肝炎。HBsAg(+)表示 HBV 感染。抗-HBc IgM(+)多见于急性乙肝及慢性乙肝急性发作。抗-HBs(一),提示机体对 HBV 无免疫力。患者既往无肝炎病史,有恶心、尿色深、黄疸等表现,肝功能检查 ALT、TBil 明显升高,最可能为急性乙型肝炎。故本题选 A。

141. 患者有大量蛋白尿、低蛋白血症、水肿等表现,考虑为肾病综合征。现以腹水为主,血肌酐升高,血红蛋白升高,提示血液黏稠度增加,考虑血栓形成。故本题选 E。

142. 急性肾盂肾炎是肾盂和肾实质的急性细菌性炎症,女性在儿童期、新婚期、妊娠期和老年时更易发生。患者为妊娠期妇女,有发热、腰痛、膀胱刺激症状,查体有肾区叩痛,尿液检查有白细胞、红细胞、蛋白质,考虑最可能为急性肾盂肾炎。故本题选 D。

143. 心源性哮喘发作时的症状与支气管哮喘相似,但心源性哮喘多有高血压、冠状动脉粥样硬化性心脏病等病史,查体两肺可闻及广泛的湿啰音、心率增快。支气管哮喘多有尘螨、花粉等诱发因素。故本题选 B。

144. 患者有慢性肾病史,血钾明显升高,心电图示 T 波高尖,提示存在高钾血症,应该降低血钾。氨苯蝶啶是保钾利尿药,会加重高钾血症。故本题选 B。

145. 患者有发热、消瘦等全身症状,伴颈部淋巴结进行性肿大,且淋巴结活检有 R-S 细胞,最可能为霍奇金淋巴瘤。治疗上主要采用化疗加放疗的综合治疗。较早时期 MOPP(氮芥、长春新碱、丙卡巴肼、泼尼松)化疗方案完全缓解率为 80%,5 年生存率 75%,长期无病生存率 50%;ABVD(多柔比星、博来霉素、长春地辛、达卡巴嗪)方案的缓解率和 5 年无病生存率均优于 MOPP 方案,已成为霍奇金淋巴瘤的首选化疗方案。故本题选 A。

146. 肾综合征出血热临床上以发热、低血压休克、充血出血和肾损害为主要表现;患者有发热伴恶心、呕吐、腹泻等消化道症状,有面部、胸部充血等毛细血管损害表现,尿蛋白阳性提示有肾损害,白细胞明显升高,血小板降低,最可能为肾综合征出血热。故本题选 B。

147. 肺脓肿是由多种病原体所引起的肺组织化脓性病变,早期为化脓性肺炎,继而坏死、液化、脓肿形成;临床特征为高热、咳嗽和咳大量脓臭痰,胸部 X 线或 CT 显示肺实质内厚壁空洞或伴液平,如多个直径小于 2 cm 的空洞也称为坏死性肺炎。通过痰细菌培养和药物敏感试验可以明确肺脓肿致病菌种类,选择敏感抗生素。故本题选 D。

148. 患者餐后腹部剧烈疼痛,伴呕吐,查体有剑突下压痛,实验室检查白细胞计数升高、血淀粉酶明显升高,考虑急性胰腺炎可能;患者1个月前胆囊增大,现查体Murphy征阳性,考虑胆囊炎可能。故本题选D。

149. 患者$PaO_2 < 60$ mmHg,$PaCO_2 > 45$ mmHg,为呼吸性酸中毒;且HCO_3^-(平均正常值为24 mmol/L)降低,考虑合并代谢性酸中毒,pH<7.35为失代偿性。故本题选D。

150. 患者出现低热伴乏力、纳差、恶心、呕吐、黄疸症状,肝功能检查ALT、TBil明显升高,考虑可能为急性肝炎。假小叶形成是肝硬化的特征性病理变化。故本题选A。

152. 阿米巴痢疾呈散发,起病缓慢,少有发热,无里急后重,大便次数少,量中等,为暗红色果酱样粪便,有腐败腥臭味。慢性血吸虫病指急性病程超过半年未愈者,可无明显临床症状,粪便中可检出血吸虫卵。肠结核的腹痛多为右下腹,粪便呈糊样,一般不含黏液或脓血。细菌性痢疾多有畏寒发热,全身肌肉酸痛、食欲缺乏等,腹痛位于脐周或左下腹,多呈阵发性,伴里急后重;腹泻初为稀便或水样便,以后转为黏液脓血便。左下腹可有压痛,肠鸣音亢进。急性菌痢病程迁延或反复发作超过2个月不愈者为慢性菌痢。故本题选B。

154. 患者在重症胰腺炎治疗中出现水、电解质紊乱,且血钾6.9 mmol/L,无尿2日达到血液透析的标准;BUN 25.2 mmol/L,血肌酐577 μmol/L提示肾功能不全,考虑急性肾损伤,应及时进行透析治疗,缓解症状。故本题选E。

156. 血栓闭塞性脉管炎又称Buerger病,是血管的炎性、节段性和反复发作的慢性闭塞性疾病,多侵袭四肢小、中动静脉,以下肢多见;主动或被动吸烟是其发生和发展的重要因素;主要表现为病肢怕冷,皮温降低、苍白或发绀,病肢远侧动脉搏动减弱或消失,发病前或发病过程中出现游走性浅静脉炎。故本题选B。

159. 1型糖尿病患者,有食欲减退、烦渴、多饮、多尿、呕吐,皮肤弹性差提示失水严重;空腹血糖明显升高,尿糖阳性,酮体强阳性,血HCO_3^-降低,最可能为糖尿病酮症酸中毒。补液是治疗的关键环节。控制血糖一般采用小剂量(短效)胰岛素方案,通常将短效胰岛素加入生理盐水中持续静脉滴注(应另建输液途径),亦可间歇静脉注射。故本题选E。

161. 糖皮质激素是治疗肾病综合征的主要药物,通过抑制免疫反应,抑制醛固酮和抗利尿激素分泌,影响肾小球基底膜通透性等综合作用而发挥利尿、消除尿蛋白的疗效。故本题选D。

167. 慢性肺心病患者由于慢性缺氧及感染,对洋地黄类药物的耐受性低,易致中毒,出现心律失常。感染已控制,呼吸功能已改善,利尿治疗后心功能无改善者,可选作用快、排泄快的洋地黄类药物,小剂量(常规剂量的1/2或2/3)静脉给药。故本题选E。

168. 肺炎链球菌肺炎发病前常有受凉、淋雨、疲劳、醉酒、病毒感染史,多有上呼吸道感染的前驱症状;起病急骤,高热、寒战,全身肌肉酸痛,体温在数小时内升至39~40℃,高峰在下午或傍晚,或呈稽留热,脉率随之增速。故本题选A。

171. 医疗机构发现甲类传染病时,应当及时采取下列措施:①对患者、病原携带者,予以隔离治疗,隔离期限根据医学检查结果确定。②对疑似患者,确诊前在指定场所单独隔离治疗。③对医疗机构内的患者、病原携带者、疑似患者的密切接触者,在指定场所进行医学观察和采取其他预防措施。④拒绝隔离治疗或隔离期未满擅自脱离隔离治疗的,可由公安机关协助医疗机构采取强制隔离治疗。故本题选C。

174. 患者为多发肋骨骨折、肺挫伤合并急性呼吸窘迫综合征。由于肺内液体渗出、肺泡水肿、透明膜形成、肺间质纤维化等病理改变,导致胸肺顺应性下降和无效腔增加。故本题选B。

175. 肥达氏反应O抗体1:80,H抗体1:160,提示伤寒沙门菌感染,发病后1~2周内血培养的阳性率最高,达80%~90%。故本题选A。

177. 患者有胸腔积液,给予规律抗结核治疗后出现视力异常,最可能的原因是抗结核药物引起的不良反应。乙胺丁醇的主要不良反应是视神经炎。故本题选A。

178. 血清学检测特异性IgM抗体阳性,有助于支原体、衣原体、嗜肺军团菌和病毒等感染的诊断。衣原体肺炎血白细胞正常或增高,病毒性肺炎白细胞计数可偏低,结合患者发热、呼吸困难、全身酸痛、倦怠等症状,最可能为病毒性肺炎。故本题选B。

181. 心肌梗死的基本病因是冠脉粥样硬化基础上一支或多支血管腔急性闭塞。冠脉粥样硬化的主要危险因素:①年龄、性别。②血脂异常。③高血压。④吸烟。⑤糖尿病和糖耐量异常。⑥肥胖。⑦家族史。⑧性格。⑨口服避孕药。⑩饮食习惯,如高热量、高动物脂肪、高胆固醇、高糖。故本题选ACDEG。

182. 夜间阵发性呼吸困难患者入睡后突然因憋气而惊醒,被迫坐位,多于端坐休息后缓解。其发生机制除睡眠平卧时血液重新分配使肺血量增加外,夜间迷走神经张力增加、小支气管收缩、横膈抬高、肺活量减少等也是促发因素。故本题选BCDE。

183. 患者应用地高辛(洋地黄类药物)出现低血压、胃肠道症状和心律失常,考虑为洋地黄中毒。多次腹泻考虑可能有低血钾。洋地黄中毒的处理:①停用洋地黄。②快速性心律失常者,血钾不低用利多卡因或苯妥英钠,血钾低者行静脉补钾。③严禁使用电复律,因易导致心室颤动。④有房室传导阻滞、缓慢心律失常者可用阿托品。异丙肾上腺素易诱发室性心律失常,不宜应用。故本题选DE。

184. 常见的心力衰竭诱因:①感染,呼吸道感染是最常见、最重要的诱因。②心律失常,心房颤动是器质性心脏病最常见的心律失常之一,也是诱发心力衰竭最重要的因素。③血容量增加,如钠盐摄入过多,静脉液体输入过多、过快。④过度体力消耗或情绪激动。⑤治疗不当,如不恰当地停用利尿药物或降血压药等。⑥原有心脏病变加重或并发其他疾病,如冠心病发生心肌梗死,风湿性心瓣膜病出现风湿活动,合并甲状腺功能亢进或贫血等。故本题选CDEFH。

185. 脊柱关节炎是一类以累及脊柱、关节韧带和肌腱为主要表现的慢性炎症性风湿病的总称,最突出的特征是中轴关节(尤其是骶髂关节)炎症,炎症性外周关节炎常累及下肢关节,并为不对称性。故本题选A。

186. 脊柱关节炎与HLA-B27密切关联;常见指/趾炎(也被称为香肠指/趾)和附着点炎(韧带或肌腱的骨骼附着处炎症)。故本题选D。

187. 骶髂关节X线表现分级:①0级,正常。②Ⅰ级,疑似改变。③Ⅱ级,轻微异常,局部小区域出现侵蚀或硬化,关节间隙宽度无改变。④Ⅲ级,明显异常,中度或晚期骶髂关节炎,伴有侵蚀、硬化征象、增宽、狭窄或部分关节强直。⑤Ⅳ级,严重异常,完全性关节强直。故本题选C。

188. 脊柱关节炎肺部受累常为晚期关节外表现,以缓慢进展的肺间质纤维化为特点,常发生于肺的中上段。故本题选B。

189. 脊柱关节炎的药物治疗:①非甾体抗炎药(NSAIDs),是治疗的主要用药,用以减缓疼痛、僵硬感。②TNF抑制剂(生物制剂),目前推荐至少经2种非甾体抗炎药足量治疗2~4周疗效不佳的患者使用该类药物。③缓解病情药物(DMARDs),对外周关节受累患者,需使用一种DMARDs药物规律治疗,优选柳氮磺吡啶。糖皮质激素不是首选用药,且副作用大,不能阻止病情发展。故本题选BE。

190. 肠结核好发于回盲部,行钡餐检查时可见病变肠段呈激惹现象,即X线钡餐跳跃征,病变肠段如能充盈,则显示黏膜皱襞粗乱,肠壁边缘不规则,也可见肠腔变窄、缩短、变形。克罗恩病与肠结核症状相似,病变部位接近,不能排除。有发生肿瘤的可能,还应考虑结肠癌的诊断。故本题选 ACE。

191. 患者 7~8 天未排便,行钡餐检查可加重便秘,甚至可致肠梗阻。患者无腹腔镜检查适应证。故本题选 DE。
192. 患者 PPD 试验(结核菌素试验)阳性、胸片示肺尖部模糊阴影、血沉增快,均提示有肺结核。结合患者低热、腹胀、便秘的临床表现及钡餐结果,考虑诊断为肠结核。故本题选 A。
193. 患者有面部皮疹、水肿、蛋白尿表现,结合 ANA 阳性、抗 SSA 抗体阳性、抗 U1-RNP 抗体阳性,考虑诊断为系统性红斑狼疮(SLE)。ANA 见于几乎所有的 SLE 患者;抗 SSA 抗体阳性与 SLE 中出现光过敏、血管炎、皮损、白细胞减低、平滑肌受累、新生儿狼疮等相关;抗 U1-RNP 抗体阳性率 40%,对 SLE 诊断特异性不高,往往与 SLE 的雷诺现象和肺动脉高压相关。故本题选 B。
194. 抗磷脂综合征是一种以反复动、静脉血栓形成、习惯性流产、血小板减少以及抗磷脂抗体持续中高滴度阳性为主要特征的非炎症性自身免疫性疾病,可出现在 SLE 的活动期。患者孕 3 次,均出现自然流产,实验室检查血小板明显减少,故考虑为抗磷脂综合征。故本题选 E。
195. 抗心磷脂抗体是目前最常检测的指标,对诊断抗磷脂综合征的敏感性高、特异度较低,常作为筛选试验。故本题选 A。
196. 抗磷脂综合征的主要临床特征包括①血管栓塞:最常见的临床表现为深静脉血栓和脑卒中。②流产:多发生在妊娠的 10 周以后,早期 3 个月妊娠多正常,以后发生胎儿生长缓慢和羊水减少。③网状青斑为常见的非特异性表现。故本题选 AC。
197. 患者有怕热、多汗、心悸、多尿、消瘦表现,查体有突眼、甲状腺肿大、心率增快,且双手平举震颤阳性,考虑甲状腺功能亢进,可行甲状腺超声、甲状腺功能、甲状腺相关抗体检查。患者有心尖部杂音,可行胸片、心脏超声、心电图检查。糖尿病也可引起多尿和体重减轻,故可行 OGTT 试验。故本题选 ABCDEF。
198. 甲状腺功能亢进症的诊断标准:①高代谢症状和体征。②甲状腺肿大。③血清甲状腺激素水平增高、TSH 减低。故本题选 C。
199. 患者使用抗甲状腺药物后复查白细胞计数减少,中性粒细胞为 $1.68×10^9/L$,此时通常不需要停药,减少抗甲状腺药物剂量,加用一般升白细胞药物,如升血胺等。故本题选 B。
200. 当症状消失,血中甲状腺激素水平接近正常后逐渐减量,治疗中应当监测甲状腺激素的水平,不能用 TSH 作为治疗目标。故本题选 D。
201. 血、尿、便常规、血清电解质检查、生化检查为入院常规检查,因患儿有肾病综合征病史,应用强的松治疗 1 年,目前主要表现为发育迟缓、发热、便秘、呕吐、乏力等症状,故应行 24 小时尿蛋白定量、肾小管功能检查、双肾 B 超、X 线检查、血培养以明确诊断。故本题选 ABCDFGHI。
202. 患儿血 K+ 3.2 mmol/L(血 K+正常范围为 3.5~5.5 mmol/L),考虑为低钾血症。该患儿有生长发育落后、呕吐等表现,血 pH(正常为 7.35~7.45)、CO_2CP(儿童正常值为 18~27 mmol/L)均下降,血钾降低、尿比重、尿钙降低,符合近端肾小管酸中毒(II型)的临床特点。远端肾小管酸中毒(I型)尿液检查可见尿钙增加,高血钾型肾小管酸中毒(IV型)与患儿表现(低钾血症)均不符。患儿生长发育迟缓、有酸中毒、低钾血症、糖尿阳性、蛋白尿等表现,可能为范可尼氏综合征。患儿生长发育迟缓,结合 X 线表现,不排除佝偻病的可能。患儿 2 年前确诊为肾病综合征,故考虑该诊断。故本题选 ACFGH。

203. 氯化铵负荷试验是一种检查远曲肾小管功能的试验,对明显酸中毒者不宜应用,故排除 A。余选项均有助于明确病因。故本题选 BCDEFGHI。
204. 白塞病即贝赫切特病,临床表现为反复发作的口腔、外阴溃疡,可有视力障碍和关节炎,以膝关节受累最多见。针刺反应是贝赫切特病目前唯一的特异性较强的试验。故本题选 A。
206. 对于白塞病的系统性治疗,主要是应用糖皮质激素和免疫抑制剂控制病情。免疫抑制剂包括硫唑嘌呤、环磷酰胺、环孢素、甲氨蝶呤、吗替麦考酚酯等;糖皮质激素可用泼尼松。故本题选 AD。

冲刺模拟卷五
答案

1. B	2. E	3. D	4. B	5. D	6. A	7. A	8. D	9. C	10. E
11. A	12. D	13. D	14. B	15. D	16. D	17. E	18. B	19. B	20. A
21. B	22. A	23. B	24. D	25. E	26. C	27. E	28. C	29. D	30. D
31. D	32. B	33. D	34. C	35. D	36. D	37. D	38. E	39. E	40. B
41. A	42. E	43. D	44. D	45. D	46. D	47. E	48. E	49. D	50. C
51. B	52. D	53. C	54. D	55. D	56. D	57. D	58. D	59. D	60. D
61. E	62. D	63. D	64. A	65. D	66. D	67. D	68. C	69. D	70. E
71. B	72. C	73. D	74. D	75. D	76. D	77. D	78. D	79. D	80. D
81. A	82. C	83. D	84. D	85. D	86. D	87. A	88. D	89. A	90. D
91. E	92. D	93. D	94. D	95. D	96. D	97. D	98. D	99. C	100. C
101. A	102. D	103. C	104. D	105. D	106. D	107. A	108. D	109. D	110. D
111. D	112. D	113. C	114. D	115. D	116. D	117. D	118. D	119. D	120. D
121. C	122. D	123. D	124. D	125. D	126. D	127. C	128. D	129. D	130. A
131. A	132. B	133. D	134. D	135. D	136. D	137. D	138. D	139. A	140. A
141. D	142. D	143. D	144. D	145. D	146. D	147. E	148. A	149. D	150. E
151. B	152. D	153. D	154. D	155. D	156. D	157. D	158. D	159. D	160. A
161. C	162. D	163. D	164. D	165. D	166. D	167. D	168. D	169. D	170. A
171. B	172. D	173. A	174. D	175. D	176. D	177. D	178. D	179. A	180. C
181. E	182. ABE	183. EFH	184. E	185. ABCDF
186. ABDEH	187. BCFGH	188. ABCEF	189. A	190. C
191. B	192. A	193. DF	194. F	195. F
196. ABDEF	197. A	198. C	199. ABCE	200. ABCDEF
201. AF	202. ABCDEF	203. ABD	204. B	205. BCE
206. BF				

解析

9. 患者心律不齐,脉率不等于心率,考虑为心房颤动。故本题选 C。
10. 室速发作时,少数室上性冲动可下传心室,产生心室夺获,表现为在 P 波之后,提前发生一次正常的 QRS 波。室性融合波的 QRS 波形态介于窦性与异位心室搏动之间,其意义为部分夺获心室。心室夺获与室性融合波的存在对确立室速诊断提供重要依据。故本题选 E。
26. 骨髓增生活跃或极度活跃,原始细胞占骨髓非红系有核细胞(NEC)的 30% 以上(FAB 分型标准),可出现裂孔现象,结合临床表现和血象,即可做出急性白血病诊断。故本题选 C。

27. 由肾盂输尿管连接处或输尿管急性梗阻、输尿管扩张引起的疼痛为肾绞痛。其特点是绞痛,呈阵发性、剧烈难忍、辗转不安、大汗、伴恶心、呕吐。故本题选 E。

29. 支气管扩张常继发于急、慢性呼吸道感染和支气管阻塞后,可考虑应用肺炎链球菌疫苗和流感病毒疫苗预防或减少急性发作,免疫调节剂对于减轻症状和减少发作有一定帮助。吸烟者应予以戒烟。康复锻炼对于保持肺功能有一定作用。长期预防性应用抗生素可导致菌群失调及多重耐药菌的产生,不宜选用。故本题选 D。

32. 金黄色葡萄球菌的致病物质主要是毒素与酶,如溶血毒素、杀白细胞素、肠毒素等,具有溶血、坏死、杀白细胞及血管痉挛等作用。金黄色葡萄球菌凝固酶为阳性,是化脓性感染的主要原因,易致坏死性肺炎、肺脓肿、肺气囊肿和脓胸。故本题选 B。

34. 改善睡眠呼吸暂停低通气综合征,患者应采取侧位睡眠,抬高床头。故本题选 C。

35. 催吐用于意外中毒不能洗胃者。对清醒、合作的经口摄入中毒者,可考虑催吐法。口服脂溶性毒物(如汽油或煤油等)时,先用液体石蜡 150~200 mL,使其溶解不被吸收,然后洗胃。故本题选 E。

37. 几乎所有的系统性红斑狼疮(SLE)均可累及肾脏,循环中抗 dsDNA 等自身抗体与相应抗原结合形成免疫复合物后,沉积于肾小球;或循环中自身抗体与肾小球内在抗原结合形成原位免疫复合物,激活补体,导致肾脏损伤。干燥综合征多累及肾小管远端;骨关节炎、类风湿关节炎、多发肌炎很少累及肾脏。故本题选 D。

39. 儿童支气管肺炎合并急性心力衰竭的表现:①安静状态下呼吸突然加快,>60 次/分;②安静状态下心率突然增加,>180 次/分;③突然极度烦躁不安,明显发绀,面色苍白或发灰,指(趾)甲微血管再充盈时间延长,以上 3 项不能用发热、肺炎本身和其他合并症解释;④心音低钝,奔马律,颈静脉怒张;⑤肝脏迅速增大。故本题选 E。

40. 尿毒症患者由于继发性甲状旁腺功能亢进(PTH 升高),破骨细胞过度活跃引起骨盐溶解、骨质重吸收增加,骨胶原基质破坏,而代以纤维组织,形成纤维囊性骨炎,易发生肋骨骨折。故本题选 B。

42. 主动脉瓣狭窄最主要的体征是主动脉瓣区(胸骨右缘第 2 肋间)收缩期喷射样杂音,杂音先增强后减弱,向颈部传导,杂音的响度随心排血量的大小而异。故本题选 E。

45. 短效 β_2 受体激动剂为治疗哮喘急性发作的首选药物,常用药物有沙丁胺醇和特布他林。异丙托溴铵属于短效吸入型抗胆碱药,舒张支气管作用弱于 β_2 受体激动剂,多与 β_2 受体激动剂联合应用。糖皮质激素是目前控制哮喘最有效的药物。氨茶碱、色甘酸钠多用于哮喘的控制治疗。故本题选 B。

50. 骨关节炎一般起病隐匿,进展缓慢。主要表现为受累关节及其周围疼痛、压痛、僵硬、肿胀、关节肥大和功能障碍。骨擦音多见于膝关节受累时。晨僵时间较短,一般不超过 30 分钟。故本题选 C。

52. 肺动脉高压的病因:①阻塞性气道疾病,慢性阻塞性肺疾病是导致肺动脉高压和肺源性心脏病最常见的原因。②肺实质性疾病,如肺水肿、间质性肺疾病、结节病。③肺血管病变,肺血栓栓塞症是肺血管病变产生肺动脉高压最常见的原因。④神经肌肉疾病,如胸廓畸形、吉兰-巴雷综合征。故本题选 D。

53. 大量心包积液时,心脏向左后移位,压迫左肺,引起左肺下叶不张,在左肩胛下角区出现叩诊浊音,听诊闻及支气管呼吸音,称为 Ewart 征。故本题选 C。

54. 呼吸功包括生理功和附加功,任何导致气道阻力增加的因素都会引起呼吸功增加,如气道分泌物增多、呼吸机回路积水,胸肺顺应性下降亦导致呼吸功增加,气管切开不影响呼吸功。故本题选 D。

56. 非典型病原体所致肺炎的病原体包括军团菌、支原体和衣原体等,治疗时首选大环内酯类抗生素。故本题选 D。

57. 国家实行医师定期考核制度。对考核不合格的医师,县级以上人民政府卫生健康主管部门应当责令其暂停执业活动 3~6 个月,并接受相关专业培训。暂停执业活动期满,再次考核仍不合格,注销注册,废止医师执业证书。故本题选 E。

59. 钩端螺旋体病最重要的传染源是黑线姬鼠、猪和犬。黑线姬鼠主要携带黄疸出血群,引起稻田型流行。猪主要携带波摩那群,常引起雨水型和洪水型暴发流行。犬是雨水型和洪水型的重要传染源。故本题选 D。

60. 真性红细胞增多症的治疗目标是避免血栓形成,控制疾病相关症状,延缓疾病进展。治疗措施:①静脉放血。②预防血栓形成,口服小剂量阿司匹林。③降细胞治疗,年龄>40 岁者可考虑使用羟基脲,年龄<40 岁或妊娠期应使用干扰素。④JAK2 抑制剂。故本题选 D。

62. 血管内溶血指红细胞在血液循环中被破坏,释放游离血红蛋白形成血红蛋白血症。血红蛋白被血浆结合珠蛋白结合转运至肝,若大量血管内溶血超过结合珠蛋白的处理能力,游离血红蛋白可从肾小球滤过,若血红蛋白量超过近曲小管重吸收能力,则出现血红蛋白尿。血红蛋白尿的出现说明有快速血管内溶血。阵发性睡眠性血红蛋白尿症的表现以血管内溶血性贫血为主,晨起血红蛋白尿是其典型表现。故本题选 E。

64. 预防性化学治疗主要应用于受结核分枝杆菌感染易发病的高危人群,包括 HIV 感染者、涂阳肺结核患者的密切接触者、未经治疗的肺部硬结纤维病灶(无活动性)、矽肺着病、糖尿病、长期使用糖皮质激素或免疫抑制剂者、吸毒者、营养不良者、儿童青少年结核菌素试验硬结直径≥15 mm 等。故本题选 A。

66. 首先需要判断患者的反应,快速检查是否没有呼吸或不能正常呼吸(无呼吸或喘息)并以最短时间判断有无脉搏(10 秒内完成)。如判断患者无反应时,应立即开始初级心肺复苏。故本题选 A。

67. 慢性肾衰竭时,肾脏排磷减少,出现高血磷。高血磷与血钙结合成磷酸钙沉积于软组织,导致软组织异位钙化,并使血钙降低,刺激甲状旁腺分泌甲状旁腺激素(PTH),可引起继发性甲状旁腺功能亢进。故本题选 B。

69. 胰岛素的治疗指征:①1 型糖尿病患者。②酮症酸中毒、高渗性高血糖综合征和乳酸性酸中毒伴高血糖的患者。血糖较高的初发 2 型糖尿病患者也可应用。③2 型糖尿病 β 细胞功能明显减退者。④各种严重的糖尿病慢性并发症。⑤围手术期、感染和妊娠的患者。⑥某些特殊类型糖尿病。故本题选 B。

71. 造血干细胞移植适应证:①血液系统恶性疾病,如急性髓系白血病、急性淋巴细胞白血病、慢性白血病、恶性淋巴瘤、骨髓瘤、骨髓增生异常综合征;②非恶性血液病,如再生障碍性贫血、阵发性睡眠性血红蛋白尿症(PNH)、血红蛋白病(地中海贫血、镰状细胞贫血等)、Fanconi 贫血、联合免疫缺陷综合征、脂质贮积病、巨噬细胞疾病。故本题选 E。

72. 痛风急性关节炎发作时,受累关节出现红、肿、热、痛和功能障碍,以单侧第 1 跖趾关节最常见。继发性痛风主要由于肾脏疾病、药物、肿瘤化疗或放疗等所致。故本题选 C。

73. 《突发公共卫生事件应急条例》规定,国家建立突发事件的信息发布制度。国务院卫生行政主管部门负责向社会发布突发事件的信息。必要时可以授权省、自治区、直辖市人民政府卫生行政主管部门向社会发布本行政区域内突发事件的信息。故本题选C。

74. 血友病出血的特征：①与生俱来，伴随终身。②常表现为软组织或深部肌肉内血肿。③负重关节如膝、踝关节等反复出血甚为突出，最终可致关节肿胀、僵硬、畸形，可伴骨质疏松、关节骨化及相应肌肉萎缩（血友病关节）。血友病主要为深部组织出血，皮肤紫癜罕见。故本题选D。

75. 甲状腺功能减退、某些感染（布鲁氏菌病、伤寒）、颈动脉窦过敏、脑血管意外、高血钾、迷走神经张力增高、某些抗心律失常药物（如洋地黄类药物）等可导致窦房结功能障碍，引起窦房传导阻滞。故本题选A。

76. 洋地黄中毒最重要的表现为各类心律失常，以室性期前收缩常见，多表现为二联律，可见非阵发性交界区心动过速、房性期前收缩、心房颤动及房室传导阻滞等。快速房性心律失常伴传导阻滞是洋地黄中毒的特征性表现。胃肠道表现如恶心、呕吐；神经系统症状，如视物模糊、黄视、绿视，定向力障碍、意识障碍等。故本题选D。

77. 糖尿病肾病是慢性肾脏病变的一种重要类型，是终末期肾衰竭的主要原因，是1型糖尿病的主要死因。在2型糖尿病，其严重性仅次于心、脑血管疾病。故本题选E。

78. 支气管扩张多继发于慢性支气管炎、麻疹和百日咳后的支气管肺炎及肺结核病等。因反复感染，特别是化脓性炎症常导致管壁平滑肌、弹力纤维和软骨等支撑结构破坏；同时受支气管壁外周肺组织慢性炎症所形成的纤维瘢痕组织的牵拉及咳嗽时支气管腔内压的增加，最终导致支气管壁持久性扩张。故本题选E。

79. 急进性肾小球肾炎的病理类型为新月体肾炎，光镜下多数肾小球（50%以上）大新月体形成（占肾小球囊腔50%以上），病变早期为细胞新月体，后期为纤维新月体。故本题选C。

80. 溃疡性结肠炎（UC）的病变呈连续性弥漫性分布，多自直肠开始，逆行向近段发展，可累及全结肠甚至末段回肠。由于结肠病变很少深入肌层，并发结肠穿孔、瘘管或腹腔脓肿少见。反复发作的腹泻、黏液脓血便及腹痛是UC的主要症状。故本题选D。

81. 过敏性紫癜以单纯型最常见，主要表现为皮肤紫癜，局限于四肢，以下肢及臀部多见，躯干极少累及。紫癜常成批反复出现、对称分布，可同时伴发皮肤水肿、荨麻疹。紫癜大小不等，初呈深红色，按之不褪色，可融合成片，数日内渐变成紫色、黄褐色、浅黄色，经7～14天逐渐消退。故本题选A。

82. 急性胰腺炎疼痛多位于中左上腹甚至全腹，部分患者腹痛向背部放射。患者取坐位、膝屈曲位时疼痛可有所缓解，但躺下或进食时疼痛加剧。故本题选C。

83. 复发性多软骨炎是一种罕见的、病因及发病机制不甚清楚的免疫介导的全身性炎症性疾病，主要累及含有软骨结构及蛋白聚糖成分的器官；主要表现为耳、鼻、咽喉、气管、眼、关节、心脏瓣膜等器官及血管等结缔组织受累。并可与类风湿关节炎、系统性血管炎、系统性红斑狼疮等结缔组织病并发。故本题选B。

86. 患者存在器质性心脏病，近期出现发热、贫血，考虑为感染性心内膜炎。血培养是诊断菌血症和感染性心内膜炎的最重要方法。故本题选B。

87. 腺垂体功能减退症症状主要表现为靶腺（性腺、甲状腺、肾上腺）功能减退。泌乳素分泌不足，在分娩后表现为乳房不胀，无乳汁分泌。促性腺激素分泌不足，在女性表现为闭经、性欲减退或消失、乳腺及生殖器明显萎缩等。促甲状腺激素分泌不足，表现为面色苍白、腋毛、阴毛脱落，皮肤干燥；表情淡漠，畏寒，懒言少动。促肾上腺皮质激素分泌不足，表现为虚弱、乏力，食欲减退，上腹痛，血压降低，易出现低血糖表现等。故本题选A。

89. 患者有反复的咳嗽、咳脓痰、咯血，胸部X线片见多发囊状及柱状影，部分囊腔内可见液平，考虑为支气管扩张。对反复咯血的患者，如果咯血量少，可以对症治疗或口服卡巴克洛（安络血）、云南白药。若出血量中等，可静脉给予垂体后叶素或酚妥拉明；若出血量大，经内科治疗无效，可考虑介入栓塞治疗或手术治疗。外科手术适用于病变局限者。患者近期咯血量大，胸部X线片示病变范围广，优先考虑支气管动脉栓塞治疗。故本题选A。

90. 肺炎克雷伯菌肺炎的痰黏稠脓性，量多带血，典型痰呈砖红色、胶冻状。金黄色葡萄球菌肺炎的痰呈脓血状。肺炎链球菌肺炎咳铁锈色痰。厌氧菌肺炎的痰多有臭味。干酪性肺炎多为干咳或少量黏液痰。故本题选D。

93. 心电图可见窦性P波，部分时段P波消失，代之以大锯齿波，频率为300次/分左右，为阵发性心房扑动，传导比例不固定，扑动可自行终止并恢复为窦性P波。故本题选D。

94. 对于病情重、疼痛剧烈的亚急性甲状腺炎患者，可给予泼尼松治疗，能明显缓解甲状腺疼痛。故本题选B。

95. 国家实行无偿献血制度，国家提倡18周岁至55周岁的健康公民自愿献血。无偿献血的血液必须用于临床，不得买卖。故本题选E。

98. 患者有乏力、四肢酸痛、食欲缺乏、咳嗽、痰少、咽部充血，结合影像学检查提示肺间质性改变，考虑为支原体肺炎。首选检查为支原体冷凝集试验。故本题选D。

99. 溃疡型肠结核病变多位于回盲部，行X线钡剂灌肠，钡剂于病变肠段呈现激惹征象，排空很快，充盈不佳，而在病变的上、下肠段则钡剂充盈良好，称为X线钡剂激惹征。故本题选C。

100. 高血压是发生主动脉夹层最重要的危险因素。患者有突发前胸或胸背部持续性、撕裂样或刀割样剧痛，疼痛剧烈难以忍受，可放射到肩背部，亦可沿肩胛间区向胸、腹以及下肢等处放射。大多数患者合并高血压，且两上肢或上下肢血压相差较大。心电图正常，排除变异型心绞痛。心肌酶未升高，排除心肌梗死。腹平软，Murphy征阴性，排除急性胆囊炎。肋间神经痛为刺痛或灼痛，多为持续性而非发作性。故本题选C。

101. NYHA分级：①Ⅰ级，心脏病患者日常活动量不受限制，一般活动不引起疲乏、心悸、呼吸困难或心绞痛；②Ⅱ级，心脏病患者的体力活动轻度受限，休息时无自觉症状，一般活动下可出现疲乏、心悸、呼吸困难或心绞痛；③Ⅲ级，心脏病患者体力活动明显受限，小于平时一般活动即引起上述症状；④Ⅳ级，心脏病患者不能从事任何体力活动。休息状态下也出现心衰症状，活动后加重。Killip分级：①Ⅰ级，无肺部啰音；②Ⅱ级，肺部有啰音，但啰音的范围小于50%肺野；③Ⅲ级，肺部啰音的范围大于50%肺野（急性肺水肿）；④Ⅳ级，有心源性休克。故本题选A。

102. 患者有慢性腹痛病史，现出现呕吐宿食，初步诊断为消化性溃疡并幽门梗阻。幽门梗阻时不宜行钡剂造影。故本题选B。

104. 左心衰竭以肺循环淤血为主要症状，主要为呼吸困难，按其渐进性严重程度，表现为劳力性呼吸困难、端坐呼吸、夜间阵发性呼吸困难，心源性哮喘和急性肺水肿。故本题选B。

106. 急性粒细胞白血病时，POX及苏丹黑染色阳性。而其余均无帮助。PAS阳性多见于急性淋巴细胞白血病。NSE阳性，可被NaF抑制见于急性单核细胞白血病。故本题选D。

108. 胸膜炎常有持续性疼痛，且体温高，呼吸深快。故本题选E。

109. 患者考虑为空洞性肺结核。肺结核的病变多发生在上叶的尖后段、下叶的背段和后基底段。空洞性肺结核胸部X线片示空洞壁较厚，其周围可见结核浸润病灶，或伴有斑点、结节状病变，空洞内一般无气液平面，有时伴有同侧或对侧的结核播散病灶。故本题选D。

111. β受体阻断剂适用于各种不同严重程度的高血压，尤其是心率较快的中、青年患者或合并心绞痛及心肌梗死的患者，可显著减少心肌耗氧并降低死亡率。故本题选B。

112. 使用阿托品治疗有机磷杀虫药中毒,停药指征是 M 样症状消失或出现"阿托品化"。阿托品化的指征为口干、皮肤干燥、心率增快(90~100 次/分)和肺湿啰音消失。瞳孔大小无变化提示 M 样症状未减轻,治疗效果不满意。故本题选 C。
113. 甲状腺危象的常见诱因有感染、手术、创伤、精神刺激等。临床表现有高热或过高热,大汗,心动过速(>140 次/分),烦躁、焦虑不安、谵妄、恶心、呕吐、腹泻,严重患者可有心力衰竭、休克及昏迷等。故本题选 C。
114. 患者有严重心内并发症或抗生素治疗无效时,应及时考虑手术治疗。故本题选 E。
115. 青霉素过敏属于Ⅰ型超敏反应,病情发展迅速,重型可致过敏性休克,常伴有荨麻疹以及呼吸道和消化道的过敏症状。急性左心衰竭和哮喘发作均可出现肺水肿,但不会出现身体多部位皮疹;急性呼吸窘迫综合征肺部多为湿啰音而不是喘鸣音,也不会出现多处皮疹;感染性休克多发生于细菌感染后。故本题选 E。
116. 肺血栓栓塞症(PTE)最多见的症状是不明原因的呼吸困难及气促,严重时可出现血压下降甚至休克,颈静脉充盈或搏动,肺动脉瓣区第二音亢进($P_2 > A_2$)或分裂。CT 肺动脉造影(CTPA)可见直接征象,即肺动脉内的低密度充盈缺损,部分或完全包围在不透光的血流之间(轨道征),或呈完全充盈缺损,远端血管不显示。抗凝治疗为 PTE 的基本治疗方法,首选低分子量肝素。华法林起效需要数天,常在肝素后使用。故本题选 D。
118. 急性肾盂肾炎起病急骤,常有畏寒发热,全身酸痛,恶心、呕吐,腰痛,并伴有尿频、尿急、尿痛等尿路刺激征。慢性肾盂肾炎静脉肾盂造影可见肾盂、肾盏变形,缩窄。膀胱炎多无腰痛及全身症状。故本题选 E。
119. 腹部闭合性损伤在诊断未明确前,不应给予止痛和镇静剂,以免掩盖病情,延误诊治。故本题选 D。
120. 出血时间正常,提示血小板及血管壁正常。凝血酶原时间正常,提示外源性凝血系统正常。凝血时间延长,提示内源性凝血系统异常,导致凝血活酶生成障碍。故本题选 D。
121. α-葡萄糖苷酶抑制剂可延迟碳水化合物的吸收,降低餐后的高血糖,适用于空腹血糖基本正常而餐后血糖升高的患者。此药可单独用药,也可与磺脲类、双胍类药物或胰岛素合用。常见不良反应为胃肠反应。故本题选 C。
122. 患者置换人工瓣膜后 1 年内,出现发热等感染表现,考虑为早期人工瓣膜心内膜炎,葡萄球菌等是早期人工瓣膜心内膜炎的主要致病菌,首选青霉素治疗。故本题选 A。
123. 高血压危象是指血压急剧上升,小动脉发生强烈痉挛,出现头痛、烦躁、恶心、呕吐、心悸及视力模糊等严重症状或累及靶器官缺血症状。收缩压≥180 mmHg,和(或)舒张压≥110 mmHg,为高血压 3 级,但不完全反映患者的疾病状态,该患者具有明显的血压急剧上升影响脏器血供的临床症状。故本题选 E。
124. 功能性消化不良的诊断标准:①有中上腹痛、中上腹灼热感、餐后饱胀和早饱症状一种或多种;②呈持续或反复发作的慢性过程(症状出现至少 6 个月,近 3 个月症状符合以上诊断标准);③排除可解释症状的器质性疾病(包括胃镜检查)。故本题选 D。
125. 患者球结膜无黄染,排除 A;溶血性贫血时有红系代偿性增生,网织红细胞可达 0.05~0.20,排除 B;巨幼细胞贫血一般有叶酸或维生素 B_{12} 缺乏,出现神经系统表现,排除 D;再生障碍性贫血时,全血细胞减少,排除 E。故本题选 C。
126. 多数系统性红斑狼疮患者可出现皮疹,以鼻梁和双颧颊部呈蝶形分布的红斑最具特征性。抗 dsDNA 抗体是诊断系统性红斑狼疮的特异性抗体,多出现在活动期。故本题选 D。
127. 患者应用胰岛素,出现心悸、出汗表现,考虑为低血糖症。对轻症患者,进食即可缓解;对重症或疑似低血糖昏迷者,应及时检测血糖,给予葡萄糖液静脉注射。故本题选 C。
128. 十二指肠溃疡呈慢性过程,有与进餐相关的节律性上腹痛,多见饥饿痛或夜间痛,进餐后缓解。胃癌最常见的症状是体重减轻、上腹痛,无节律性腹痛。胃角溃疡、幽门管溃疡多为餐后痛。复合溃疡多见于男性。故本题选 D。
130. 急性单核细胞白血病骨髓非红系有核细胞(NEC)中原单核、幼单核≥30%,且原单核、幼单核及单核细胞≥80%。过氧化物酶染色可见阳性,非特异性酯酶染色阳性,阳性反应可被氟化钠抑制。故本题选 A。
131. ①患者乙型肝炎病程超过半年,可诊断为慢性肝炎。②发病 2~26 周出现极度乏力,有明显消化道症状;黄疸迅速加深,血清总胆红素(TBil)大于正常值上限 10 倍或每日上升≥17.1 μmol/L;伴或不伴肝性脑病;出血倾向明显,PTA 低于 40%(或 INR≥1.5)且排除其他原因者,可诊断为亚急性重型肝炎。③在慢性肝病基础上,短期内发生急性或亚急性肝功能失代偿的临床症候群,可诊断为慢加急性(亚急性)重型肝炎。故本题选 A。
133. 急性心肌梗死是心源性休克的常见原因。主要原因是心肌收缩力减弱,导致心脏排出量迅速下降,引起休克。故本题选 B。
134. 肾静脉血栓(RVT)常见于血液高凝状态,如肾病综合征。急性 RVT 的典型表现:①患侧腰肋痛或腹痛,伴恶心呕吐;②尿液异常,出现镜下或肉眼血尿及蛋白尿(原有蛋白尿增多);③肾功能异常,双侧肾静脉主干大血栓可致急性肾损伤;④病肾增大(影像学检查证实)。故本题选 D。
136. 发作性干咳伴胸闷,应考虑有无喉部疾病,阻塞型肺气肿,大量胸腔积液,气胸等,首先最简便的检查是胸部 X 线片。故本题选 C。
137. 患者膝关节、髋关节、颈椎等负重关节受累,考虑为骨关节炎。关节腔内注射透明质酸,能长时间地缓解症状和改善功能。故本题选 B。
138. 目前患者考虑为淋巴瘤,应首选淋巴结活检进行病理学诊断。腹部 B 超主要用于腹部实质脏器的检查;骨髓活检、骨髓细胞学检查主要用于白血病、骨髓增生异常综合征、贫血等的诊断,且前者多用于科研;胸部 X 线片主要用于肺部疾病的诊断。故本题选 E。
139. 肺脓肿是由于多种病因所引起的肺组织化脓性病变。早期为化脓性炎症,继而坏死形成脓肿。临床特征为高热、咳嗽和咳大量脓臭痰。多发生于壮年,男性多于女性。典型的 X 线征象为大片浓密模糊炎性浸润阴影,边缘不清,分布在一个或数个肺段;脓肿形成后,大片浓密炎性阴影中出现圆形透亮区及液平面,若支气管引流不畅时,可形成张力性空洞,胸片显示为薄壁囊性空洞。故本题选 A。
141. 换气功能障碍主要引起低氧血症,包括肺泡通气/灌注比例失调,解剖分流增加和弥散障碍。故本题选 B。
142. 预激综合征伴心房颤动,心室率快,因有房室旁道存在,心房激动未经房室结生理性延迟而直接下传心室,导致快速的心室率,甚至出现心室颤动而危及生命,药物转复效果差,宜直接行电复律。故本题选 A。
143. 患者有反复紫癜,血小板减少,骨髓增生活跃,巨核细胞增多,产板型减少,考虑为原发免疫性血小板减少症(ITP)。血小板输注适用于伴消化系统、泌尿生殖系统、中枢神经系统或其他部位的活动性出血或需要急诊手术的重症 ITP 患者(PLT<10×10⁹/L)。故本题选 B。
144. 患者发热、腹痛和腹泻,腹泻初为水样便,之后转为黏液脓血便,里急后重感明显,考虑为普通型细菌性痢疾。确诊需依靠粪便细菌培养痢疾杆菌阳性。故本题选 C。

145. 心电图示心率35次/分,P波与QRS波群无关,室性逸搏心律,查体可闻及大炮音,提示出现三度房室传导阻滞引起反复晕厥发作,需行永久起搏器植入术。故本题选D。

147. 根据心电图表现提示患者为房颤。房颤患者控制心室率可应用洋地黄、β受体拮抗剂(如比索洛尔)或钙通道拮抗剂。胺碘酮可减少发作次数与持续时间。故本题选E。

149. 在对因治疗的基础上,还应调整抗心力衰竭治疗,并加强利尿剂、血管扩张剂和正性肌力药物的联合应用。必要时可使用血液超滤治疗顽固性心力衰竭。故本题选E。

153. 心脏压塞的临床特征为Beck三联征,即低血压、心音低弱、颈静脉怒张。结合题干,考虑患者为射频消融穿破造成心包积液,形成心脏压塞。心脏压塞时,心包腔内压力升高,心室舒张受限,心脏内血流减少,心脏排血量下降;心室舒张受限,致静脉回流受限,静脉压升高。故本题选E。

155. 患者尿中红细胞为变形红细胞,提示肾小球源性血尿,结合无水肿、高血压及肾功能减退,考虑为无症状性血尿和(或)蛋白尿。故本题选A。

156. 慢性淋巴性甲状腺炎又称桥本甲状腺炎,属于自身免疫性疾病,如血清甲状腺过氧化物酶抗体(TPOAb)和甲状腺球蛋白抗体(TgAb)显著增高,诊断即可成立。故本题选B。

157. 患者冬季发病,5天前出现寒战、高热、全身酸痛,解洗肉水样尿200mL等症状,且皮肤充血,可见针尖大出血点及大瘀斑,提示有血管损害,少尿,同时血象示血白细胞明显增高及血小板减少,符合肾综合征出血热的临床表现。故本题选B。

158. 呼吸深快是酸中毒表现,且糖尿病酮症酸中毒是1型糖尿病常见的并发症。题干没有提供患者有任何呼吸、肾脏疾病的病史,不首先考虑尿毒症酸中毒和呼吸性酸中毒,而乳酸性酸中毒是使用双胍类药物的常见并发症。故本题选D。

162. 抗-HAV IgM(+)是感染甲型肝炎病毒的标志;ALT 500 U/L,血清总胆红素85 μmol/L,支持急性甲型黄疸型肝炎。HBsAg阳性考虑乙型肝炎病毒携带者。故本题选C。

163. 甲状腺刺激抗体(TSAb)是Graves病的致病性抗体,该抗体阳性说明甲亢病因是Graves病。TSAb也被作为判断Graves病预后和抗甲状腺药物停药的指标。故本题选D。

164. 肠结核、肠道功能紊乱,结肠癌多无黏液脓血便。Crohn病腹痛多位于右下腹或脐周,间歇性发作,脓血便少见。溃疡性结肠炎活动期最重要的表现是腹泻和黏液脓血便,多有轻至中度腹痛,为左下腹或下腹隐痛,常有里急后重,便后腹痛缓解。故本题选D。

165. 肌力分级:①0级,肌肉完全不收缩;②1级,可见肌肉收缩但无肢体运动;③2级,肢体能在床上水平移动,但不能抬离床面;④3级,肢体能抬离床面,克服地心引力做随意运动,但不能抗阻力;⑤4级:能做抗阻力动作,但不完全;⑥5级,正常肌力。肌肉可轻微收缩,但不能活动关节,肌力为1级。故本题选B。

166. 淋巴瘤分期:①Ⅰ期,单个淋巴结区域或局灶性单个结外器官受侵犯。②Ⅱ期,在膈肌同侧的两组或多组淋巴结受侵犯或局灶性单个结外器官及其区域淋巴结受侵犯,伴或不伴横膈同侧其他淋巴结区域受侵犯。③Ⅲ期,横膈上下淋巴结区域同时受侵犯,可伴有局灶性相关结外器官、脾受侵犯或两者均有。④Ⅳ期,弥漫性(多灶性)单个或多个结外器官受侵犯,伴或不伴相关淋巴结肿大,或孤立性结外器官受侵犯伴远处(非区域性)淋巴结肿大;如肝或骨髓受累,即使局限也属Ⅳ期。分组:①A组,未出现全身症状。②B组,不明原因发热>38℃;盗汗;或半年内体重减轻>10%。故本题选A。

167. 急性普通型细菌性痢疾起病急,有畏寒、发热,可伴肌肉酸痛、食欲减退,继而出现腹痛、腹泻及里急后重,腹泻初为稀便或水样便,之后转为黏液脓血便,可出现左下腹压痛和肠鸣音亢进。急性轻型细菌性痢疾表现为急性腹泻,大便有黏液但无脓血,里急后重较轻或无。中毒型细菌性痢疾起病急骤,突起畏寒、高热,临床上以严重全身毒血症、休克或中毒性脑病为主要表现,而消化道症状多不明显。霍乱和急性肠炎没有里急后重和黏液脓血便。故本题选B。

169. 患者有明显水肿、大量蛋白尿(>3.5 g/d)、低蛋白血症(白蛋白<30 g/L),首先考虑为肾病综合征。儿童肾病综合征最常见病理类型为微小病变型肾病,大多对激素治疗敏感,可达到临床完全缓解。环磷酰胺属于细胞毒药物,如无激素禁忌,一般不作为首选。故本题选E。

172. 自身免疫性溶血性贫血多为慢性血管外溶血,起病缓慢,成年女性多见,以贫血、黄疸和脾大为特征,1/3患者有肝大。贫血多呈正细胞正色素性;网织红细胞比例增高;白细胞及血小板多正常。再生障碍性贫血可见全血细胞减少;急性白血病多见白细胞增多,血小板减少;脾功能亢进早期以白细胞和(或)血小板减少为主,晚期常发生全血细胞减少。阵发性睡眠性血红蛋白尿症血小板多为中到重度减少,酸化血清溶血试验常阳性。故本题选C。

174. 急性膀胱炎患者停服抗生素7天后,需进行尿细菌定量培养,如果为真性菌尿,应继续给予2周抗生素治疗。故本题选E。

175. 患者有上呼吸道感染病史,ASO升高(正常值<500 U),提示近期有链球菌感染;结合全身水肿、高血压、蛋白尿、血尿,可诊断为急性肾小球肾炎。急性肾小球肾炎所致的水肿属肾炎性水肿,主要机制是肾小球滤过率下降,而肾小管重吸收功能基本正常,造成球-管失衡和肾小球滤过分数(肾小球滤过率/肾血浆流量)下降,导致水钠潴留。故本题选D。

176. 胸片显示双肺广泛大片状阴影排除肺不张和肺梗死;心电图示窦性心动过速排除心源性呼吸困难;动脉血氧分压低于60 mmHg,二氧化碳分压不高,为Ⅰ型呼吸衰竭,提示存在肺换气障碍,而无败血症的全身中毒症状,结合急性胰腺炎病史,考虑急性呼吸窘迫综合征。故本题选C。

178. 急性肾小球肾炎多有前驱感染病史,急性起病,表现为血尿、蛋白尿、水肿和高血压,可伴有一过性肾功能不全。急性肾盂肾炎多有发热等全身症状,尿中白细胞>5个/HP。急进性肾小球肾炎病情进展急骤,早期即可出现少尿或无尿。慢性肾小球肾炎病情迁延,缓慢进展。肾病综合征血浆白蛋白<30 g/L。故本题选C。

181. 三度(完全性)房室传导阻滞因房室分离,第一心音强度经常变化,第二心音可呈正常或反常分裂,间或听到响亮亢进的第一心音(大炮音)。故本题选E。

182. 阿托品可提高房室阻滞的心率,适用于阻滞位于房室结的患者。异丙肾上腺素(β受体激动剂)适用于任何部位的房室阻滞。以上药物使用超过数天,往往效果不佳且易发生严重的不良反应,仅适用于无心脏起搏条件的应急情况。对于症状明显、心室率缓慢者,应及早给予临时性或永久性心脏起搏治疗。故本题选ABE。

183. 病态窦房结综合征患者可出现与心动过缓有关的心、脑等脏器供血不足的症状,如发作性头晕、黑矇、心悸、乏力和运动耐力下降等。主要的心电图表现:①非药物引起的持续而显著的窦性心动过缓(50次/分以下);②窦性停搏或窦性静止与窦房阻滞;③窦房阻滞与房室阻滞并存;④心动过缓-心动过速综合征,简称慢-快综合征,指心动过缓与房性快速型心律失常(心房扑动、心房颤动或房性心动过速)交替发作。故本题选EFH。

184. 中年男,乙肝两对半大三阳,AFP升高,考虑原发性肝癌可能性大。故本题选E。

185. 诊断原发性肝癌可行AFP监测,血清AFP检查诊断肝细胞癌的标准:①AFP持续≥400 μg/L;②AFP在200 μg/L以上的中等水平持续8周以上;③AFP由低浓度逐渐升高不降。肝脏 B 超,肝脏 CT,肝脏 MRI,肝血管造影,肝穿刺活检等方法也可用于肝癌的诊断。故本题选 ABCDF。

187. AFP,即甲胎蛋白,已经广泛应用于原发性肝癌的普查、诊断、判断治疗效果及预测复发。其他肝癌标记物有血清岩藻糖苷酶(AFU)、异常凝血酶原(DCP)、磷脂酰肌醇蛋白多糖-3(GPC3)、高尔基体蛋白 73(GP73)。CEA 升高主要见于胰腺癌、结肠癌、胃癌等。CA-125、CA-724 与胃肠道、卵巢肿瘤等相关。故本题选 BCFGH。

189. 下述情况预后较好:①肝癌小于 5 cm,能早期手术;②癌肿包膜完整,分化程度高,尚无癌栓形成;③机体免疫状态良好。如合并肝硬化或有肝外转移者、发生肝癌破裂、消化道出血、ALT 显著升高的病人预后差。故本题选 A。

192. 生物制剂可增加结核感染的风险,该患者的表现符合结核性胸膜炎。故本题选 A。

193. 使用生物制剂时,若出现活动性结核,则应停用生物制剂,并予抗结核治疗。故本题选 DF。

203. 患者劳累性胸痛 5 年,每次发作持续 5~10 分钟,休息缓解,多个导联均存在 T 波倒置,考虑为冠心病心绞痛。患者心电轴左偏,提示左心室增厚肥大,考虑为肥厚性心肌病或高血压心脏病。故本题选 ABD。

204. 患者无高血压病史,排除高血压心脏病。患者冠脉造影未见血管异常,排除冠心病心绞痛。患者心尖部局部心肌肥厚,支持肥厚型心肌病的诊断。故本题选 B。

205. 肥厚型心肌病的心电图主要表现为 QRS 波左心室高电压、倒置 T 波和异常 Q 波。左心室高电压多在左胸导联。ST 压低和 T 波倒置多见于 I、aVL、V_4~V_6 导联。少数患者可有深而不宽的病理性 Q 波,见于导联 I、aVL 或 II、III、aVF 和某些胸导联。患者同时可伴有室内传导阻滞和其他各类心律失常。故本题选 BCE。

206. 肥厚型心肌病以心室非对称性肥厚为解剖特点。心内膜心肌活检可见心肌细胞肥大、排列紊乱、局限性或弥散性间质纤维化。故本题选 BF。

实 训 报 告

紧缩核心型网络实训报告

姓名：　　　　　学号：　　　　　班号：　　　　　实训组号：

	主　机	IP 地址	子网掩码	默认网关	连接端口
PC 的 TCP/IP 属性配置	PC1				
	PC2				
	PC3				
	PC4				
创建 VLAN 并分配端口	SWC				
	SWA1				
	SWA2				
Trunk 链路设置	SWC				
	SWA1				
	SWA2				
连通性测试 1	跨接入层交换机同 VLAN 主机测试结果				
	原因				
	同接入层交换机下不同 VLAN 主机测试结果				
	原因				
核心层交换机虚接口及默认路由配置					
连通性测试 2	同接入层交换机下不同 VLAN 主机测试结果				
	原因				

三层交换网络实训报告

姓名：　　　　　　学号：　　　　　　班号：　　　　　　实训组号：

	主　机	IP 地址	子网掩码	默认网关	连接端口
PC 的 TCP/IP 属性配置	PC1				
	PC2				
	PC3				
	PC4				
	PC5				
	PC6				
	PC7				
	PC8				
创建 VLAN 并分配端口	SWD1/2				
	SWA1/3				
	SWA2/4				
汇聚层交换机虚接口配置	SWD1				
	SWD2				
核心层与汇聚层交换机连接端口的配置	SWC				
	SWD1				
	SWD2				
RIP 协议配置	SWC				
	SWD1				
	SWD2				
连通性测试	不同汇聚层交换机下主机测试结果				
	原因				

动态 IP 地址配置实训报告

姓名：　　　　　学号：　　　　　班号：　　　　　实训组号：

DHCP Server 配置	Pool-1			
	Pool-2			
DHCP 中继配置	RTA GigabitEthernet 0/0/0			
	RTA GigabitEthernet 0/0/1			
DHCP 报文内容（任选一台 PC 捕获报文即可）		Client IP address	Your IP address	Relay Agent IP address	Requested IP address
	DISCOVER				
	OFFER				
	REQUEST				
	ACK				
PC 的 IP 地址	PC1	PC2	PC3	PC4

链路带宽聚合配置实训报告

姓名：　　　　　　学号：　　　　　　班号：　　　　　　实训组号：

SWA	链路聚合的配置				
	displayEth-Trunk	Working Mode	System ID	Selected Ports	PortPri
SWB	链路聚合的配置				
	displayEth-Trunk	Working Mode	System ID	Selected Ports	PortPri

生成树协议配置实训报告

姓名： 　　　　　学号： 　　　　　班号： 　　　　　实训组号：

MST 域配置（任一交换机配置即可）					
根网桥选举配置	SWB				
	SWC				
指定端口选举配置					
端口角色			实例0	实例1	实例2
	SWA	E0/0/1			
		E0/0/2			
	SWB	E0/0/1			
		E0/0/2			
	SWC	E0/0/1			
		E0/0/2			
网桥优先级	SWA				
	SWB				
	SWC				

RIPv2 基本配置实训报告

姓名：　　　　　学号：　　　　　班号：　　　　　实训组号：

RTA	路由器路由表中 RIP 路由情况	Destination/Mask	Cost	NextHop	Interface
	debugging rip 1 packet 中发送更新情况	GigabitEthernet0/0/0	源 IP 地址		目的 IP 地址
		Serial 1/0/0	源 IP 地址		目的 IP 地址
	设置 RIP 报文定点发送后，debugging 发送更新情况	Serial 1/0/0	源 IP 地址		目的 IP 地址
		Serial 1/0/1	源 IP 地址		目的 IP 地址
RTB	路由器路由表中 RIP 路由情况	Destination/Mask	Cost	NextHop	Interface
	debugging rip 1 packet 中发送更新情况	GigabitEthernet0/0/0	源 IP 地址		目的 IP 地址
		Serial 1/0/0	源 IP 地址		目的 IP 地址
	设置 RIP 报文定点发送后，debugging 发送更新情况	Serial 1/0/0	源 IP 地址		目的 IP 地址
		Serial 1/0/1	源 IP 地址		目的 IP 地址
RTC	路由器路由表中 RIP 路由情况	Destination/Mask	Cost	NextHop	Interface
	debugging rip 1 packet 中发送更新情况	GigabitEthernet0/0/0	源 IP 地址		目的 IP 地址
		Serial 1/0/0	源 IP 地址		目的 IP 地址
	设置 RIP 报文定点发送后，debugging 发送更新情况	Serial 1/0/0	源 IP 地址		目的 IP 地址
		Serial 1/0/1	源 IP 地址		目的 IP 地址

RIPv2 路由汇总和认证配置实训报告

姓名：　　　　　学号：　　　　　班号：　　　　　实训组号：

RTA	传播默认路由配置				
	明文认证配置				
	debugging rip 1 packet 查看结果	认证方式		认证口令	
RTB	默认路由情况	Cost		NextHop	
	路由汇总配置	Serial 1/0/0			
		Serial 1/0/1			
	MD5 认证配置				
	debugging rip 1 packet 查看结果	认证方式		认证口令	
RTC	默认路由情况	Cost		NextHop	
	分析步骤 3 中路由器 RTC 上路由的变化过程				
	明文认证配置				
	debugging rip 1 packet 查看结果	认证方式		认证口令	
	MD5 认证配置				
	debugging rip 1 packet 查看结果	认证方式		认证口令	

单区域 OSPF 配置实训报告

姓名：　　　　　　学号：　　　　　　班号：　　　　　　实训组号：

RTA	Loopback 0 的配置					
	单区域 OSPF 配置					
	display ip routing-table 命令结果					
	路由器 ID 及来源					
	display ospf peer 命令结果	Router ID	Address	Pri	Interface	State
RTB	路由器 ID 的配置					
	单区域 OSPF 配置					
	display ip routing-table 命令结果					
	路由器 ID 及来源					
	display ospf peer 命令结果	Router ID	Address	Pri	Interface	State
RTC	单区域 OSPF 配置					
	display ip routing-table 命令结果					
	路由器 ID 及来源					
	display ospf peer 命令结果	Router ID	Address	Pri	Interface	State

OSPF 控制 DR 选举和传播默认路由实训报告

姓名：　　　　　　学号：　　　　　　班号：　　　　　　实训组号：

RTA	默认路由情况	Proto		Pre	Type
	display ospf interface GigabitEthernet 0/0/1 命令的结果	State	Priority	DR	BDR
	接口优先级配置				
	DR、BDR 是否发生变化及其原因				
	重启 OSPF 进程配置				
	DR、BDR 是否发生变化及其原因				
	RTB 进行优先级配置后 DR、BDR 是否发生变化及其原因				
RTB	默认路由情况	Proto		Pre	Type
	display ospf interface GigabitEthernet 0/0/1 命令的结果	State	Priority	DR	BDR
	RTA 进行优先级配置后 DR、BDR 是否发生变化及其原因				
	重启 OSPF 进程配置				
	DR、BDR 是否发生变化及其原因				
	接口优先级配置				
	DR、BDR 是否发生变化及其原因				
RTC	传播默认路由配置				

多区域 OSPF 配置和路由汇总实训报告

姓名：　　　　　　学号：　　　　　　班号：　　　　　　实训组号：

RTA	路由器类型			
	多区域 OSPF 配置			
	display ospf routing 命令结果		Type	AdvRouter
		10.x.1.192/27		
		10.x.1.224/30		
		0.0.0.0/0		
RTB	路由器类型			
	多区域 OSPF 配置			
	display ospf routing 命令结果		Type	AdvRouter
		10.x.1.0/25		
		10.x.1.192/27		
		0.0.0.0/0		
	区域间路由汇总配置			
	外部路由汇总前 11.1.0.0/22 的路由			
	外部路由汇总后 11.1.0.0/22 的路由			
RTC	路由器类型			
	多区域 OSPF 配置			
	display ospf routing 命令结果		Type	AdvRouter
		10.x.1.0/25		
		10.x.1.128/26		
	区域间路由汇总前 172.16.0.0/22 的路由			
	区域间路由汇总后 172.16.0.0/22 的路由			
	外部路由汇总配置			

OSPF 认证和末梢区域配置实训报告

姓名：　　　　　学号：　　　　　班号：　　　　　实训组号：

RTA	MD5 认证配置				
	debugging ospf 1 packet 显示结果	AuType		Key	
	配置末梢区域前,display ospf lsdb 命令查看到的 Type3、4、5 的情况	Type	LinkState ID	AdvRouter	Metric
	末梢/完全末梢区域的配置				
	配置末梢区域后,display ospf lsdb 命令查看到的 Type3、4、5 的情况	Type	LinkState ID	AdvRouter	Metric
	配置完全末梢区域后,display ospf lsdb 命令查看到的 Type3、4、5 的情况	Type	LinkState ID	AdvRouter	Metric
	次末梢区域的配置				
	配置次末梢区域后,display ospf lsdb 命令查看到的 11.1.1.0 的情况	Type	LinkState ID	AdvRouter	Metric
RTB	简单口令认证配置				
	debugging ospf 1 packet 显示结果	AuType		Key	
	MD5 认证配置				
	debugging ospf 1 packet 显示结果	AuType		Key	
	末梢区域的配置				
	完全末梢区域的配置				
	次末梢区域的配置				
	配置次末梢区域后,display ip routing-table 命令查看到的 11.1.1.0/24 的路由	11.1.1.0/24		Proto	Pre
RTC	简单口令认证配置				
	debugging ospf 1 packet 显示结果	AuType		Key	
	配置次末梢区域后,display ospf lsdb 命令查看到的 11.1.1.0 的情况	Type	LinkState ID	AdvRouter	Metric
	配置次末梢区域后,display ip routing-table 命令查看到的 11.1.1.0/24 的路由	11.1.1.0/24		Proto	Pre

路由引入实训报告

姓名：　　　　学号：　　　　班号：　　　　实训组号：

			Proto	Pre	Cost
RTA	RIP 和 OSPF 双向路由引入后	10.x.1.128/26			
			Proto	Pre	Cost
	默认路由引入后	0.0.0.0/0			
RTB	静态路由到 RIP 的路由引入配置				
	RIP 和 OSPF 双向路由引入配置				
			Proto	Pre	Cost
	静态路由到 RIP 的路由引入后	11.1.1.0/24			
RTC			Proto	Pre	Cost
	RIP 和 OSPF 双向路由引入后	10.x.1.0/25			
			Proto	Pre	Cost
		10.x.1.192/30			
	默认路由引入配置				
			Proto	Pre	Cost
	静态路由到 RIP 的路由引入后	11.1.1.0/24			

VRRP 配置实训报告

| 姓名： | 学号： | 班号： | 实训组号： |

	VRRP 配置					
SWB	display vrrp	Vlanif 10	State		Run Pri	
			Virtual IP		Master IP	
			Virtual MAC			
		Vlanif 20	State		Run Pri	
			Virtual IP		Master IP	
	监视指定接口配置					
	Down 掉 G0/0/24 后 display vrrp	Vlanif 10	State		Run Pri	
			Master IP			
SWC	VRRP 配置					
	display vrrp	Vlanif 10	State		Run Pri	
			Virtual IP		Master IP	
		Vlanif 20	State		Run Pri	
			Virtual IP		Master IP	
			Virtual MAC			
	监视指定接口配置					
	Down 掉 G0/0/24 后 display vrrp	Vlanif 20	State		Run Pri	
			Master IP			

ppp 配置实训报告

姓名：　　　　　学号：　　　　　班号：　　　　　实训组号：

RTA	PAP 身份验证配置				
	debugging ppp pap all 结果		Name		Pwd
		Input Request			
		Output Request			
		Ack Msg			
RTB	PAP 身份验证配置				
	debugging ppp pap all 结果		Name		Pwd
		Input Request			
		Output Request			
		Ack Msg			
	CHAP 身份验证配置				
	debugging ppp chap all 结果	Input Challenge Name		Output Challenge Name	
		Input Response Name		Output Response Name	
		Input SUCCESS Message			
		Output SUCCESS Message			
RTC	CHAP 身份验证配置				
	debugging ppp chap all 结果	Input Challenge Name		Output Challenge Name	
		Input Response Name		Output Response Name	
		Input SUCCESS Message			
		Output SUCCESS Message			

Fat AP 配置实训报告

姓名：　　　　　　学号：　　　　　　班号：　　　　　　实训组号：

SWA 上 DHCP 的配置	
SWA 是否必须要配置 IP 地址，为什么	
SWA 是否可以不进行 DHCP 的配置，如果在 SWA 上未配置 DHCP，可以用什么方法确保无线终端连接到网络中	
Fat AP 的配置	

	MAC Address	BSSID
display wlan client 命令结果		

注：配置完成后，在路由器 RTB 和 RTC 上分别使用命令 debugging ppp chap all 查看双向 CHAP 的验证过程，确认在验证过程中是否传送了用户名和密码。考虑 CHAP 身份验证方式是否安全。